学前教师教育系列教材

学前儿童卫生保健

主　编：潘秀萍
副主编：康松玲　浦惠琴　王向阳
参　编：关　珊　马海涛　林　超
　　　　谭　文　杜思宇

XUEQIAN ERTONG
WEISHENG
BAOJIAN

 北京师范大学出版集团
BEIJING NORMAL UNIVERSITY PUBLISHING GROUP
北京师范大学出版社

图书在版编目（CIP）数据

学前儿童卫生保健/潘秀萍主编. —北京：北京师范大学出版社，
2021.8
ISBN 978-7-303-27079-8

Ⅰ.①学…　Ⅱ.①潘…　Ⅲ.①学前儿童－卫生保健－教材
Ⅳ.①R175

中国版本图书馆 CIP 数据核字（2021）第 129684 号

营 销 中 心 电 话　010-58802181　58805532
北师大出版社职业教育教材网　http://zjfs.bnup.com
电 子 信 箱　zhijiao@bnupg.com

出版发行：北京师范大学出版社　www.bnup.com
　　　　　北京市西城区新街口外大街 12-3 号
　　　　　邮政编码：100088
印　　刷：北京玺诚印务有限公司
经　　销：全国新华书店
开　　本：787 mm×1092 mm　1/16
印　　张：17
插　　页：1
字　　数：338 千字
版　　次：2021 年 8 月第 1 版
印　　次：2021 年 8 月第 1 次印刷
定　　价：44.80 元

策划编辑：刘晟蓝　姚贵平　　责任编辑：朱前前
美术编辑：焦　丽　　　　　　　装帧设计：焦　丽
责任校对：段立超　包冀萌　　责任印制：陈　涛

致读者

《学前儿童卫生保健》教材的前身是《幼儿卫生学》。由《幼儿卫生学》到《学前儿童卫生保健》，与名称变化相伴随的是内容和形式的改变与质量的提升：由幼儿到学前儿童，知识领域在扩大；由理论讲授为主到理论实践兼顾；由单一知识传授到知识传授与能力培养相结合，为学生未来的保教工作提供理论和实践双重基础，实践"幼儿为本、师德为先、能力为重、实践导向"的职业教育理念。

编写过程中，以习近平新时代中国特色社会主义思想为指导，作者团队结合《国家职业教育改革实施方案》《托育机构保育指导大纲（试行）》《幼儿园教师专业标准（试行）》《教师教育课程标准（试行）》等文件精神，把社会主义核心价值体系和职业岗位技能标准有机融入每个章节，精选对培养优秀教师和保育人员有重要价值的课程内容，将学科前沿知识、教育改革和教育研究最新成果充实到教材内容中，同时吸收了儿童研究、学习科学、心理科学、信息技术的新成果；融入了大量一线典型教学案例，增加了大量视频资源，为学生和社会需求人士自主学习、教师混合式教学、翻转课堂提供了优秀教学资源；同时，遵循《3-6岁儿童学习与发展指南》《幼儿园教育指导纲要（试行）》《中小学和幼儿园教师资格考试标准（试行）》《师范类专业认证标准（试行）》以及《国家职业教育改革实施方案》（简称"职教20条"）中关于"三全育人""三教"改革、"1+X"证书制度等相关文件精神，本着科学性、先进性、实践性原则，践行理实一体、书证融通、课岗融合的编写理念，在满足学生职业素养养成、自主学习、能力培养和长远发展，教师教学，家长及其他社会人士参考多重需求上下功夫，内容上力求做好其他专业课学习的知识铺垫，满足学生保育知识学习和能力培养的双重需求，同时也为资格证考试做准备、打基础。

为达到上述要求，本教材编写过程中设计了下列栏目。

◆ 思维导图：单元知识结构和内容的直观提示，使学生对本单元知识一目了然。

◆ 学习目标：学生通过本单元学习在素养、知识、能力方面应该达到的要求。

◆ 直通幼儿园：结合托幼机构具体保教活动案例，实现教学理论和托幼机构实践应用能力的对接，帮助学生了解本课理论知识在托幼机构的具体应用方法和应用中容易出现的问题，避免学生在应用上走弯路。

◆ 对接资格证：资格证考试中，本节涉及的主要考点、考查方式、应对策略。

◆ 拓展阅读：教学内容的有效延伸，根据教学内容的需要，进行理论的纵向延伸（专业前沿动态介绍）、横向延伸（专业知识的扩充）和应用拓展延伸（开发知识的应用功能）。

◆ 复习巩固：用于主要知识点的复习巩固与拓展训练，让理论知识和幼儿园保教活动有机结合，实现知识到能力的转化。

◆ 学以致用：本讲知识在托幼机构日常保教活动中的具体应用，是实现理论到实践、知识向能力转化的有效渠道。

◆ 模拟练习：以幼儿教师资格证考试为目标，参照资格证考试要求和标准题型，帮助学生熟悉考点，掌握考试技巧。

◆ 单元小结：本课的重要概念、主要原理、主要知识的应用归纳。

◆ 课外拓展：本单元内容相关的阅读推荐，引导学生根据自身需求进一步拓展学习。

教材编写力求做到科学、严谨、规范，生动活泼，理实一体。

编写过程中，考虑到不同学校、不同生源、不同教学课时数的安排，内容具有一定的延展性，各个学校可结合自身特点合理安排课时。

本教材适宜自学、混合式教学、翻转课堂的教学形式，教材内容与幼儿教师资格证、保育员证、育婴师证、健康管理师证等多项证书涉及的知识内容互融互通，是实践"1+X"证书制度、实现立德树人、深化产教融合、推进"三教"改革、探索学分银行制度不可或缺的重要资源。

本教材编写工作由运城幼儿师范高等专科学校潘秀萍老师主持，全国九省市九所师范高等院校的九位老师合作编写完成。课程教学大纲、教材编写体例、教材样章、教材统稿由潘秀萍老师负责，各单元内容由九位老师分工编写。具体编写分工如下：第一单元，学前儿童卫生保健概论，由天津师范大学康松玲老师编写；第二单元，学前儿童的生理特点与保健，由运城幼儿师范高等专科学校潘秀萍老师编写；第三单元，学前儿童的生长发育及评价，由阜阳幼儿师范高等专科学校关珊老师编写；第四单元，学前儿童的营养与膳食，由湛江幼儿师范高等专科学校王向阳老师编写；第五单元，学前儿童的疾病预防，由保定幼儿师范高等专科学校马海涛老师编写；第六单元，学前儿童意外事故的急救与安全教育，由徐州幼儿师范高等专科学校林超老师编写；第七单元，学前儿童常用护理技术和急救术，由铜仁幼儿师范高等专科学校谭文老师编写；第八单元，托幼机构的保教活动卫生，由苏州幼儿师范高等专科学校浦惠琴老师编写；第九单元，托幼机构的物质环境卫生，由哈尔滨幼儿师范高等专科学校杜思宇老师编写。最后，本书由潘秀萍统稿、定稿。彭世华、李家黎、喻韬文参与了前期策划总体规划和编写组织工作。

编写得到了学前教师教育系列教材编写委员会、北京师范大学出版集团的大力支持，中国学前教育研究会教师发展专业委员会高职高专分会前秘书长彭世华、长沙师范学院皮军功教授、北京师范大学出版集团职业教育分社姚贵平社长、广东江门幼儿师范学校王明晖教授也给予了很多帮助，提出了许多专业性的、建设性的意见和建议，分委会的喻韬文和李家黎两位老师在生活上给我们提供了诸多便利和帮助，我们非常感激。

编写过程中，运城幼儿师范高等专科学校的李颖老师帮助我们绘制了思维导图，王婷老师帮我们录制了教学视频，运城幼儿师范高等专科学校附属幼儿园杨文娟园长、范亚静老师结合幼儿园保育工作现状提出了许多保育技能培养的意见和建议，使我们的教材更加符合新时代保育人才的培养需求，在此一并致谢！

同时，本书在每一位作者的辛勤付出和不断努力下，经过十余次的修改和完善，才有了今天的成果，感谢各位编者的支持和付出。

要感谢的人很多，在此不能一一列举。

总之，成稿之际，衷心感谢各位的鼎力支持，期待教材能得到广大教师、学生、幼教工作者、社会需求人士的认可和喜爱。由于编者水平有限，不足之处敬请批评指正。

编　者

目　　录

CONTENTS

● ● ●

目　　录

▶ 第一单元
▶ 学前儿童卫生保健概论

▶ **思维导图**

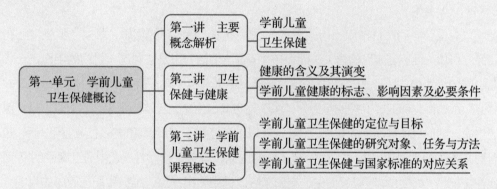

▶ **学习目标**

1. 认同保教工作的专业性和独特性，能把职业发展与国家、民族的命运联系在一起。

2. 了解学前儿童、卫生、保健、健康的基本概念，理解卫生保健与健康的关系。

3. 了解学前儿童健康的标志、影响因素及必要条件。

4. 明确学前儿童卫生保健课程的地位、目标、研究对象、任务和方法，了解其与国家标准的对应关系，熟悉其内容。

■
第一讲
■
主要概念解析

学前儿童、卫生和保健是我们日常生活中十分熟悉的词语，但它们的内涵到底是什么呢？本讲重点对学前儿童、卫生和保健进行解析，以便我们更好地学习本教材内容。

一、学前儿童 ●●●

通过查阅文献资料，关于学前儿童笔者没有找到一个最权威的解释，通常我们约定俗成以学前教育学中对学前教育对象的界定作为学前儿童的统一认定。"学前教育指的是对从初生到6岁左右，入小学前这一阶段的儿童所进行的教育"[1]，这是学前教育学中对学前教育对象的界定。所以，学前儿童即学龄前儿童，是指入小学前0～6岁的儿童。本教材中学前儿童重点指3～6岁入幼儿园的儿童，也包括0～3岁入托、在家的儿童。

二、卫生保健 ●●●

（一）卫生

"卫生"一词在日常口语中大多指的是"干净、清洁"的意思，其实"卫生"还有"保卫身体、维护健康"的含义，而保持"干净、清洁"正是达到这一目的的手段之一。在中国传统语境中，比如《中国医药大辞典》中把"卫生"解释为"防卫其生命也"。"卫"是动词，保卫、卫护的意思，"生"是名词，生命、身体的意思，"卫生"是"保卫生命，维护身体健康"的意思，[2]在近代以前历经数千年没有明显变化。近代以后，随着西方术语的大量输入，"卫生"有了新的内涵，具有了科学性、公共性和预防性等现代性特征，[3]"卫生学"应运而生，突出了它以健康为出发点，维护和增进健康的目的。所以，"卫生"就是指为增进人体健康，预防疾病，改善和创造合乎生理要求的生产环境、生活条件所采取的个人和社会的措施。[4]

（二）保健

"保健"，从字面上看，"保"就是保证、保护，"健"指人的健康，"保健"就是"保护健康"的意思。[5]以疾病为中间点，在发病前所做的一切预防措施均可纳入"保健"范畴，其后则属于诊治范畴。所以，"保健"，即保护健康，也指为保护和增进人体健康、防治疾病所采取的综合性措施，这也是卫生的要求。所以，不难看出，"保健"一直从属于"卫生"和"健康"。

综上所述，"卫生"与"保健"的目的都是促进人的健康。"卫生保健"就是从预防角度出发，为达到维护和增进健康、保护生命、预防疾病、提高身体素质和提高生活

[1] 黄人颂：《学前教育学》（第三版），3页，北京，人民教育出版社，2015。

[2] 杜志章：《解读中国传统文化中的"卫生"》，载《山东卫生》，2007（5）。

[3] 杜志章：《论晚清民国时期"卫生"涵义的演变》，载《史学月刊》，2008（10）。

[4] 刘正埮、高名凯等编：《汉语外来词词典》，357页，上海，上海辞书出版社，1984。

[5] 中国社会科学院语言研究所词典编辑室：《现代汉语词典》（第7版），46页，北京，商务印书馆，2016。

质量的目的所采取的综合防护措施。学前儿童卫生保健就是从预防角度出发，根据学前
儿童身体发育的特点和规律，采取有利的防护措施，以维护和增进学前儿童健康、生命
安全，预防疾病发生，从而提高学前儿童身体素质，保证正常发育。其内容主要包括：
为学前儿童创设良好的生活、学习环境；提供安全、合理的膳食；做好学前儿童常见病、
传染病的预防，学前儿童安全教育、意外事故紧急处理、学前儿童一日生活的科学管理
及良好习惯培养等诸多方面。

【复习巩固】

    1. 请分析"学前儿童"的基本内涵。
    2. 请解释"卫生""保健"和"卫生保健"的含义。
    3. 卫生保健的目的是什么？学前儿童卫生保健指的是什么？

【模拟练习】

    学前儿童即学龄前儿童，是指（   ）。
    A. 入幼儿园前 0～3 岁的儿童   B. 入小学前 0～6 岁的儿童
    C. 3～6 岁入幼儿园的儿童   D. 以上三项都对

第二讲

卫生保健与健康

    健康既是卫生保健的核心概念，又是卫生保健的目的。卫生保健和医疗都是有利于
健康的措施：卫生保健是预防措施，使人保持健康；医疗是治疗措施，使人由不健康达
到健康。世界卫生组织的研究报告显示，影响人的健康和长寿的诸多因素中，自我保健
占 60%。[1]这种新观念要求人们把注意力从偏重于治疗转向积极的保健，从依赖医生转向
由自己把握健康。所以，做好卫生保健是实现健康的根本保证，而卫生保健的目的是促
进健康；人们要健康，就要重视日常的卫生保健。

---

[1] 贺军成：《健康需要经营》，载《生活与健康》，2005（5）。

一、健康的含义及其演变 ●●●

人最宝贵的是生命，生命最宝贵的是健康。人类自从有了文明以来，一直在追求着健康与快乐。什么是健康？有人说，身体没病就是健康；也有人说，吃得下、睡得香、排得出就是健康；还有人说，身心都没毛病才是健康。要想探讨健康的概念，还得追根溯源，了解健康概念的发展演变，不同历史阶段、不同的人有不同的看法。

（一）健康溯源

一般而言，体魄强壮谓之健，平安无病谓之康。健康一词的出现大约在公元前1000年，拉丁语系中，与"神圣"同源，英文是health。本义指向健全与完整，包括体格魁梧、机警、聪慧以及精神的得救。[1] 健康意味着维护个体的基本生存。

（二）健康含义的发展

在古代，人们以神鬼论来解释健康：生命为神灵所赐，病痛为神灵之惩。随着生产的发展和社会经验的积累，人们开始重视临床观察。这时的健康专注于治疗个体的躯体疾病，不过问精神疾病。16世纪中叶以后，自然科学有了很大的进步，医学进步很快，人们更认识到生命现象以及健康与疾病的关系，但总的来说，还是认为健康就等于身体没有疾病。英国产业革命以后，虽然生产力获得了突飞猛进的发展，但机械化大生产、环境的破坏、城市化等使人心理压力增加，人们开始重视健康与环境的关系。1948年世界卫生组织曾为健康下了如下定义："健康是身体的、心理的健康和社会适应的良好状态，而不仅仅是没有疾病和虚弱的现象。"[2] 正是这一健康的新概念，促使人们的健康观发生了变化，结束了"无病就是健康"的旧观念，人们开始逐渐从生物学角度转变为从心理学角度、社会学角度考虑健康。随着人们对健康认识的加深，20世纪90年代世界卫生组织又将"道德的健全"纳入健康定义，即健康应是身体、心理、社会适应及道德品质的良好状态。一个人只有在身体、心理、社会适应和道德四个方面都健全，才算是完全健康的人。

（三）全面的健康观

从以上分析，我们了解到：健康涉及生理状态、精神状态、思想境界、社会环境、生存环境及智力水平诸多方面。因此，健康很难孤立存在，只有自然社会整体健康态成立，生命个体的健康才可得以保障；同时也只有人人都知晓这一道理，人人都真正热爱与追求健康，健康自然良性结构生态链才可以形成。这是形成健康的基本原则。

---

[1]　顾荣芳：《学前儿童健康教育论》，1页，南京，江苏教育出版社，2009。

[2]　万钫：《学前卫生学》（第三版），184页，北京，北京师范大学出版社，2012。

二、学前儿童健康的标志、影响因素及必要条件 ●●●

（一）健康的特质

1. 健康的动态性

健康是有机体从良好状态到不良状态，或从完好到疾病连续谱上所呈现的状态，其间有许多变化，并非是一成不变和一劳永逸的。健康的生命并不完全由自然给予，还需要个体的积极参与，健康状况因个体自身活动而不断发生变化。[1]

2. 健康的主、客观性

健康是可测量的，具有客观性。个体身心是否健康，可以运用一定的客观指标加以衡量。身体健康指标有形态指标（身高、体重等）、生理机能指标（血压、心率等）、生化指标（血色素、血细胞等）；心理健康指标有感知觉、情绪、记忆、思维、能力、气质、性格等。同时，健康状态又来自自我感知，具有主观性。个人健全的感觉，也是反映个体是否健康的重要指标，强调健康的自我知觉，实际上突出了健康的心理层面。[2]

（二）学前儿童健康的标志

1. 学前儿童生理健康的标志

学前儿童的生理健康是指身体各器官、系统生理功能正常，无腹泻、咳嗽、发烧等生病症状。生理健康的学前儿童具有以下特征：皮肤红润水嫩，头发疏密适度，四肢发育正常，睡眠良好，食欲旺盛，大小便正常；骨骼发育正常，囟门闭合时间、出齿情况正常；体格发育正常，身高、体重、头围、胸围各项形态指标在正常范围，不肥胖和消瘦；身体器官组织结构正常，各个生理系统的主要功能发挥良好，能很好地适应外界环境的变化，有免疫力，不易生病等。

2. 学前儿童心理健康的标志

学前儿童的心理健康是指心理发展达到相应年龄组学前儿童的正常水平，情绪积极，性格开朗，无心理障碍，对环境有较快的适应能力。心理健康的学前儿童具有以下标志：智力发育正常、注意力集中，记忆力正常；爱说话，语言表达能力与年龄相符；好奇心强，对生活中的事乐于自己探索着去做，能完成大人的指令；情绪反应适度，不经常发怒、睡眠安稳，不过分挑食、不经常无理取闹；合群、能适应集体生活，乐于交往，能与同伴友好相处；有自尊心和自信心，对大人的称赞感到高兴，对批评指责感到羞愧，不过分畏难、胆怯等。

（三）影响学前儿童健康的主要因素

世界卫生组织经研究提示影响个人健康和寿命有四大因素：生物学基础、环境因素、

---

[1]　顾荣芳：《学前儿童健康教育论》，9页，南京，江苏教育出版社，2009。

[2]　同上书，10页。

保健设施、生活方式。生物学基础占 15%，环境因素占 17%，保健设施占 8%，生活方式占 60%，其中饮食营养因素占 13%。[1]

1. 环境因素

环境因素包括由于微生物和寄生虫这些病原生物作用下致病的生物因素，人们生活和工作环境中接触到的各种物理条件，如气温、湿度、气压、声波、振动、辐射等超过某一限度时的物理因素，天然或合成的化学物质导致中毒的化学因素，以及社会、经济、文化等因素，这些对学前儿童健康具有重大影响。全球气候变暖使传染病发生的概率增大；臭氧层破坏，学前儿童患皮肤癌的可能性增加；酸雾、酸雨导致学前儿童呼吸系统感染率增加；汽车尾气排放，增加了大气中铅的污染，各种有色颜料在玩具中的使用，使学前儿童血铅超标，甚至铅中毒；室内装修污染增多，苯、甲醛超标，增加了学前儿童患白血病的概率；社区周围污水、垃圾使蚊子、苍蝇滋生，增加了学前儿童患病的机会；噪声污染使学前儿童烦躁不安，长期的噪声刺激导致听力下降；等等。另外，家用电器，如微波炉、电视、电脑等的普及，增加了学前儿童被物理射线辐射的危险，过量地看电视、玩电脑也直接导致了儿童视力下降，使学前儿童近视率上升。

2. 饮食营养因素

"饮食者，人之命脉也"，这是明代医学巨匠李时珍对饮食重要性的高度概括。民以食为天，人之所以能够维持生命、工作、思维，都要依靠食物中的营养供应。所以，饮食营养因素是健康的物质基础，它是影响健康的重要因素，在影响人们健康的因素中占 13%，远远高于保健设施因素（8%）。常言道"病从口入"，一是指吃了不干净的东西得病，二是指因食物结构不合理而引起疾病。营养是一切生命过程的物质基础，饮食营养可以使人的身体得到充分的养料，但营养过剩就可能导致学前儿童肥胖症、糖尿病的发生。有资料显示，高糖、高盐、高脂肪的不均衡膳食，使学前儿童患高血压、高血脂、糖尿病等有增多趋势；饮食单一、不均衡，小儿偏食挑食，是导致当今社会出现很多"小胖墩""豆芽菜"的重要因素。

3. 行为和生活方式因素

根据世界卫生组织的研究，行为和生活方式是对人的健康影响最大的因素，对健康和寿命的影响占 60%，具有高控性。行为和生活方式因素是指人们受文化、民族、经济、社会、风俗、家庭和同辈影响的生活习惯和行为。其中包括危害健康行为与不良生活方式。不良生活方式和有害健康的行为已成为当今危害人们健康，导致疾病及死亡的主因。在我国，导致人死亡的疾病，排在前三名的是恶性肿瘤、脑血管病和心脏病，这些疾病的发生与不良的生活习惯、不良的卫生行为等有着密切的联系。

---

[1] 钟南山：《养生先养心》，载《秘书工作》，2011（11）。

健康相关行为是指个体或团体与健康和疾病有关的行为。一般可分为两大类：促进健康的行为和危害健康的行为。促进健康的行为是指个人或群体表现出的客观上有利于自身和他人健康的一组行为：（1）日常健康行为，如合理营养、平衡膳食、睡眠适量、积极锻炼、有规律作息等；（2）保健行为，如定期体检、预防接种等合理应用医疗保健服务；（3）避免有害环境行为，"环境"既指自然环境（环境污染），又指紧张的生活环境等。危害健康的行为是指个人或群体在偏离个人、他人、社会的期望方向上表现出的一组行为：（1）日常危害健康行为，如吸烟、酗酒、滥用药物（吸毒）、不洁性行为等；（2）不良生活习惯，如饮食过度、高脂、高糖、高盐、低纤维素饮食、偏食、挑食和过度吃零食、嗜好含致癌物的食品（如烟熏火烤食品、长时间高温加热的食品、腌制食品等）、不良进食习惯（如边玩边吃、进食过快过饱、不合理吃零食、饮料代替水等）；（3）不良疾病行为，如求医时瞒病行为、恐惧行为、自暴自弃行为以及悲观绝望或求神拜佛的迷信行为等。

学前儿童健康的行为与生活方式主要是指保持个人清洁、规律生活、平衡膳食、按时进餐、少吃零食、锻炼身体、多喝白开水、注意安全、配合健康检查、适度表达情绪等。

4. 生物学因素

生物学因素主要包括遗传、疾病、心理因素。遗传、疾病、心理是幼儿自身因素，是影响幼儿健康的首要因素和最基本的因素，对健康的影响具有依存性。

遗传因素是实现人类和其他各种生物在世代间得以种族延续的基本条件，是决定人体健康发展与变化的先天因素，某些遗传或非遗传的内在缺陷、变异、老化会导致人体发育畸形、代谢障碍、内分泌失调和免疫功能异常等。

遗传因素是不可变的因素，但心理因素是可控制的因素，拥有一个积极乐观、快乐平和的心理状态是保持和增进健康的必要条件。《黄帝内经》中说怒伤肝、忧伤肺、恐伤肾、思伤脾等，说明心理失常、情绪恶劣，会引起各种疾病。情绪是机体适应环境变化的一种反应，如果反应过强、过弱、过久，都会造成心理失衡或生理机能失调，造成精神失常、内分泌失调、免疫机能下降等。现代医学研究和临床实践证明，心血管系统病、胃溃疡、糖尿病、不育症、癌症等与人的情绪状态密切相关。有人说，一切对人不利的影响中，最能使人短命死亡的就是不好的情绪和恶劣的心情，其中尤以忧虑、沮丧、怯懦、妒忌、多疑、憎恨等为甚。

疾病因素包括由病原微生物（自然界中的细菌、病毒、微生物和寄生虫等）引起的传染病和感染性疾病，是直接影响幼儿健康的因素。

5. 卫生、医疗因素

卫生、医疗因素指社会卫生医疗设施和制度的完善状况，包括社会有良好的医疗服务和卫生保障系统、必需的药物供应、健全的疫苗供应系统、充足的医疗卫生人员等。卫生、医疗服务的范围、内容与质量直接关系到学前儿童的出生率、死亡率、疾病预防和治疗等一系列健康问题。大量的研究证明，卫生、保健设施、医疗服务的易获得性确实为保证学前儿童的健康提供了条件，但不是决定健康的主要因素，仅占影响健康和寿命因素的8%。

综上所述，在影响健康的因素中，环境因素起重要作用，行为和生活方式因素对健康的影响最大，其次为饮食营养因素、卫生医疗服务因素，遗传因素则直接影响人的健康状况，一旦出现遗传病，则不可逆转。这些影响健康的因素，有一些是社会、政府必须重视和解决的问题，如自然资源的污染、医疗服务和卫生保障系统的不完善等；但绝大多数影响健康的因素是可以得到控制和改变的，其方法就是健康教育。

（四）维持学前儿童健康的必要条件

1. 适当的能量和营养成分

常言道"人是铁，饭是钢"，人通过食物获得能量和身体需要的营养成分，平衡膳食是合理营养的基础，合理的营养是健康的基石，营养均衡方可健康，可以为学前儿童提供生长发育需要的充足能量和各种营养成分。

食物当中的营养素包括蛋白质、脂肪、碳水化合物、维生素、矿物质和水。它们不但能构成机体的成分，调节人体生理功能，而且能提供身体所需要的能量。当人们的膳食结构合理、营养平衡时，必能满足机体对热能和各种营养素的需要，增强机体的抗病能力，而且还能预防和治疗某些疾病；当膳食结构不合理，即营养失调时，因某个或某些营养素摄入不足，不能满足机体的需要，久之，体内的营养储备严重消耗，机体则出现相应的病理性改变，继而发生临床上可见的营养缺乏病。反之，过量摄入热能和某些营养素，则可导致肥胖、心血管疾病、肿瘤等发生，或因某些营养素过量而发生中毒，有碍于健康。因此，平衡膳食、合理营养，能给人们提供适当的能量和充足的营养，这是维持人体健康与生存的基本条件。

2. 适量的运动和户外活动

生命在于运动，适量的运动和户外活动是学前儿童健康的又一基石。适宜的运动不是剧烈运动，而是有氧运动，比如游泳、跑、跳、攀爬等动作，能够发展肌肉的力量和增强身体的协调性，是学前儿童成长过程中必不可少的。锻炼可以强身健体，增强心肺功能和骨骼肌肉的力量，改善身体各组织器官的机能，促进生长发育。户外空气新鲜，阳光充足，可使学前儿童获得充分的氧气和日光照射，使学前儿童不容易缺钙，日光中的紫外线还能够提高学前儿童关节和肌肉的活动能力。同时，利用日光等自然条件的刺激可以提高体温调节的能力，增进体格的健康，提高抗病能力。

总之，经常参加户外活动，能使学前儿童的骨骼强健，肌肉发达，促进身体健康发育；

多运动能加速血液循环，促进新陈代谢，为大脑提供高质量的营养，使学前儿童头脑更灵活，从而更加促进智力的发展。

3. **良好的生活卫生习惯**

生活卫生习惯包括公共卫生习惯和个人卫生习惯两方面，良好的生活卫生习惯是保证学前儿童身体健康的必要条件。个人卫生习惯包括：（1）要保持个人身体和服装整洁的习惯，例如会正确地洗手、洗脸、勤理发、洗头、洗脚、剪指甲，饭前便后洗手，这不仅能清洁身体，保证卫生，而且能够促进血液循环，增进健康；（2）要保持良好的口腔卫生习惯，早晚刷牙，饭后漱口，保护牙齿；（3）要养成正确的用鼻习惯，正确擤鼻涕、不挖鼻孔、用鼻呼吸等。另外，良好的生活习惯还包括良好的饮食卫生、居室卫生、用水卫生和正确使用家用电器的卫生，如不长时间看电视、玩电脑等。公共卫生习惯则主要指不随地吐痰、不乱扔垃圾等维护良好环境的习惯。

4. **良好的睡眠**

睡眠从来就是人们感兴趣的研究课题，因为人的生命约 1/3 是在睡眠中度过的，在人的一生中的不同阶段，对睡眠的需求时间也不同。新生儿平均每天睡 16 小时，婴儿睡眠时间逐渐缩短，6 个月以前的婴儿需要睡眠时间为 16～18 小时、7～12 个月为 14～16 小时、1～3 岁为 12～13 小时、3～6 岁为 12 小时（包括午睡 2～2.5 小时），小学生为 10 小时，成年人的睡眠时间因人而异，通常为 6～9 小时不等，一般认为 7.5 小时是合适的，老年人的睡眠经常少到 6 小时。良好而充足的睡眠，可调节生理机能，维持神经系统的平衡，恢复精神和解除疲劳。良好而充足的睡眠是生命中重要的一环，更是一生健康的必要条件。

【复习巩固】

1. 健康的含义是什么？请概括一下人们对健康认识的变化。

2. 简述影响学前儿童健康的主要因素。

3. 学前儿童生理和心理健康的含义是什么？其健康标志体现在哪些方面？

4. 促进健康的行为和危害健康的行为包括哪些内容？学前儿童健康的行为和生活方式是指什么？

5. 学前儿童良好生活习惯有哪些？

【模拟练习】

1. 根据世界卫生组织的研究，对人的健康影响最大且具有高控性的因素是（　　　）。

　　A. 生活环境因素　　　　　　B. 饮食营养因素　　　　C. 行为和生活方式因素

D. 生物学因素　　　　　　　E. 医疗卫生保障系统

2. 下列影响健康的因素中，通过健康教育可以得到控制和改变的是（　　　）。

A. 生活环境因素　　　　　B. 饮食营养因素　　　　C. 行为和生活方式因素

D. 生物学因素　　　　　　E. 医疗卫生保障系统

第三讲

学前儿童卫生保健课程概述

　　本讲主要介绍学前儿童卫生保健的定位、目标，分析其研究对象、主要任务、研究方法，说明本书内容与国家标准的对应关系以及设计思路、主要内容架构，使我们对该课程有一个完整的认识和了解，以方便学习、理解和掌握相应的知识和技能。

一、学前儿童卫生保健的定位与目标 ●●●

（一）学前儿童卫生保健在学前教育专业课程体系中的地位与性质

　　学前儿童卫生保健课程是为适应当前我国学前教育事业改革和发展的需要，根据《教师教育课程标准（试行）》（简称新课标）中"幼儿教育课程"建议模块、教育部《3-6岁儿童学习与发展指南》和《幼儿园教师专业标准（试行）》的要求，以现代健康观和健康促进理念为引领而开设的学前教育专业的专业必修课程，是对于实现专业人才培养目标具有重要支撑作用的、理论性和实践性并重的专业核心课程。它与学前儿童心理发展、学前教育原理等共同构成学前教育专业的基础学科体系。本课程为后续课程提供理论基础，为幼儿园活动开展提供卫生保健依据，并与上述课程一起共同承担培养合格幼儿教师专业素养和专业技能的任务。

（二）学前儿童卫生保健课程目标

　　学前儿童卫生保健是理论和实践相结合的一门课程，以下是通过课程学习应该达成的知识、能力和素质目标。

1. 知识目标

　　学生应全面掌握学前儿童解剖生理特点以及身体生长发育的规律，掌握营养学基础知识，了解托幼机构的膳食管理，了解学前儿童常见疾病的有关知识及基本急救措施，熟悉教育环境创设及教育过程中的卫生要求。

2. 能力目标

具备对学前儿童的身心发展进行科学评价的能力，具备一定的实际工作能力，将来在实际工作中能够切实做到维护和增进儿童健康。

3. 素质目标

提高学生对学前教育的正确认识，并能自觉、主动地了解学前教育的前沿知识，具备科学的幼儿卫生知识及学前教育理念，在科学育儿方面有创新之处，成为一名合格的学前教育工作者。

二、学前儿童卫生保健的研究对象、任务与方法 ●●●

（一）研究对象

学前儿童卫生保健是研究学前儿童解剖生理特点及生长发育规律，维护和增进学前儿童身体健康发展的一门科学。

1.研究学前儿童解剖生理特点及生长发育规律

学前儿童不是"小大人"，也不是"缩小的成人"，无论是外形上还是身体内部器官、系统发育上，学前儿童都有其自身特点。学习和了解学前儿童解剖生理、发育的特点以及卫生保健要求、掌握其生长发育的规律并给予科学评价是每一个幼儿教师应具备的专业知识与技能。

2.维护和增进学前儿童身体健康发展

学前儿童由于身体各器官系统正处在发育过程中，还不成熟，需要给予科学而均衡的营养、为儿童创造良好而安全的环境，保护其免受伤害；还要在营养、疾病预防、安全教育、体育锻炼等方面采取综合措施促进学前儿童身体的健康发展。

（二）主要任务

学前儿童卫生保健的主要任务是研究学前儿童机体与环境的相互关系、学前儿童健康的影响因素以及卫生要求和保健措施。其主要内容包括研究学前儿童自身生理发育特点与规律、托幼机构的卫生保健工作以及学前儿童家庭的饮食卫生、安全防护、疾病护理、良好而安全的环境创设等。

学前儿童处在生长发育的重要时期，机体各器官系统的机能尚不成熟，适应环境的能力较差，容易发生意外事故、感染疾病等。所以，幼儿教师要具有基本的卫生保健工作的知识和技能，有对学前儿童进行卫生保健的综合能力。作为幼儿教师，要在了解和掌握学前儿童解剖生理特点、生长发育规律、营养需要、生理疾病预防及心理健康发展等理论知识基础上，掌握学前儿童一日生活管理、膳食管理、意外事故的安全教育，创设清洁、安全、卫生、健康的环境，形成对学前儿童一日生活各环节的科学管理、营养保健、一般护理、急救等基本技能，同时，要树立科学的保教观。

（三）研究方法

研究方法主要有文献研究法、调查法、观察法、案例分析法、实验法等。

三、学前儿童卫生保健与国家标准的对应关系 ●●●

（一）对应《教师教育课程标准（试行）》

学前儿童卫生保健对应《教师教育课程标准（试行）》中"教育知识与能力"目标领域，"了解儿童身心发展的一般规律和影响因素，熟悉幼儿年龄阶段特征和个体发展的差异性""了解幼儿期常见疾病、发展障碍、学习障碍的基础知识和应对方法""掌握照顾幼儿健康地、安全地生活的基本方法和技能""掌握幼儿心理健康教育的基本知识，学会处理幼儿常见行为问题""了解0～3岁保育教育的有关知识和婴儿保育教育的一般方法"，并在此基础上，科学地开展保教实践。

（二）对应《幼儿园教师专业标准（试行）》

《学前儿童卫生保健》对应《幼儿园教师专业标准（试行）》中"专业理念与师德""专业知识""专业能力"领域，合格的幼儿园教师应以幼儿为本、师德为先、能力为重、终身学习为基本理念，掌握幼儿生理发展知识，掌握不同年龄阶段幼儿生长发育特点、规律和促进幼儿全面发展的策略与方法，"熟知幼儿园的安全应急预案，掌握意外事故和危险情况下幼儿安全防护与救助的基本方法"以及"科学照料幼儿日常生活，指导和协助保育员做好班级常规保育和卫生工作""有效保护幼儿，及时处理幼儿的常见事故，危险情况优先救护幼儿"，具有"关爱幼儿，重视幼儿身心健康，将保护幼儿生命安全放在首位"的思想观。

【复习巩固】

1. 学前儿童卫生保健课程的定位与目标是什么？
2. 学前儿童卫生保健课程的研究对象、主要任务及研究方法是什么？
3. 学前儿童卫生保健课程与《教师教育课程标准（试行）》中"教育知识与能力"目标领域对应的内容主要有哪些？

【模拟练习】

学前儿童卫生保健课程在学前教育专业课程体系中的地位是（   ）。

A. 由多学科构成的一门交叉性学科　　　　B. 学前教育专业的必修课程

C.学前教育专业的基础理论课程

D.对于实现专业人才培养目标具有重要支撑作用的、理论性和实践性并重的专业核心课程

【单元小结】

学前儿童是指入小学前0～6岁的学龄前儿童。学前儿童卫生保健就是从预防角度出发，根据学前儿童身体发育的特点和规律，采取有利的防护措施，以维护和增进学前儿童健康、生命安全，预防疾病发生，从而提高学前儿童身体素质，保证正常发育。健康既是卫生保健的核心概念，又是卫生保健的目的，做好卫生保健是实现健康的根本保证。

学前儿童健康的标志包括生理健康和心理健康以及社会适应良好。影响学前儿童健康的主要因素有环境因素、饮食营养因素、行为和生活方式因素、生物学因素以及卫生、医疗因素。其中适当的能量和营养成分、适量的运动和户外活动、良好的生活卫生习惯和良好的睡眠习惯是学前儿童健康的必要条件。

学前儿童卫生保健是以现代健康观和健康促进理念为引领而开设的学前教育专业的必修课程，是对于实现专业人才培养目标具有重要支撑作用的、理论性和实践性并重的专业核心课程。它的研究对象是0～6岁的学龄前儿童，主要任务是研究学前儿童机体与环境的相互关系、身体健康的影响因素以及卫生要求和保健措施，其目的是维护和增进学前儿童身体健康发展。学前儿童卫生保健依据《教师教育课程标准（试行）》《幼儿园教师资格考试标准》《幼儿园教师专业标准（试行）》《3-6岁儿童学习与发展指南》等学前教育纲领性文件中有关学前儿童发展的要求，从幼儿园教师职业岗位和工作任务出发，重新建构本门课程知识结构和能力结构。

【课外拓展】

课外阅读学习《幼儿园教师专业标准（试行）》《3-6岁儿童学习与发展指南》《幼儿园工作规程》等学前教育纲领性文件，找出与学前儿童卫生保健对应的内容并认真领会。

·第一单元过关检测题·

▶第二单元

▶学前儿童的生理特点与保健

▶思维导图

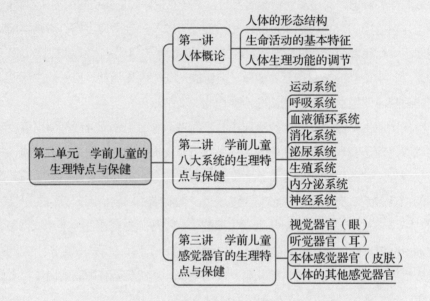

```
                                              人体的形态结构
                              第一讲        生命活动的基本特征
                              人体概论      人体生理功能的调节

                                              运动系统
                                              呼吸系统
                                              血液循环系统
  第二单元  学前儿童的   第二讲   学前儿童   消化系统
  生理特点与保健        八大系统的生理特   泌尿系统
                      点与保健            生殖系统
                                          内分泌系统
                                          神经系统

                                              视觉器官（眼）
                              第三讲   学前儿童   听觉器官（耳）
                              感觉器官的生理特   本体感觉器官（皮肤）
                              点与保健            人体的其他感觉器官
```

▶学习目标

　　1. 遵循儿童身心发展的特点，关注生命的个体差异性，树立以人为本的职业理念和保健意识。

　　2. 了解人体的形态结构、生命活动的基本特征以及生理功能的调节方式。

　　3. 了解人体各器官、系统的组成、结构和生理功能。

　　4. 深入领会学前儿童各器官、系统的生长发育特点。

　　5. 掌握学前儿童各器官、系统的保育要点。

孩子不是成年人的缩影。学前儿童的身体正处于旺盛的生长发育阶段，与成人相比，无论是形态结构还是生理功能都有其特殊性。用相对静止的成人观去了解发展变化中的学前儿童，解决学前儿童成长过程中身体和心理上出现的诸多问题，必然是无的放矢。为了让每一个学前儿童都成长为有用之才，作为学前教育工作者，我们只有认真了解不同年龄阶段学前儿童的身体和生长发育特点，因材施教，对其采取适宜的保育措施，才能为每一个学前儿童提供良好的生长发育环境，保证每一个学前儿童健康茁壮地成长。因此，作为学前教育工作者，了解和掌握学前儿童各系统的解剖生理特点与保育要点，是做好保教工作的前提，也是其他各章节学习的理论基础和实施全部学前教育的重要理论依据。

■ 第一讲
■ 人体概论

人体犹如一台精密复杂的机器、一座进行着多种多样化学反应的化工厂。它的任何一个组成部分发生故障，都可能导致整个机体的功能障碍。

一、人体的形态结构 ●●●

人体从受精卵开始，经过生长和发育，机体逐渐成熟，在各个年龄阶段都表现出不同的特点和规律，特别是学前年龄阶段尤其突出。

（一）人体的基本形态

从外形看，整个人体可分为头、颈、躯干和四肢四个部分。（见图 2-1）

头部，包括头颅和颜面。头颅内为颅腔，由颅骨围成，为骨性腔，保护功能好，腔内有脑，脑与椎管内的脊髓相连。面部有眼睛、耳朵、鼻、口、舌等器官。

颈部，连接着头和躯干，较短而运动灵活。

躯干，是指颈部以下，耻骨联合以上，除去四肢的整个身体部分。躯干前后径小于左右径，适于直立。躯干的前面分为胸部和腹部；后面分为背部和腰部。躯干内部的体腔以膈肌为界，膈肌以上位于胸部，叫胸腔，由脊柱、肋骨、胸骨和肋间肌围成。随着肋间肌的收缩和舒张，胸腔容积可以变化，胸腔内主要是心脏、肺脏、气管、食管等器官。（见图 2-2）腹腔位于膈肌以下，腔内有胃、肠、肝、胆、脾、胰、肾等器官。腹腔的

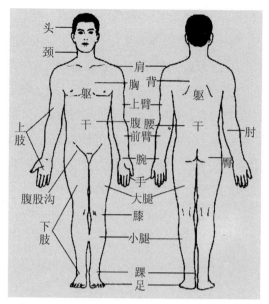

图 2-1   人体各部分的名称

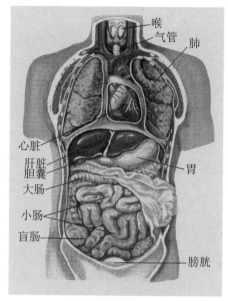

图 2-2   人体的内部器官

最下方由骨盆围着，叫作盆腔，是位于腹腔内的一个腔中腔，盆腔内有直肠、膀胱，还有男性、女性的生殖器官，新的生命是在盆腔中孕育成长的。

四肢，包括上肢和下肢各一对。上肢分为上臂、前臂和手。前臂和手相连的部分叫作腕。上肢跟躯干相连的部分，上面叫肩，下面叫腋。下肢分为大腿、小腿和脚。大腿和小腿相连的部分，前面叫膝，后面叫腘，小腿和脚相连的部分叫踝。下肢和躯干相连的部分，前面为凹沟，叫腹股沟，后面腰部下方、大腿上方为一隆起，叫作臀。

从人体的表面往里，最外层是皮肤，里面是皮下组织。皮下组织再往里是肌肉，肌肉里面是骨骼，肌肉附着在骨骼上。

（二）人体的基本结构

细胞是构成人体结构和功能的基本单位，存在于细胞间的物质称为细胞间质，许多形态和功能相同或相似的细胞和细胞间质构成人体的组织，不同的组织相互结合构成器官，能够共同完成一种或几种生理功能的多个器官联系在一起构成系统，在神经和体液的调节下，人体各器官、系统密切合作，互相配合，执行人体的各种生理功能，使人体成为一个统一协调的整体。

1. 细胞

细胞是构成人体结构和功能的基本单位。人体细胞形态多样，大小不一，但其结构基本相似，化学成分大致相同。人体细胞的基本结构包括细胞膜、细胞质和细胞核三部分（完整结构见图 2-3），人体细胞的形态多种多样（见图 2-4）。

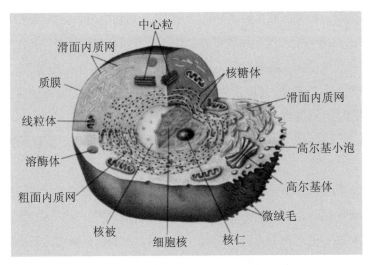

图 2-3　人体细胞的完整结构

人体内除细胞外，还有存在于细胞和细胞之间的物质，称为细胞间质，因其多为液态，又称细胞间液，是细胞和细胞之间的联系物质，也是维持细胞生命活动的重要环境。细胞代谢产生的废物通过细胞膜排至细胞间质，通过细胞间质进入血液，进而通过排泄器官排至体外；细胞代谢所需的营养物质，也是由血液运至细胞间液，再通过细胞膜到达细胞内部。

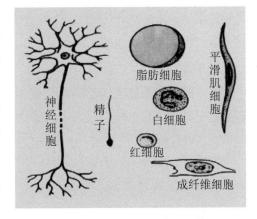

图 2-4　七种人体细胞的形状

细胞的功能极其复杂，大部分细胞的基本功能是进行新陈代谢。此外，每一类细胞还有自己的特殊功能，如红细胞能够携带氧和二氧化碳，白细胞具有吞噬作用，肌细胞有收缩作用，神经细胞受刺激以后，能够使人兴奋，并具有传导兴奋的作用等。

2. 组织

组织是由许多形态和功能相同或相似的细胞和细胞间质共同组成的。根据组织的形态和功能不同，人体的基本组织分为四大类：上皮组织、结缔组织、肌肉组织和神经组织。

上皮组织覆盖在人体表面和体内各种管腔的内外表面，由排列紧密的上皮细胞和少量细胞间质组成，具有保护作用。有些上皮细胞分化成具有分泌作用的腺上皮，构成人体的各种腺体，如分泌唾液的唾液腺、分泌汗液的汗腺等。

结缔组织由少量的细胞和大量的细胞间质组成，种类繁多，分布很广，如皮下组织、脂肪、肌腱、软骨、骨和血液等都属于结缔组织。它具有支持、保护和营养等作用。

肌肉组织由肌肉细胞和细胞间质组成，其特点是能收缩和舒张，产生运动。但由于肌细胞的形态和功能差异，肌肉组织又分为骨骼肌、平滑肌和心肌三种。

骨骼肌肌细胞呈纤维状，有明暗相间的横纹，能主动收缩且收缩速度快，它附着在骨骼上，骨骼肌的舒缩能牵动骨骼产生各种运动。

骨骼肌运动受意识控制，称随意肌；平滑肌和心肌的运动不受意识控制，称不随意肌。

平滑肌肌细胞呈梭形，分布在胃肠等器官的管壁上，收缩速度比较缓慢。平滑肌的舒缩能引起胃肠的蠕动，它的伸展能力较强，因此吃饱饭的胃，可以是空胃的 7～8 倍。

心肌是心脏特有的肌肉组织，肌细胞呈圆柱形，上面也有横纹，各个肌细胞之间还有横纹互相连接。其特点是能够自动有节律地收缩和舒张。

神经组织主要由神经细胞构成。神经细胞又叫神经元，是神经系统结构和功能的基本组成单位。神经元可以产生兴奋并且传导兴奋，由神经元构成的神经系统因而可以发布命令，并将命令传达出去。

3. 器官

由多种组织构成的，能够执行一定生理功能的结构单位叫器官。如心、肺、肝、脾、胃等都是器官，每个器官在人体内都有一定的位置、形态、结构和功能。如心脏位于胸腔内，状如桃形，内有四个腔，能够主动收缩和舒张，是人体血液循环的动力器官。

4. 系统

系统是能够完成一种或几种生理功能而组成的多个器官的总和。许多在结构和功能上有密切联系的器官，按一定顺序结合在一起，共同执行某种特定功能。如消化系统，由口腔、食管、胃、肠、肝、胰等组成，互相协调完成机体的消化、吸收功能。人体按其功能可以分为不同系统，如运动系统、消化系统、呼吸系统、循环系统、神经系统、内分泌系统、泌尿系统和生殖系统等。

人体内的这些系统分工协作，紧密配合，共同完成人体的各项生理活动，使人体成为一个完整不可分割的统一整体。

（三）人体的化学组成

人是自然界的产物，所以人体是由许许多多的化学元素构成的。

构成人体的化学元素共有六十多种，其中含量较多且生理功能比较明确的有近二十种。碳、氢、氧、氮四种元素在体内含量最高，约占人体总量的 96%。钙、磷、镁、钾、钠、氯、硫等元素含量较少。铁、铜、锰、锌、钴、钼、碘、氟、硒、铬、硅等元素在人体内含量极少，故称为微量元素。

构成人体的化学元素，不论其在人体中含量多少，对生命活动的意义都同等重要。人体内所有的化学元素都来自自然界。

二、生命活动的基本特征 ●●●

（一）新陈代谢

新陈代谢是指人体跟外界环境之间物质和能量的交换以及人体内物质和能量的转换过程。人体内物质和能量的转换过程，也是人体自我更新的过程。新陈代谢过程包括两个基本方面：一方面，机体从外界摄取营养物质，如糖、蛋白质、脂肪、维生素及无机盐等，通过消化、吸收，把它转变成自身的一部分，并将其中的能量贮存起来，这种过程称为同化作用；另一方面，机体把组成自身的物质分解，把分解产物排出体外，并且在物质分解时释放能量，供给机体生命活动的需要，这个过程叫作异化作用。在进行同化作用时要吸收能量，在进行异化作用时要释放能量。后者所释放的能量，除一部分用于同化作用外，其余的供应机体各种生命活动的需要。因此，从这个意义上来说，新陈代谢又可分为物质代谢与能量代谢两方面，两者密切联系，不可分割。

新陈代谢是生命活动的基本特征，是生命存在的必要条件，也是各细胞、组织、器官生理功能的基础。新陈代谢一旦停止，生命也就结束了。不同机体，以及同一机体在不同的情况下，其代谢过程和形式都各有特点。

人体的新陈代谢跟人体的消化、呼吸、排泄、循环等生命活动密不可分，当其中任何一种功能发生障碍时，都会影响新陈代谢的正常进行，从而导致机体出现相应的病态，甚至引起死亡。

人体内新陈代谢的进行过程是极其复杂的，包含了许许多多的生物化学反应。据统计，人体细胞每分钟发生几百万次化学反应，而这么多化学反应在人体内能够顺利进行，是由于一种叫作酶的生物催化剂在起作用。

酶是生物体本身产生的、具有催化能力的蛋白质。人体内已经发现有近千种酶。一种酶只能催化一种或一类化学反应，同时酶的催化作用受到温度、湿度和酸碱度的影响。

（二）生长和发育

生长是指细胞的繁殖和增大，主要表现为各器官、组织大小、长短和重量的增加，反映生物体量的变化。从生物学意义上说，当受精卵开始发育时，即意味着生命开始了其生长的过程。

发育是指组织器官在结构和机能上的成熟和完善。它反映的是生物体在由小到大过程中质的飞跃。生命个体在生长的过程中，各系统、器官和组织都要经历从简单到复杂的变化过程，直至机体各部器官系统功能的完善和成熟。一般性的成熟即表明该个体发育的成熟，具有了生殖能力。

（三）生殖

生命体生长发育到一定阶段，能够通过交配，产生形态功能和自己相类似的后代，这种现象称为生殖。生殖是生物体遗传物质的自我复制和组合，是生物体延续种系的方式，也是生命最基本的特征之一。在生殖过程中，机体会表现出另一些生命特征，如遗传和变异。各种生物都能通过生殖产生子代。亲代和子代之间无论在形态结构或生理功能方面都很相似，这种现象称为遗传。"龙生龙，凤生凤，老鼠的儿子会打洞"就是对遗传现象的最好描述。同时，亲代和子代以及子代的每个个体之间又不完全相同，总会存在或多或少的差异，这种现象称为变异。"一母生九子，连母十个样"，说的就是变异现象。遗传和变异在所有生物的生殖过程中普遍存在。

三、人体生理功能的调节 ●●●

正常情况下，人体各器官、系统都在有条不紊地进行着各自的生理活动。但由于机体的内、外环境经常发生变化，所以机体内必须具有一套精确的调节机构，不断地调节体内各器官、系统的活动，使它们与外界环境之间相互协调，相互统一，同时，也使机体内部各器官系统之间达到协调、平衡和稳定，使机体成为一个统一的有机整体。人体的这种调节作用主要是通过神经调节、体液调节和自身调节等几种方式来实现的。

（一）神经调节

神经调节是指通过反射，神经系统对机体各器官机能活动的调节作用。人体的神经系统建立了一种相对独立的活动组织形式，它能够将信息从一个部位传到另一个部位而相互独立，互不干扰。信息经过神经元之间或神经元与效应器之间的突触，可以被传递到靶细胞。神经细胞间的信息传递是通过神经终末释放的神经递质来完成的。

通过神经系统而实现的调节机制，不仅使机体内部协调一致，而且使机体与外部环境有机结合。

（二）体液调节

机体的某些细胞能产生某些特异性化学物质，如内分泌腺细胞分泌的激素，可通过血液循环输送到各处，调节机体的新陈代谢、生长、发育、生殖等生命活动，这种调节称为体液调节。当组织细胞的一些代谢产物在组织中含量增加时，能引起局部的血管舒张，使局部血流量增加，从而使积累的代谢产物迅速地运走，这种现象又被称为局部体液因素调节。

激素可以通过血液循环流经身体的所有部位，但仅具有特异受体的细胞才能对特异的激素发生反应。激素的作用具有选择性，但又可能是弥散的，不具体针对某一种类型的细胞，如甲状腺素能刺激机体总代谢的改变。

（三）自身调节

许多组织、细胞自身也能对周围环境的变化发生适应性反应，这种反应是组织、细胞本身的生理特性，不依赖外来神经和体液因素的作用，因此称为自身调节。

以上三种调节，作用不同，特点各异。神经调节迅速而精确，作用部位有限，持续时间短；体液调节的效应较缓慢，作用部位广泛，持续时间较长；自身调节是作用精确的局部调节，对维持机体细胞自身稳态具有重要意义。

【复习巩固】

1.简述人体的基本结构。

2.什么是细胞、组织、器官、系统？

3.简述人体生命活动的特征。

4.什么是新陈代谢？新陈代谢有什么意义？

5.简述人体生理功能的调节方式。

【学以致用】

1.酶是生物体本身产生的、具有催化能力的蛋白质。结合酶的特点，谈谈人体发烧和消化机能降低的内在联系。

2.结合人体新陈代谢的特点，说说为什么没有新陈代谢就没有生命。

3.举例介绍人体的微观组成结构。

【模拟练习】

1.血液属于（　　　）。

A.上皮组织　　　B.结缔组织　　　　C.肌肉组织　　　　D.神经组织

2.人是自然界的产物，所以人体是由许许多多的化学元素构成的。构成人体的化学元素共有六十多种，其中属于微量元素的是（　　　）。

A.钙　　　　B.钾　　　　C.钠　　　　D.锌

3.人体的三种调节方式，作用不同，特点各异。（　　　）迅速而精确，作用部位有限，持续时间短。

A.神经调节　　　B.体液调节　　　C.自身调节　　　D.激素调节

第二讲
学前儿童八大系统的生理特点与保健

一、运动系统 ●●●

人体的运动系统由骨、骨连结和骨骼肌组成。骨和骨连结构成人体的支架，称骨骼。骨骼肌跨过关节，附着在关节两端的骨面上，在神经系统的支配下，当肌肉收缩时，牵动骨骼，以关节为支点，产生各种动作。运动系统具有维持人体形态、保护内脏器官、运动、造血等功能。

（一）学前儿童运动系统的特点

1. 骨骼

（1）学前儿童骨骼在不断生长，营养、阳光、睡眠和适度的运动是学前儿童骨骼正常生长发育的必要条件。骨的生长不仅需要大量蛋白质、钙和磷等营养物质，而且需要维生素D以促进钙、磷的吸收利用。因此，学前儿童应多摄取含钙、磷、维生素D、蛋白质等丰富的食品，如小虾皮、蛋黄、牛奶、动物肝脏、豆制品等，接受充足无污染的阳光的照射，保证充足的睡眠以获取足量的生长激素，进行适度的适合自身特点的体育运动，以刺激和满足骨的生长发育和正常钙化的需要。

（2）学前儿童的骨骼有机物的含量较多，无机盐的含量较少，因而硬度小，弹性大，可塑性强，容易发生弯曲变形，生活中的不良姿势可以导致身体形状发育异常（见图2-5），并影响其生理功能的正常发挥和生命活动的正常进行。因此家庭和托幼机构应从小培养学前儿童坐、立、行的正确姿势，做到坐有坐相、站有站相，保证其骨骼的正常生长发育。

正确的坐姿应该是：身体坐直，靠近椅背，胸部脊柱不要向前弯，双肩一样平，

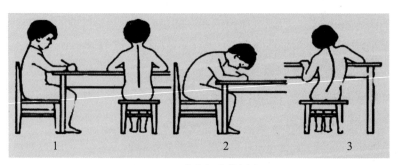

图2-5 坐姿与脊柱形态

手自然放在桌面上，大腿和小腿呈直角，脚自然地放在地面上，不伛背，不耸肩，身子坐正。

正确的站姿应该是：身体自然站直，两腿自然分开与肩保持同宽，两手自然下垂，呈半握拳状。站立时，身子正，腿不弯，抬头挺胸，不全身乱扭。好的姿势可以预防驼背和脊柱侧弯。

（3）新生儿的颅骨尚未完全骨化，留有结缔组织膜，称囟门（见图2-6），囟门的大小反映颅骨的骨化程度。位于额骨与顶骨之间的菱形间隙叫前囟，出生后1～1.5岁闭合；顶骨和枕骨之间的三角形间隙叫后囟，出生后2～3个月闭合。囟门闭合过早可能是小头畸形、脑容量过少；闭合过晚则常见于佝偻病、脑积水或地方性克汀病等。

（4）成人脊柱有4个生理弯曲，即颈曲、胸曲、腰曲、骶曲（见图2-7）。这些生理弯曲的存在对保持身体平衡、减少走路与跳跃时对脑的冲击和震荡相当有利。而新生儿出生时，仅骶部有弯曲，其他弯曲都是伴随着小儿不同阶段的生长发育才逐步出现、逐渐形成的。出生后3个月的婴儿抬头时，颈部的脊柱前凸，形成颈曲；6个月大的婴儿开始学坐，此时其胸部脊柱向后弯曲，出现胸曲；1岁左右的小儿开始学习行走，行走时为保持身体平衡，腰部脊柱前凸，腰曲形成。婴幼儿的生理弯曲并不固定，在仰卧位时，弯曲可以自行消失，20～21岁，脊椎的骨化才完成，生理弯曲才能被韧带完全固定。

（5）胸廓由胸椎、胸骨、肋骨及其骨连结共同围成。人类的胸廓与其直立姿势相适应，前后径略短，左右径较长，形似圆锥的笼子。胸廓的功能是容纳并保护心、肺等器官，并参与呼吸的进行。学前儿童缺钙，可使其胸廓前后径扩大，胸骨增厚，向外向内突出

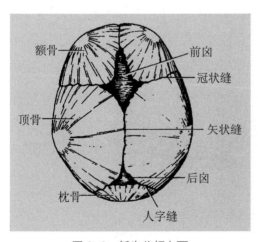

图2-6　新生儿颅上面

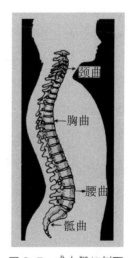

图2-7　成人脊柱侧面

形成鸡胸或漏斗胸,影响其心、肺的发育和生理功能的正常进行。

(6)新生儿出生时,腕骨尚未骨化,都是软骨,以后腕部逐渐发育,直到10岁左右,8块腕骨骨化中心才全部出现。所以学前儿童腕部力量不足,运用手的精细动作时,时间不宜过长,为他们准备的玩具要轻,要和学前儿童腕骨的发育程度相匹配。

(7)骨盆由髋骨、骶骨、尾骨及其骨连结组成。髋骨是由髂骨、坐骨和耻骨融合而成的,这三块骨融合较晚,一般在20~25岁才能完全融合。因此,在户外活动及游戏中,应避免学前儿童从高处向下跳到硬的地面上,否则容易导致组成髋骨的各块骨移位,造成髋骨融合错位,对女孩成年后的生育产生影响。骨盆内容纳并保护盆腔脏器——直肠和泌尿生殖器官等。男女骨盆在形态上到10岁左右开始出现差别,男性狭而长,女性宽而短,女性骨盆的形态特点与分娩功能有关。(见图2-8、图2-9)

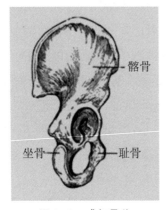 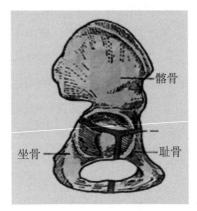

图 2-8 成年骨盆   图 2-9 幼年骨盆

(8)足骨的跗骨和跖骨借骨连接形成向上隆起的弓形,称为足弓(见图2-10),足弓具有弹性,能缓冲行走与跳跃时对身体和脑所产生的震荡。学前儿童肌肉软而无力,足部脂肪丰富,从外表看不出足弓。如果婴儿站立时间过长、过早下地行走,或学前期经常长时间走路、身体过于肥胖、运动时负重过大,都容易发生扁平足(见图2-10)。扁平足弹性差,当长时间站立或行走时,易造成疲劳或足底疼痛。

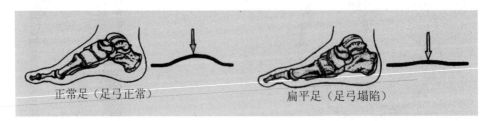

正常足(足弓正常)   扁平足(足弓塌陷)

图 2-10 正常足和扁平足

【直通幼儿园】

鑫鑫幼儿园是一家民营机构，为了吸引更多的孩子入园，幼儿园斥巨资购置了一批高档玩具，平均分发到每个班级。贝贝班2岁半的茜茜特别喜欢大型的木头积木，为了防止其他小朋友争抢，茜茜走到哪儿，都要把装有玩具的箱子提到哪儿，因为该班小朋友人数不多，老师也没有阻止她。其实，茜茜的腕骨还很柔软，过度牵拉和承重容易导致腕关节变形，影响手腕的形态和功能。所以，幼儿园选择玩具，应该以孩子身体的发育程度作为参照指标。

2. 关节

学前儿童关节窝浅，关节囊松弛，关节腔相对较大，关节运动比较灵活，但牢固性较差，如果用力过猛、悬吊或不慎摔倒，容易引起脱臼。特别是肘关节、髋关节，脱臼时常伴有关节囊撕裂及韧带损伤，脱臼部位出现肿胀、疼痛，并失去运动能力。

【直通幼儿园】

又到了上幼儿园的时间，晨晨极不情愿地跟妈妈出了门。到了教室门口，晨晨不愿意进去，老师使劲拉了一把，晨晨大声哭了。"妈妈，妈妈，胳膊疼……"晨晨的胳膊已经不能动了，原来，晨晨的肘关节脱白了。幼儿的关节虽然灵活，但很不牢固。为了保护孩子的关节，幼儿园不宜开展诸如拔河、引体向上等过度牵拉类的体育活动，家长、老师也要注意不要用力牵拉孩子的手臂，以防关节脱白。

温馨提示：突发事件总是不期而至，活泼好动的幼儿生活中时常潜伏隐患。幼儿关节扭伤如何处理？点击学习强国国家应急广播：关节扭伤后的应急处理措施，专家会告诉你哦！

3. 骨骼肌

学前儿童肌肉含水分多，蛋白质、脂肪、糖及无机盐含量相对成人较少，肌纤维细，肌肉力量及能量储备不及成人。故学前儿童肌肉收缩力差，易疲劳，但因新陈代谢旺盛，氧气供应充分，疲劳之后容易恢复。

新生儿肌肉的重量仅占体重的1/5，随着年龄的增长，肌肉占体重的百分比亦逐渐上升，至5岁时占比达1/3，而青春发育期占比近1/2。

学前儿童肌肉群的发育不平衡，大肌肉群发育早，小肌肉群发育晚。故婴幼儿3～4岁时上、下肢的活动已比较协调，但手部还不能运动自如，所以往往不会很好地拿笔和筷子。5岁以后，小肌肉群开始旺盛发育，精细运动才逐步协调。

（二）学前儿童运动系统保育要点

1. 合理组织体育锻炼和户外活动

合理组织体育锻炼和户外活动，可刺激骨的生长，使肌肉更健壮有力，促使身体长高，并能促进骨中钙盐的沉积，使骨更加坚硬。户外活动时适量接受阳光照射，可使皮肤中的7-脱氢胆固醇转变为有活性的维生素D_3，预防佝偻病。锻炼时血液循环加快，营养物质的运输更加及时迅速，可为骨骼、肌肉的生长发育提供更多的营养补充。

组织活动时，要根据学前儿童的年龄特点，选择合适的运动方式及运动量，使学前儿童全身得到充分锻炼。运动过程中应该注意：

第一，全面发展动作。学前儿童的动作正处于迅速发生和发展阶段，在组织活动时应让孩子的两臂交替使用，上下肢均参与活动。避免经常单一地使用某些肌肉、骨骼。幼儿园不宜开展拔河、长跑等剧烈运动。

第二，运用手部进行精细动作时，时间不宜过长。如教师在组织教学活动时应注意掌握儿童书写、绘画的时间，注意不要让学前儿童提拿重物，防止手部活动对腕骨发育造成不良影响。

第三，学前儿童肌肉的力量和能量的储备都不如成人，在组织学前儿童户外活动时要适时让其休息，避免过度疲劳。在组织活动时应选择适宜的运动项目和运动量。在活动中应让学前儿童的两臂交替使用，上下肢均参与活动。

第四，保证安全，防止伤害事故。要做好运动前的准备活动和运动后的整理运动。不要在坚硬的水泥地面上进行较长时间的跑、跳运动，以免损伤脊柱和骨盆。

2. 婴儿会站、会走以后逐渐出现足弓

但是学前儿童脚底的肌肉、韧带还不结实，若运动量不合适，就容易使足弓塌陷，形成"扁平足"，因此，锻炼要适度。另外，给学前儿童穿的鞋要合脚，不仅穿着舒服，而且要有利于足弓的发育。

3. 学前儿童的肘关节不稳固

当肘部处于伸直位置时，若被猛力牵拉手臂，就可能造成"牵拉肘"。发生"牵拉肘"，常常是大人在领着学前儿童上楼梯、过马路或给学前儿童穿脱衣服时，用力提拎、牵拉他们的手臂所造成的。肘部受伤后，手臂不能活动，经医生复位后，更要注意保护，以免再次受伤。

4.学前儿童的服饰要宽松舒适

穿着既要有利于身体的血液循环，又要便于骨骼的发育和动作的发展，不能一味追求美观。

【对接资格证】

命题分析：学前儿童运动系统的发育特点、保育要点的灵活应用是考查重点，一般以单选题、简答题、材料分析题形式考查。

拓展阅读

宝宝需要晒太阳

典型例题：由于幼儿的肌肉娇嫩，水分多，蛋白质及糖原少，不适合他们的运动项目是（　　）。

A.拍球　　　　　B.投掷　　　　　C.长跑　　　　　D.跳绳

【答案】C

【解析】长跑的动作较为简单，幼儿较容易学会和掌握，也比较容易形成自动化，但由于幼儿的年龄小，耐力比较差，容易产生疲劳，所以对于幼儿来说，不适合进行长时间的跑步。

二、呼吸系统 ●●●

人体在新陈代谢过程中，不断地消耗氧气并产生二氧化碳。人体不断地从外界吸取氧气和呼出体内二氧化碳的过程，称为呼吸。呼吸是由呼吸系统完成的。呼吸系统由呼吸道及肺两部分组成。呼吸道是气体进出肺的通道，由鼻、咽、喉、气管和各级支气管组成；肺是气体交换的场所。

鼻是呼吸道的起始部分，是保护肺的第一道防线。鼻腔、气管、各级支气管对吸入的空气起着清洁、湿润和加温的作用。"鼻涕"和"痰"就是由黏液和它所粘连的灰尘、细菌等组成的。乱擤鼻涕和随地吐痰会污染环境造成病原体传播。喉是呼吸道最狭窄的部分，也是发音器官。

（一）学前儿童呼吸系统的特点

1.呼吸道

（1）上呼吸道

①鼻腔。学前儿童由于面部和颅骨发育未完全，鼻和鼻腔相对较小，鼻黏膜柔软，富有血管，鼻腔较狭窄，因此易受感染，引起充血、流涕，造成鼻腔闭塞，呼吸困难，甚至患鼻炎和鼻窦炎。日常生活中要注意培养学前儿童良好的生活卫生习惯，让学前儿童学会用鼻呼吸，教育学前儿童不要用手挖鼻孔，不蒙头睡觉。同时，要教会学前儿童擤鼻涕的正确方法：轻轻捂住一侧鼻孔，擤完一侧再擤另一侧。擤时不要太用力，不要

把鼻孔全捂上使劲地擤，否则容易引发中耳炎。

②咽。学前儿童耳咽管较宽、短，而且平直，上呼吸道感染时容易并发中耳炎。

③喉。学前儿童的声带还不够坚韧，如果经常喊叫或扯着嗓子唱歌，那么金嗓子将变成"哑嗓子"。学前儿童的音域窄，不宜唱大人的歌。唱歌的场所要空气新鲜，避免尘土飞扬。冬天，不要顶着寒风喊叫、唱歌。学前儿童得了伤风感冒要多喝水、少说话，因为这时最易哑嗓子。

（2）下呼吸道

学前儿童的气管、支气管管腔较成人狭窄，软骨柔软，肌肉发育不完善，缺乏弹力组织，黏膜血管丰富，黏液腺分泌不足而较干燥，黏膜纤毛运动差，不能很好地排除微生物及黏液，因而容易引起感染，导致呼吸道狭窄而发生阻塞现象。

【直通幼儿园】

含含带了花生米到幼儿园，老师晨检没有发现。区域活动的时候，含含拿出来和小朋友分着吃。罗老师正在巡视，听到了含含的哭声，循声过去，发现含含的鼻子又红又肿，鼻孔深处有一粒花生米，罗老师赶紧找来镊子，试图将花生米夹出来，谁知越夹花生米越往里"跑"。不一会儿，含含憋得满脸通红，呼吸越来越困难，罗老师手足无措，在提醒下赶紧拨打了120。

学前儿童呼吸道狭窄，异物极易造成窒息，有效预防鼻、气管异物很关键。

2. 肺

（1）结构特点

学前儿童肺的弹力组织发育较差，间质较多，血管丰富，整个肺组织含血量多而含气量少，因此，稍有黏液阻塞即会引起肺不张、肺淤血。

（2）呼吸运动

学前儿童呼气和吸气动作表浅，因而每次呼吸量较成人少，潮气量和肺活量不如成人。

学前儿童的生长发育旺盛，在新陈代谢的过程中，需要不断地摄入氧气并排出二氧化碳。为适应代谢的需要，只能以加快呼吸频率来补偿，因此，年龄越小，呼吸频率越快。

由于学前儿童支配呼吸运动的中枢神经发育不完善，迷走神经兴奋性占优势，因而容易出现深、浅呼吸交替，或呼吸节律不齐、间歇、暂停等现象，这在新生儿期尤为明显。

学前儿童呼吸肌发育不完全，胸廓活动范围小，呼吸以"腹式呼吸"为主。

表 2-1　不同年龄的呼吸频率

年龄	新生儿	1～3 岁	4～7 岁	10～14 岁	成人
呼吸频率（次/分）	40～44	25～30	22 左右	20 左右	16～18

（二）学前儿童呼吸系统保育要点

1. 养成良好的卫生习惯：用鼻子呼吸，使空气通过鼻腔，防止灰尘和细菌进入肺部，并调节空气的温度和湿度，减少感冒；掌握擤鼻涕的正确方法，防止由于鼻腔内压过大，而使细菌进入耳咽管，引发中耳炎；咳嗽、打喷嚏时知道用手帕捂住口鼻；不随地吐痰；不蒙头睡觉，不用手挖鼻孔。

2. 儿童活动室、卧室要经常通风换气，保持空气新鲜。寒冷地区或冬季尤其要注意吸入新鲜空气。

3. 注意保护嗓子，不要长时间唱歌、呼喊，防止声带因过度紧张而肿胀、变厚，感冒、咳嗽时要多饮水。

4. 适当进行体育锻炼，尽可能进行户外活动，促进胸廓及肺的正常发育。

5. 进餐时要小心，尽量不说话，防止食物误入气管。

【对接资格证】

命题分析：学前儿童鼻、咽、喉、声带的特点和保育要点的灵活应用是考查重点，一般以单选题或简答题形式考查，五大领域活动设计题也会涉及相关内容。

典型例题：幼儿不宜唱成人歌曲的主要原因是（　　）

A. 内容深奥　　　　　　　　B. 旋律、节奏难

C. 声带发育不完善、音域窄　　D. 音高较低

【答案】C

【解析】成人歌曲不一定就内容深奥、音高较低、旋律节奏难，一般音域跨度较大，幼儿声带肌肉发育不完善，不适合演唱成人歌曲。

拓展阅读

如何帮助宝宝"排痰"？

三、血液循环系统 ●●●

血液循环系统出心脏和血管组成。在心脏的泵动作用下，血液在血管内川流不息地流动，将氧气和营养物质及时运送到全身各组织细胞，并将体内各组织细胞代谢产生的二氧化碳和废物运送到排泄器官，进而排出体外，维持人体内环境的平衡和稳定，保证人体各项生命活动的正常进行。

心脏是血液循环的动力器官，由于它的收缩和舒张，推动血液在全身不停地循环流动。血液是一种红色略黏稠的液体，由液体的血浆和固体的血细胞两部分组成。血管分为动脉、静脉和毛细血管三类。

人体的血液，借助心脏的节律性搏动，由心室出心，经动脉、毛细血管、静脉，再回到心房，周而复始地循环流动，为组织和细胞提供营养物质，并将组织代谢产生的二氧化碳和废物运至排泄器官排出体外。血液循环一旦停止，人的生命也就结束了。根据血液循环的路线和作用不同，人体的血液循环可分为体循环和肺循环两部分。体循环和肺循环这两条循环途径在心脏内相互连通，组成了人体的一条完整的循环途径。

（一）学前儿童血液循环系统的特点

1. 血液

（1）学前儿童年龄越小，血液量相对比成人越多，这对其生长发育和新陈代谢有利。

（2）学前儿童血液中血浆含水分较多，含凝血物质如纤维蛋白原和无机盐类较少，因此，学前儿童出血时血液凝固较慢。新生儿出血，需8～10分钟凝固；幼儿需4～6分钟；成人仅需3～4分钟。

（3）学前儿童血液中红细胞含血红蛋白数量较多，吸氧性强，对学前儿童新陈代谢有利。

（4）学前儿童血液中白细胞数目，5～6岁时和成人接近，但中性粒细胞较少，因此，免疫力较低，容易感染疾病。

（5）学前儿童血液中血小板数目相对较少，凝血速度较慢，凝血能力不如成人。

2. 心脏

学前儿童心脏占体重的百分比大于成人。新生儿的心脏大约占体重的0.8%，成人心脏约占体重的0.5%。新生儿的心脏约24克，1岁时的心脏为出生时的2倍，5岁时为4倍，9岁时为6倍，青春期后增长到12～14倍，已基本达到成人水平，成人心脏约300克。心脏在人体所占比重越大，对人体的新陈代谢越有利。学前儿童心肌纤维束不发达，弹性纤维少，搏动能力弱，每次收缩射出的血液量少，所以心跳次数多，心率快，6～7岁后心脏搏动能力明显增强。

3. 血管

（1）学前儿童血管内径相对比成人粗，毛细血管丰富，尤其是肺、肾、皮肤等处，故血流量大，营养物质和氧气的供应十分充足。

（2）学前儿童血管比成人短，血液在体内循环一周所需时间短，所以血流速度快，对生长发育和消除疲劳有利。

（3）学前儿童年龄越小，血管壁越薄，血管弹性也越差；随着年龄的增长，血管壁加厚，弹性纤维增多，弹性加强，到12岁时已具有成人动脉的构造。儿童的血管发育程度在6～7岁以前超过心脏的发育，青春期后心脏的发育程度超过血管的发育程度。

经常组织学前儿童进行适宜的体育锻炼和户外活动，可增加心肌收缩力，使每次心脏收缩搏出的血液量增多，促进循环系统和全身的发育。但是如果运动量过大，使心动过速，则每次心跳输出的血液量会大大减少，导致学前儿童全身供血不足，表现为面色苍白、心慌、恶心、大汗淋漓，影响其身体的正常生长发育。因此，托幼机构在组织活动时应该注意，不要让学前儿童过度疲劳，以免影响健康。

4.心率、脉搏、血压

（1）学前儿童新陈代谢旺盛，但心脏发育又不完全，心肌收缩力弱，每搏输出量比成人少，因而只有增加搏动的次数，才能弥补每次收缩射出血液量的不足，满足机体正常生长发育和代谢的需要。所以，学前儿童年龄越小，心率越快，脉搏次数越多。

（2）一般来说，支配心脏活动的神经纤维10岁左右才能发育完善，因此，学前期儿童心搏不稳定，脉搏节律不规则，要到10岁以后才能基本稳定下来。

（3）学前儿童年龄越小，血压越低，这与其心脏收缩力弱、排血量少、动脉管径较大有关。

（二）学前儿童血液循环系统保育要点

第一，组织学前儿童参加适合年龄特点的体育锻炼和户外活动。

适当的运动和锻炼，可以改善学前儿童心肌纤维的收缩性和弹性，增加心肌收缩力。但运动时应该注意以下几点：

一是运动前要做好准备活动，结束时应做整理运动，尤其剧烈运动时不应立即停止。因为活动时，心输出量剧增，若突然停止运动，肌肉活动也会停止，肌肉内血液流回心脏受阻，心脏血液输出量减少，血压下降，血液不容易逆重力作用送到头部，造成暂时性脑缺血。

二是对不同体质的学前儿童安排不同的活动，尽量减少长时间的憋气和静力练习。

三是剧烈运动后不宜马上喝大量的水和饮料，因水分吸收入血会增加循环血量，加重心脏负担。

四是运动时出汗过多，丧失盐分会出现头晕、眼花、口渴等症状，严重时会昏倒，所以最好喝少量淡盐水。

五是预防伤害事故，减少出血。人休失血超过血液总量的三分之一时，有生命危险。

【直通幼儿园】

为了锻炼孩子们的心肺功能，改善机体的血液循环，中班的廖老师把每天下午的自由活动改为500 m跑步，要求每个孩子在规定的时间内跑完全程，有余力的孩子还可以适当增加。第一天，很多孩子就适应不了，气喘吁吁，璐璐的脸都白了，直说自己快死了。廖老师鼓励她："没关系，坚持一下就好了……"

廖老师的话还没说完，璐璐重重地摔到了地上，不省人事……

锻炼可以强心，但锻炼一定要适度，才有利于学前儿童的身体健康。

第二，保证学前儿童营养，防止贫血。

学前儿童应多吃些含铁和蛋白质丰富的食物，如动物血、动物肝脏、豆腐、芝麻酱等。

第三，学前儿童的一日生活应动静交替，劳逸结合，避免长时间的精神紧张，养成按时睡眠的习惯。

第四，学前儿童的衣服应宽大舒适，鞋袜不宜过小、过紧，以免影响心脏活动和血液循环。

第五，做好传染病的预防工作。

因学前儿童体内中性粒细胞数量较少，免疫机能差，易患传染病，所以做好预防接种工作相当必要。

第六，教育学前儿童养成有益于健康的饮食习惯，减少高热量食物的摄入，早期预防动脉硬化。

【对接资格证】

命题分析：学前儿童循环系统保育要点的灵活应用是考查重点，多以单选题形式出现。

典型例题：关于婴幼儿循环系统的保健，下述说法错误的是（   ）。

A.年龄越小，心率相对越快

B.运动可强心，所以运动强度越大，锻炼效果越好

C.新装潢的房子不适合儿童居住

D.淋巴结肿大要及时治疗

【答案】B

【解析】运动可强心，但运动要适度。

拓展阅读

预防动脉硬化
饮食调控很重要

四、消化系统 ●●●

人体的一切活动都需要能量，能量是由食物提供的。食物必须经过消化，才能被人体吸收利用。消化是指食物通过消化道的运动和消化液的作用，分解为可以被吸收的成分的过程。吸收则是指消化好的营养物质，通过消化道壁进入血液循环的过程。食物的消化和吸收都是由消化系统完成的。

消化系统由消化道和消化腺两部分组成。消化道是一条从口腔至肛门的迂曲的长管，包括口腔、咽、食道、胃、小肠、大肠和肛门等器官，食物在消化道内进行消化；消化腺主要有唾液腺、胃腺、肠腺、胰腺和肝脏等，消化腺的作用是分泌消化液，消化液中含有消化酶，消化酶对食物的消化分解起催化作用。消化腺有导管与消化道相连，消化腺分泌的消化液通过导管流入消化道，在消化道内对食物的消化分解发挥催化作用。

（一）学前儿童消化系统的特点

1. 消化道

（1）口腔

学前儿童口腔较小，黏膜柔嫩干燥，血管丰富，容易破损和感染。

牙齿。新生儿有20个乳牙牙胚。乳牙牙胚在胎儿5个月时钙化，一般于婴儿出生后6～8个月时萌出，2～2.5岁出齐共20个，包括切牙8个、尖牙4个、乳磨牙8个（见图2-11）。

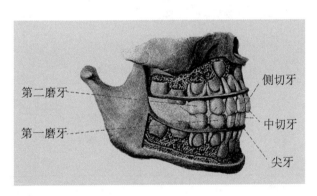

图 2-11　乳牙

学前儿童乳牙萌出时，一般无痛苦，但个别有短暂的睡眠不安、烦躁、流涎、喜咬硬物和手指等，此时可让学前儿童吃饼干和烤馒头片等，以助牙齿萌出。

乳牙的牙釉质较薄，牙本质较软脆，牙髓腔较大。当残留在齿缝里的食物与口腔中的乳酸杆菌、链球菌等产酸的细菌作用，使糖发酵成酸，腐蚀牙釉质，引起脱钙，牙齿就出现龋洞，形成龋齿。

在乳牙萌出过程中，恒牙（见图2-12）已开始发育。在恒牙逐渐发育完成的过程中，

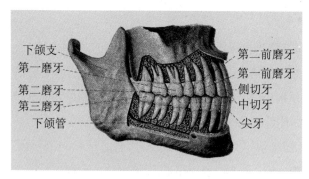

下颌支
第一磨牙
第二磨牙
第三磨牙
下颌管

第二前磨牙
第一前磨牙
侧切牙
中切牙
尖牙

图 2-12　恒牙

乳牙牙根逐渐被吸收，开始松动脱落，恒牙露出牙槽，替代乳牙，这个生理过程称为换牙。

有人说，"乳牙迟早要换，健不健康没关系"。真的是这样吗？

乳牙的功用之一是咀嚼食物，帮助消化。乳牙萌出之后，学前儿童的食物种类更加多样，营养摄入更加丰富，对学前儿童的生长发育极为有利。

除了咀嚼食物，乳牙还与学前儿童的面部形象有关。婴儿刚出生时，颌骨尚未发育完善，故其下巴很薄，脸型宽而扁。随着牙齿的萌出，咀嚼的力量不断挤压牙根，使下颌骨迅速生长，脸型逐渐拉长，从而使面部更加和谐、端正、自然。

乳牙的正常萌出，还有助于学前儿童正常发音，口齿伶俐。

另外，乳牙齐整对恒牙顺利萌出有重要作用。若乳牙过早缺失，邻近的牙向空隙倾倒，恒牙就不能在正常位置萌出，导致牙列不齐。

每一颗乳牙的萌出都有固定的时间（见表 2-2）。

表 2-2　乳牙萌出时间表

乳牙	年龄（月）	乳牙	年龄（月）
中切牙	6～8	第一磨牙	12～16
侧切牙	7～10	第二磨牙	18～24
尖牙	17～20		

那么，怎样使学前儿童有一口健康的乳牙呢？

①营养和阳光。乳牙的发育离不开钙、磷等元素，这些营养需由饮食提供。人皮肤中的 7-脱氢胆固醇经阳光中的紫外线照射后，可转化为有活性的维生素 D_3，促进钙、磷的吸收利用。

②适宜的刺激。"牙不嚼不长"。"用进废退"是所有生物进化过程中共同遵循的普遍原理。在学前儿童乳牙萌出时，给以烤馒头片、面包干等较硬的食物，磨磨牙床，可刺激牙齿萌出。若食物太过精细，无须咀嚼，反而不利于牙齿和颌骨的正常发育。

③避免外伤。乳牙牙根浅，牙釉质也不如恒牙坚硬，因此要教育学前儿童不要用牙咬硬果壳等坚硬的东西。

④漱口和刷牙。吃奶的婴儿，在两次奶之间喂点白开水，可起到清洁口腔的作用。2岁左右，饭后可用清水漱口，用水把粘在牙齿表面和间隙的食物残渣冲洗掉。3岁以后学前儿童应在老师和家长的指导下学习刷牙。刷牙时首先要选择合适的牙刷。刷头小、刷毛软硬适中、末端较钝、两排刷毛的牙刷适合学前儿童使用。刷牙时，教育学前儿童顺着牙缝竖刷，刷上牙时从上往下，刷下牙时从下往上，里里外外都要刷到，刷完后及时漱口。

舌。学前儿童舌短而宽，舌下有系带与口腔底部相连，如系带过短，舌活动受限，则影响学前儿童发音。学前儿童舌动灵活性较差，对食物的搅拌、协助吞咽的能力不足。

（2）食道

学前儿童食道比成人短而狭窄，黏膜薄嫩，管壁肌肉组织及弹力纤维发育较差，易于损伤。故不宜为其选择过于坚硬的食物。

（3）胃

学前儿童胃的容量较小，随着年龄的增加，容量不断增加。因此供应食物时，应考虑胃的容量。

学前儿童胃的黏膜薄嫩，胃壁肌肉组织、弹力纤维及神经组织发育差，蠕动能力不及成人。胃腺数目少，分泌的胃液在质和量上均不如成人，其酸度和酶的效能还没有达到成人的标准，所以消化能力较弱。

婴儿的胃呈水平状，贲门括约肌不够发达，贲门相对松弛，胃的上口和下口基本上处于同一水平，婴儿的体位又以躺卧为主，食物主要是奶类等流食，因此当婴儿吞咽下空气，或喂奶后未及时拍背，奶就容易从口腔溢出，发生漾奶。因此，给婴儿喂完奶后，应轻轻拍背，帮助空气排出，可减少漾奶。

（4）小肠

学前儿童肠道肌肉组织和弹力纤维尚未发育完善，肠的蠕动能力比成人弱，加上自主神经调节能力差，容易发生肠功能紊乱。学前儿童进餐时应保持愉快的情绪，饭前饭后不做剧烈活动，少吃一些不易消化的食物。

学前儿童肠道管壁薄，肠管固定性差，若腹部受凉、突然改变饮食、腹泻等，可使肠蠕动加强并失去正常节律，诱发"肠套叠"。发病后，婴儿表现为面色苍白，阵发性哭闹，频繁呕吐，排出果酱样大便，蜷曲着小腿以及拒乳等。发现肠套叠，应及早医治。

（5）大肠

因为学前儿童有明显的胃结肠反射，食物进到胃里，就会反射性地引起肠道加快蠕动，将粪便推向直肠肛门。所以喂过奶、吃过饭后让学前儿童坐盆，常可排便。便盆的大小要合适、干净、不冰凉，坐盆时间不宜超过 10 分钟，以防脱肛。学前儿童过了半岁，就可培养定时排便的习惯。学前儿童应养成早饭后排便的习惯。平时应经常参加户外活动，多吃些蔬菜、水果，搭配着吃点粗粮，有利于大便通畅。

2. 消化腺

（1）唾液腺

6～7 个月的婴儿，唾液分泌增加，但口腔浅，加之其吞咽功能尚不完善，婴儿还不会及时把口水咽下去，所以常流涎口外，这种现象称为"生理性流涎"，可随年龄增长而消失，此时要用软的纱布或毛巾及时擦去口水，以免浸泡皮肤，造成感染。

（2）肝脏

学前儿童肝脏相对比成人大。新生儿肝脏重量为体重的 4%，5 岁时为 3.3%，而成人仅为 2%。肝细胞到 8 岁后才发育完善。学前儿童肝功能不健全，肝脏分泌的胆汁较少，对脂肪的消化能力较差，因此，学前儿童的饮食中应注意不要过多摄取脂肪；学前儿童肝脏中糖原储存较少，饥饿时容易发生低血糖；学前儿童肝脏解毒能力较差，若摄入过量的蛋白质，会加重肝脏的负担；损害肝脏的药物要慎用。

（3）胰腺

学前儿童胰腺富有血管及结缔组织，实质细胞较少，分化不全。胰腺能分泌胰液，但在新生儿时期酶的活性较低。学前儿童对淀粉、脂肪类的食物消化能力仍较差。随着年龄的增长，胰液与肠液协同作用，保证了小肠内消化过程的顺利完成。

（二）学前儿童消化系统保育要点

第一，保持口腔与牙齿卫生。

（1）每半年检查一次牙齿，发现问题，及时处理。

（2）教育学前儿童进食后及时漱口，3～4 岁开始刷牙，早晚各一次，晚上尤其重要。要为幼儿选择合适的牙刷。

（3）不吃过冷过热的食物，避免用牙齿咬坚硬的东西，防止伤害性事故的发生。

（4）教育孕妇不滥用四环素等抗生素，以免引起学前儿童牙釉质发育不全。

（5）不让学前儿童吸吮手指、托腮、咬其他硬物如铅笔、尺子等，及时拔除多生牙。

（6）学前儿童鼻咽部炎症应及早治疗，以免其张口呼吸造成上腭高拱，前牙突出，突唇露齿。

（7）多食含钙、磷等元素丰富的食物，多晒太阳。

第二，建立合理的饮食制度，养成良好的卫生习惯。就餐时要细嚼慢咽，尽量吃饱；两餐间隔时间不宜过短，食物不宜过烫或过冷。

第三，做好各项卫生工作，防止病从口入。

第四，饭前饭后不做剧烈运动，进行剧烈运动后，要休息20～30分钟再吃饭，以免影响消化功能。

第五，保持进餐时的愉快情绪，从而促进消化液的分泌和消化管的蠕动，提高消化能力。

第六，培养定时排便的习惯，多吃些蔬菜、水果，适当吃点粗粮，防止便秘。

【对接资格证】

命题分析：乳牙的特点及保护是考查重点，一般以单选题和简答题形式考查。

典型例题：学前儿童易患龋齿的主要原因是（　　　）。

A.不会刷牙

B.爱吃糖

C.牙齿发育不完善

D.乳牙牙釉质较薄、牙本质较松脆、牙髓腔较大

【答案】D

【解析】学前儿童的牙齿是乳牙，乳牙结构不同于恒牙，但不能说发育不完善，不会刷牙和爱吃糖是辅助原因。

拓展阅读

如何正确刷牙？

五、泌尿系统 ●●●

人体在新陈代谢的过程中，不断地产生二氧化碳、尿素、尿酸、无机盐等代谢产物，这些物质在体内积聚多了，对人体有害，必须及时排出。人体内绝大部分的代谢产物是通过泌尿系统，以尿的形式排出体外的。人体内代谢终产物排出体外的过程叫排泄。

泌尿系统由肾脏、输尿管、膀胱和尿道四个部分组成，它们的功能分别是泌尿、输尿、贮尿和排尿。

（一）学前儿童泌尿系统的特点

1.解剖生理特点

肾脏在1岁和青春期发育最快。足月儿出生时肾已具备一定的生理功能，但由于学前儿童肾的调节机制尚不成熟，喂养不当、疾病或应急状态时易出现肾功能紊乱。学前儿童年龄越小，肾小球滤过率越低，肾小管越短，重吸收和排泄功能越差，大量水负荷时易出现水肿。

学前儿童膀胱容量较小，黏膜柔软，肌肉层及弹力纤维发育不完善，贮尿功能差，故年龄越小每日排尿次数越多。随着学前儿童年龄的逐渐增大，每次排尿量逐渐增多，排尿

次数则相对减少。尿量的多少，受气温、疾病、运动及饮水量等因素的影响，个体差异很大。

学前儿童尿道较短，新生男婴尿道长5～6厘米，女婴1～2厘米，并且生长速度缓慢。尿道黏膜柔嫩，易受损伤，弹性组织发育较差。女孩因尿道外口暴露且接近肛门，易受细菌污染，容易发生"逆行性泌尿系统感染"。男孩尿道虽然较长，当包皮积垢时也可引起细菌上行，导致尿路感染。

2. 排尿

学前儿童由于大脑皮质发育不完善，对排尿尚无明显约束能力，当膀胱内尿液充盈到一定量时，就会发生不自觉的排尿。对家长来说，学前儿童半岁左右，家长就可以从"把尿"开始，训练学前儿童自觉排尿的能力。学前儿童长到1岁左右，会用手势、语言提示"要撒尿"了，这时候就不要再给学前儿童使用尿布，要训练其坐便盆排尿。膀胱受脊髓和大脑控制，1岁半左右可养成自觉控制排尿的习惯。

【直通幼儿园】

小鹏最近在家里总是不停地上厕所，一小时要去好几次，且小便时经常感到疼痛。小鹏告诉妈妈，在幼儿园时，他经常憋尿，开始感觉有点尿急，但憋着憋着就不想上了。

胆小的孩子容易憋尿，憋尿会造成毒物和废物的再次吸收，对身体造成伤害。对这类孩子，老师在保教活动中一定要格外关注。

（二）学前儿童泌尿系统保育要点

学前儿童尿道短，尤其是女孩更短。女孩不仅尿道短，而且尿道开口离阴道、肛门很近，容易被粪便所污染，同时由于学前儿童多穿开裆裤，若公用玩具不洁，也会污染尿道外口。若外界细菌经尿道上行，到达膀胱、肾脏，会引起膀胱、输尿管甚至是肾脏的感染，这种感染称为"上行性（或逆行性）泌尿系统感染"。预防上行性（或逆行性）泌尿系统感染，要注意做好女孩外阴部的清洁工作，每天清洗屁股，擦大便注意从前往后擦，勤换洗尿布。清洗男孩外阴，可用干净的湿毛巾，按以下顺序擦拭：阴茎、阴茎周围、阴囊下面，最后清洁肛门。

尿液在肾脏形成后，经输尿管、膀胱和尿道排出体外。所以在尿液排泄的过程中，对输尿管、膀胱、尿道起着冲刷的作用，可以减少泌尿系统感染。所以，泌尿系统保育，要注意做到：

1. 学前儿童每日饮水要充足，以便减少泌尿系统感染。
2. 学前儿童养成定时排尿的习惯，防止尿频和憋尿。

3. 保持外阴清洁，无论男孩女孩，都尽早穿合裆裤，每次大便后、睡觉前应采取正确的方式清洗外阴。

4. 家长和幼儿教师时常观察尿液的颜色、气味，发现异常，及时送医。

六、生殖系统 ●●●

人体生长发育成熟以后，就会产生后代，后代的产生是通过生殖系统完成的。

生殖系统分内生殖器和外生殖器两部分。男性内生殖器由睾丸、附睾、输精管、精囊、射精管和前列腺等组成，外生殖器包括阴囊和阴茎。女性内生殖器由卵巢、输卵管、子宫和阴道组成。女性外生殖器又叫外阴，由阴阜、大阴唇、小阴唇、阴道口等组成。

（一）学前儿童生殖系统的特点

学前儿童出生时已具有基本的生殖器官，但功能并不完善。在学前儿童时期，包括整个青春期之前，生殖系统的发育都非常缓慢，直到青春期开始才迅速发育，并逐步完善。

> **温馨提示**：什么是"性早熟"？"性早熟"有哪些危害？为什么"性早熟"的孩子越来越多？点击学习强国平台青少年健康栏目，搜索"关注孩子健康，科学认识儿童'性早熟'"，查看详情。

（二）学前儿童生殖系统保育要点

1. 选择合理的运动方式

子宫是新生命孕育和生长发育的重要部位。子宫位于盆腔里。若幼年时期女孩跳上跳下，常会损及盆腔，导致盆腔畸形，影响成年后新生命的孕育，甚至导致难产。所以女孩在幼年时期要注意合理的运动方式，保护盆腔。

2. 及早发现生殖器官发育异常

学前儿童生殖器官发育异常较多见于男孩，其中以隐睾、包茎和包皮过长等最为常见。睾丸是重要的生殖器官，它产生雄激素和精子。一般胎儿期睾丸位于腹腔中。随着孕期增长，睾丸逐渐下降，孕9个月时可降入阴囊内，因此，出生后大多能在孩子的阴囊内触摸到两个状如花生米大小的东西，这就是睾丸。只有极少数（约占3%）阴囊里空空如也，但也会在出生后1～2个月摸到。假如出生后3个月阴囊仍是空的，就应诊断为隐睾症。切莫小看隐睾症，不

拓展阅读

人类的生殖过程

仅不能产生精子，成年后丧失生育能力，而且可能癌变，危及人的生命，故宜及早发现并予以手术治疗。

3. 做好生殖器官的清洁卫生工作

要注意保持学前儿童生殖器官的清洁卫生，经常用流动水清洗外阴，女孩要注意从前向后清洗，最后清洗肛门。勤换洗内裤，内裤要宽松，洗外阴和内裤最好用个人专用的盆。

4. 衣服要宽松适度

学前儿童着装应宽松适度，内衣以纯棉为好。男孩内裤、外裤都要宽松，尽量避免穿紧身牛仔裤。特别是高温季节，过紧的衣裤容易导致局部温度过高，影响睾丸发育。

七、内分泌系统 ●●●

内分泌系统是人体的调节系统，它由许多内分泌腺、内分泌组织和内分泌细胞组成，释放的化学物质叫激素，激素直接进入血管、淋巴管内，通过血液运送至全身，对人体的新陈代谢、生长发育、生殖、适应、应激以及免疫等生理功能进行调节。

内分泌系统和神经系统一起，共同构成人体统一的调节控制系统，使人体各部分的活动协调一致，成为一个统一的有机整体。

人体内主要的内分泌腺有垂体、甲状腺、甲状旁腺、胸腺、肾上腺、肾上旁腺、胰岛和性腺等（见图 2-13）。

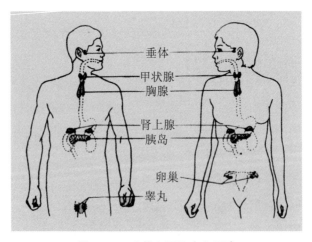

图 2-13   人体主要的内分泌腺

（一）学前儿童内分泌系统的特点

生长激素是由垂体分泌的，在一昼夜中其分泌量并不均匀，夜间入睡后生长激素才大量分泌。如果学前儿童睡眠时间不够，或睡眠不安，生长激素的分泌减少，就会影响学前儿童身高的增长。

碘是合成甲状腺素的原料，缺碘的最大威胁是影响学前儿童的智力发育，导致其生长发育受阻。碘缺乏应在医疗部门的指导下合理进行补充。

幼年时期胸腺发育不全,会影响机体的免疫功能,反复出现呼吸道感染或腹泻等疾病。

（二）学前儿童内分泌系统保育要点

1. 制定和执行合理的生活制度

组织好学前儿童的睡眠，使睡眠时间充足，睡得踏实。根据学前儿童的身心发展特点合理安排一日生活制度，劳逸结合，能有效促进学前儿童内分泌系统的正常发育。

2. 安排科学合理的膳食

合理的营养，能促进学前儿童内分泌腺功能的提高。如饮食缺碘，可使甲状腺功能不全，引起疾病。学前儿童膳食中应使用加碘食盐。学前儿童补碘应在医生指导下进行。

3. 不乱服营养品，防止性早熟

有些儿童营养品的成分并不十分明确，有的虽然只含微量激素，但若长期服用也有可能在体内累积，引发儿童"性早熟"。生长发育正常的学前儿童，不必吃营养保健品。

【对接资格证】

命题分析：生长激素和甲状腺素缺乏引起的疾病是考查重点，多以单选题形式进行考查。

典型例题：幼年时期生长激素缺乏，孩子易患（　　　）。

A. 呆小病　　　　　B. 夜盲症　　　　　C. 侏儒症　　　　　D. 佝偻病

【答案】C

【解析】呆小病是甲状腺素缺乏引起的；夜盲症的孩子缺乏维生素A；佝偻病是由维生素D缺乏所致。

八、神经系统 ●●●

神经系统是人体各项生理功能的主要调节器官。人体能够成为一个统一的整体来进行各项生命活动，与外界环境相适应，得益于神经系统的调节作用。所以，神经系统是人体的"司令部"。在它的统一协调下，人体各器官、系统才能分工协作，密切配合，顺利完成各项生命活动。

神经系统由中枢神经系统和周围神经系统两部分组成。中枢神经系统包括脑和脊髓，由脑发出的12对脑神经、由脊髓发出的31对脊神经以及植物神经，组成周围神经系统，它们分布于全身，把中枢神经系统与全身各器官联系起来，使人体成为统一的整体。

神经系统的基本活动方式是反射。反射是人体在神经系统的参与下对外界和内部的刺激作出的反应。反射分为非条件反射和条件反射两类。非条件反射是先天固有的，是

较低级的神经活动。条件反射是后天获得的，是在生活过程中逐渐建立起来的，是一种高级神经活动。条件反射的建立提高了人适应环境的能力。一切学习和生活习惯的养成都是建立条件反射的过程。

（一）中枢神经系统高级活动的某些特征

中枢神经系统高级活动指大脑皮层的活动。大脑皮层活动有它的规律，了解和掌握这些规律对促进小儿大脑发育、指导小儿科学用脑、开发智力都有很大帮助。

1. 优势原则

人们学习和工作的效率与有关的大脑皮质区域是否处于"优势兴奋"状态有关。人能从作用于自身的大量刺激中，选择出最强的或最符合本身目的、愿望和兴趣的少数刺激，这些刺激在皮层所引起的兴奋区域称为优势兴奋灶。优势兴奋区域的兴奋性高于其他区域，优势兴奋灶的形成，使机体具有良好的应激功能，条件反射容易形成，学习效率高。学前儿童大脑皮层优势兴奋灶的形成与其对活动的兴趣有关。能引起幼儿兴趣的活动，使幼儿能保持较长时间的注意力，兴趣能促使"优势兴奋"状态的形成。

2. 镶嵌式活动原则

脑是人体的"司令部"，在"司令部"里有着十分细致的分工。当人在从事某一项活动时，只有相应区域的大脑皮质在工作（兴奋），与这项活动无关的区域则处于休息（抑制）状态。随着工作性质的转换，大脑皮质的工作区与休息区不断轮换。这种"镶嵌"式活动方式，使大脑皮质的神经细胞有劳有逸，以逸待劳，维持高效率。就语言中枢而言，在大脑皮质就分为四区，分别与读、写、听、说有关，某一区域受损，则相应的功能丧失。

3. 动力定型

当身体内、外部的条件刺激按照一定的顺序，不变地重复出现多次以后，大脑皮质的兴奋和抑制过程在时间上、空间上的关系就"固定"下来，使条件反射的出现越来越恒定和精确，这就是动力定型。大脑皮层动力定型的形成，使神经细胞能以最经济的能量消耗，收到最大的工作效率。学前儿童一切技能和习惯的训练和培养，都是动力定型的形成过程。

4. 睡眠

睡眠是大脑维持正常功能的抑制状态，有规律的、充足的睡眠是生理上的需要，可以促进精力和体力的恢复。

睡眠由两个交替出现的不同时相组成，即慢波睡眠（又称非快速动眼睡眠）和异相睡眠（又称快速动眼睡眠）。慢波睡眠阶段，生理功能发生一系列变化：感觉功能减退，骨骼肌紧张性降低，血压下降，心率减慢，代谢率降低，体温下降等。慢波睡眠有利于促进生长发育以及体力的恢复。异相睡眠为睡眠过程中出现的一种激动状态，生理功能变化表现为：骨骼肌紧张性进一步降低，但血压上升、心率及呼吸加快，脑血流量及耗氧量增加等。在此时相内会出现快速的眼球运动、肌肉抽动等表现。异相睡眠是神经细胞活动增强时期，可能对神经系统发育成熟、新突触的建立以及记忆活动具有促进作用。慢波睡眠和异相睡眠在整个睡眠期间交替进行。

（二）学前儿童神经系统的特点

1.神经系统发育迅速

（1）脑细胞数目的增长

妊娠3个月时，胎儿的神经系统已基本成形。出生前半年至出生后1年是脑细胞数目增长的重要阶段。1岁时虽然脑细胞的数目不再增加了，但是细胞的突起却由短变长、由少到多，脑细胞就像一棵小树苗，逐渐长成枝繁叶茂的大树。细胞的突起就好像自树干长出的枝杈，它们相互搭接，建立起复杂的联系，为儿童智力的发展提供了生理基础。

胎儿神经系统的发育在各系统中处于领先地位，脑重量增长迅速。新生儿脑重约350克，1岁时脑重约950克，6岁时已达1200克左右，已达成人脑重的85%～90%。婴幼儿大脑皮层功能的发育较形态发育缓慢，出生时存在某些维持生命的生理功能的反射活动，以后随大脑及各感觉器官的发育，在先天性非条件反射的基础上产生后天的条件反射。

（2）神经纤维的髓鞘化

神经纤维外层髓鞘的形成，表明神经传导通路和神经纤维形态发育的成熟程度。髓鞘包裹在神经突起的外面，好像电线的绝缘外皮。刚出生时，许多神经突起的外面还没有这层绝缘的"外皮"，所以新生儿的动作反应很不精确，碰碰他的手，会引起他全身哆嗦。在发育过程中，随着支配上肢肌、躯干肌和下肢肌的脊神经的进一步髓鞘化，婴幼儿从抬头开始，发展到翻身、爬、坐、行走和手的各种动作更加精确。但总的说来，在婴幼儿时期，由于神经髓鞘的不成熟，当外界刺激作用于神经而传到大脑时，因无髓鞘的隔离，兴奋易于扩散，刺激在无髓鞘神经纤维中传导的速度也较慢，表现为容易兴奋激动、注意力不集中，对外来刺激的反应较慢且易泛化。

（3）中枢神经系统的发育不均衡

脊髓和脑干在出生时即已发育成熟，而小脑发育则相对较晚，从1岁左右迅速发育，3～6岁逐渐发育成熟。所以，1岁左右学走路时步履蹒跚，3岁时已能稳稳地走和跑，但摆臂与迈步还不协调；到5～6岁时，就能准确协调地进行各种动作，如走、跑、跳、上下台阶，而且能很好地维持身体的平衡。

大脑皮层发育极为迅速。到8岁左右，儿童大脑皮层发育已基本接近成人。

脑的发育是否完善，主要受两种因素的影响：其一为遗传基础，即发展的潜力；其二为个体生长环境中各种刺激的作用，丰富的、适度的刺激可促进脑细胞结构和机能的发育。优生，提供了脑发育的良好潜力；优育，给学前儿童丰富的生活体验，使潜力得以充分发挥。

（4）大脑皮层的兴奋与抑制过程发展不平衡

学前儿童大脑皮层发育尚未完善，兴奋占优势，抑制过程形成较慢，但兴奋持续时间较短，容易泛化，主要表现为对事物保持注意的时间不长，常随兴趣的改变而转移注意，动作缺乏准确性。

（5）植物性神经发育不完善

交感神经兴奋性强而副交感神经兴奋性较弱。比如，学前儿童心率及呼吸频率较快，但节律不稳定；胃肠消化能力极易受情绪影响。

2. 高级神经活动的特点

第一，学前儿童高级神经活动的抑制过程不够完善，兴奋过程强于抑制过程，兴奋占优势，且易扩散，往往形成较大的大脑皮层兴奋区。而抑制过程形成较慢，故学前儿童的控制能力比较差。例如，让孩子干什么，他乐于接受，而让他别干什么，往往难以做到，因为"别干什么"是一种抑制过程。随着年龄的增长，大脑皮层的功能日趋完善，兴奋过程和抑制过程也都不断加强。抑制过程的加强，使学前儿童学会控制自己的行为和较精细地进行各种活动。一般在8岁左右就能较好地控制活动了。由于学前儿童大脑皮质的神经细胞很脆弱——易疲劳，加之易兴奋，抑制过程发育不完善，所以注意力很难持久。因此，在教学前儿童干什么事，或学习知识、本领的时候，要想方设法引起他的兴趣。幼儿园组织活动需要经常变换活动的内容和方式，使学前儿童不会觉得疲劳。

第二，需要较长的睡眠时间。较长时间的睡眠可以帮助幼儿进行休整、恢复，不同的年龄所需要的睡眠时间是不同的（如表2-3所示）。

表2-3　不同年龄所需要的睡眠时间

年龄	新生儿	1岁	2岁	4岁	7～12岁	成人
睡眠时间（小时）	18～20	14～15	12～13	11～12	9～10	8

3. 脑细胞耗氧量大

神经系统的耗氧量较其他系统为高。在神经系统中，脑的耗氧量最高，学前儿童脑细胞耗氧量约为全身耗氧量的50%。充足的氧气是维持学前儿童脑细胞正常生理功能的基本条件。

学前儿童对缺氧的耐受力不如成人。若环境空气污浊，氧含量低，脑细胞首当其冲。

4.脑细胞所用能量来源单一

神经系统只能利用体内葡萄糖氧化产生的能量，所以对血糖十分敏感。而人体其他器官除可用葡萄糖功能外，蛋白质和脂类也可作为其能量来源，所以脑细胞所需能量来源单一。所以学前儿童膳食应该合理搭配主食和副食，粮谷类食物和薯类是碳水化合物的主要食物来源。

5.早期开发右半脑

合理开发右脑，是协调左右脑功能的重要条件和开发智力的重要途径。

大量实验证明，大脑两半球的功能是不同的，各具特点（见图2-14）：左脑半球具有显意识功能，主要通过语言和逻辑来表达内心世界，负责理解文学语言以及数学计算；右脑半球具有潜意识功能，主要通过情感和形象来表达内心世界，负责鉴赏绘画，欣赏音乐，欣赏自然风光，凭直觉观察事物、把握整体。

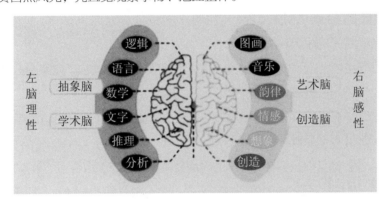

图 2-14　左右脑功能比较

开发右脑潜能和协调左右脑是开发智力的重要途径，右脑的信息容量比左脑大很多。人的记忆宛如一盘盘录像带，能把所看到的场景，所听到的事情，以及种种形象录下来，右脑好似一座巨大的收藏录像带的仓库。开发右脑是学前儿童知识积累的基础。类型识别能力是人右脑的功能，它具有处理信息的基本能力。开发右脑，能使学前儿童的观察力、思维能力加强。

（三）学前儿童神经系统保育要点

学前儿童的神经系统正处于旺盛的生长发育阶段，大脑皮层的神经细胞还很脆弱，对周围环境适应能力差，所以必须采取合理的保育措施，才能保护和促进其神经系统的正常生长发育，保证学前儿童健康成长。

第一，制定和执行合理的生活制度。

托幼机构必须根据学前儿童神经系统的生长发育特点，为不同年龄班的学前儿童安排好一天的活动时间和内容，活动应注意动静交替，适合年龄特点，这样长期坚持下去，就会使学前儿童大脑皮层形成一系列时间性的条件联系，使整个生理活动按照一定规律进行，减轻神经系统的负担，促进神经系统发育。

第二，提供合理营养。

营养是神经系统发育的物质基础。供给充足的营养，如蛋白质，可促进脑的发育，充足的碳水化合物是保证脑正常思维活动的主要能源物质，二者缺一不可。

第三，保证充足的睡眠。

睡眠是一种大脑皮层的生理保护性抑制，能消除神经细胞的疲劳。同时睡眠时脑组织能量消耗减少，磷脂类物质合成加速，生长激素分泌旺盛。因此，学前儿童必须养成夜晚和中午按时、按质、按量睡眠的习惯。

第四，积极开展体育锻炼。

适当的体育锻炼，可加强神经系统的调节作用，使大脑皮层的活动更迅速、更准确、更灵活，人体各器官系统之间的配合更加协调，对神经系统功能的进一步完善有重要作用。

第五，创造良好的生活环境。

良好的生活和学习环境有利于学前儿童心情舒畅、精神愉快，对其身心发育有利，否则会影响幼儿的身心健康。

第六，保证居室空气新鲜，多在户外活动，睡觉时不蒙头，使脑组织有充足的氧气供应。

第七，合理安排学前儿童教育教学的时间、内容，注意采取合适的教学方法。

托幼机构应根据不同年龄的生理特点来安排教育教学活动。针对不同年龄班的学前儿童，幼儿教师开展保教在教学时间、知识深度和广度以及教学方法上应该有所区别。

第八，有意识地进行左侧肢体的锻炼，促进右脑机能的发展。

【对接资格证】

命题分析：神经系统的发育特点虽然很重要，但主要是通过心理学进行考查，生理部分考查概率较低，可能会以简答题的形式考查综合性知识。高级神经活动的特点也会结合教育理论，以综合论述题的形式出现。

典型例题：简答：为什么幼儿园教育活动要动静交替，且转换频率高一些？

【答案要点】从神经系统的特点看，幼儿容易兴奋，抑制能力较差，专注于一件事情的时间很短；从运动系统的特点看，幼儿的骨骼比较柔软，弹性大，容易弯曲变形，肌肉的收缩力较差，长时间保持同一姿势会使肌肉群负担过重，容易疲劳，

拓展阅读

如何开发孩子的
右半脑？

甚至造成脊柱弯曲变形。

【复习巩固】

1. 学前儿童脊柱的 4 个生理弯曲是如何形成的？

2. 学前儿童的骨骼有什么特点？如何促使骨骼正常发育？

3. 学前儿童关节有何特点？托幼机构保教活动中如何保护学前儿童关节免受伤害？

4. 学前儿童声带有什么特点？托幼机构保教活动中如何保护学前儿童的声带？

5. 简述人体两条血液循环途径。

6. 什么是消化、吸收？为什么小肠是人体消化食物、吸收营养物质的最主要场所？

7. 乳牙有何特点？如何保护乳牙？

8. 什么是"上行性泌尿系统感染"？如何预防？

9. 学前儿童高级神经活动有哪些特点？在组织学前儿童活动时应注意哪些问题？

10. 睡眠过程有什么规律？为什么要保证学前儿童有足够的睡眠？

11. 为什么要组织学前儿童坚持适当的体育锻炼和户外活动？对学前儿童的身体健康有哪些好处？

12. 根据学前儿童的解剖生理特点，请你结合实际谈谈如何安排学前儿童的一日活动才符合学前儿童的生理发育特点。

【学以致用】

1. 幼儿园体检时，李老师发现小强的颈部淋巴结肿大，有硬块，孩子还说嗓子疼，老师看了一下小强的喉咙，发现他的扁桃体红肿。小强怎么了？你认为他应注意什么问题？

2. 假日里，口腔医院的候诊大厅，人满为患，绝大部分都是孩子。这些年，学前儿童龋齿的发病率急剧增高，占到了口腔疾病的首位，严重影响着学前儿童的生活和学习。你知道如何预防龋齿吗？

3. 博洋幼儿园举行唱歌比赛。为了拿下中班组第一名，中二班的黄老师选了一首难度很大的歌曲，带领小朋友们不停歇地练习。一个上午下来，小朋友们声嘶力竭，到饮水机接上凉凉的水，大口大口地喝了起来。如果你是黄老师，你会怎么做？

4. 为什么要重视婴幼儿右脑的开发？根据学前儿童神经系统发育的特点，为学前儿童制订一份开发右脑的训练计划，列出具体训练方法。

5. 分小组对学前儿童的脉搏进行测量、记录，并比较、分析、讨论，加深对学前儿童循环系统的理解。

【模拟练习】

1.生长发育期的孩子要经常接受适度的阳光照射，其目的是为了获得（　　　）。

A.维生素 A　　　　B.维生素 B_1　　　　C.维生素 C　　　　D.维生素 D

2.下列运动项目，不适合小班幼儿的是（　　　）。

A.长跑　　　　　　　　　　　B.健脑手指操

C.击鼓传球　　　　　　　　　D.散步

3.幼儿鼻中隔是易出血区，该处出血后，正确的处理方法是（　　　）。

A.鼻根部涂些药水，然后安静休息　　B.让幼儿头略低，冷敷前额、鼻部

C.止血后，半小时不做剧烈运动　　　D.让幼儿仰卧休息

4.下面的做法，不利于保护学前儿童的声带的是（　　　）。

A.不要让孩子长时间说话或唱歌

B.不要在寒冷的空气里说话或唱歌

C.夏天运动结束要立即给孩子喝冰镇的饮料

D.小孩子尽可能不要唱大人的歌曲

5.幼儿园组织体育活动时，活动种类、运动量和间歇时间不能统一要求，原因是（　　　）。

A.年龄不同　　　　　　　　　B.体型不同

C.营养状况不同　　　　　　　D.生理机能不同

6.新生儿有前后两个囟门。囟门又叫天窗，将手指轻放在囟门上，可以摸到跳动。关于囟门的保健原则是（　　　）。

A.不能摸　　　　　　　　　　B.不能清洗

C.多补钙促进早闭合　　　　　D.轻柔清洗

第三讲

学前儿童感觉器官的生理特点与保健

人体跟外界环境发生联系，感知周围事物的变化，了解和认识周围的世界，必须通过感觉器官来实现。感觉器官包括视觉器官、听觉器官、嗅觉器官、味觉器官和皮

肤等。

一、视觉器官（眼）●●●

视觉器官即眼，眼的主要部分是眼球，此外还附有眼睑、眉毛、睫毛、泪腺、动眼肌等附属结构。眉毛、眼睑和睫毛可保护眼球；泪腺能分泌泪液，使眼球保持湿润、溶解和杀灭眼球表面的细菌；动眼肌可使眼球在眼窝内转动，让人们更清楚地看到来自不同方向的物体，增加视野的广度。

人的眼睛像一架照相机。角膜、房水、晶状体、玻璃体共同组成眼球的折光系统。瞳孔相当于照相机的光圈，巩膜、虹膜和脉络膜组成了暗箱的外壁，而视网膜则似一张可以反复使用的感光胶片。

外界物体发出的光线经折光系统的折射，在视网膜上形成物像。视网膜上的感光细胞感受光的刺激以后，产生神经冲动。神经冲动通过视神经传到大脑皮层的视觉中枢，产生视觉，从而使人感觉到物体的存在。当所形成的物像恰好落在视网膜上时，物像是清晰的，称为正视眼。当物像没有落到视网膜上时，物像就模糊，视力就不好，称为非正视眼。非正视眼包括近视、远视、散光（视）。

（一）学前儿童眼睛的特点

学前儿童眼球前后径较短，呈生理性远视。随着眼球的发育，眼球前后距离变长，逐渐转为正视。

学前儿童晶状体的弹性好，具有很强的调节能力，所以学前儿童即使把图画书放在离眼睛很近的地方看，也不觉得眼睛累。但长此以往，就容易形成习惯，如长时间看近距离的东西，会使睫状肌过度疲劳，引发近视。

（二）学前儿童眼睛的保育要点

眼睛是心灵的窗户。学前儿童眼球发育还不成熟，各种不良环境因素都可影响其发育过程。所以托幼机构要为学前儿童创造良好的环境，注意用眼卫生，保护和促进眼的正常发育。

1. 养成良好的用眼习惯，注意科学采光

学前儿童活动室的光线要适中，光线应来自左上方，以免造成暗影。不要在阳光直射或过暗处看书、画画；看书写字时间不宜过长；不在走路或乘车时看书；看电视要有节制。

2. 注意用眼安全，保持眼部卫生

平时应注意不要让学前儿童玩有可能伤害眼睛的危险物品，如竹签、弹弓、小刀、剪子等。远离放鞭炮、沙尘飞扬等场所。教育学前儿童不要用手揉眼，保持专用毛巾、

手帕的清洁卫生。

3. 培养和发展学前儿童色觉

教师要通过各种活动培养和发展学前儿童的辨色力。比如组织学前儿童进行辨认颜色的游戏及美工作业等，使学前儿童能区别近似的颜色并说出它们的名称。

4. 定期进行视力检查

定期检查学前儿童的视力，以便及时发现视觉异常，及时治疗。学前儿童各年龄阶段是视觉发育的关键时期，也是预防和治疗视觉异常的最佳年龄。

【对接资格证】

命题分析：眼睛的保健是考查重点，一般以单选题、材料分析题的形式进行考查。

典型例题：幼儿不能长时间看电视等电子媒体的主要原因是（　　）。

A. 注意力不集中

B. 容易陷入电子游戏

C. 不健康，内容无法控制

D. 电子媒体的光照度强、闪动频繁，幼儿的睫状体易疲劳，容易诱发近视

【答案】D

【解析】电子媒体的内容和纸质媒体一样可以选择，但电子媒体的光照强度和闪动频率都高于纸质媒体，容易造成眼睛疲劳，时间长则会引发近视。虽然幼儿的注意力和自我控制能力水平不高，但与媒体性质无关。

拓展阅读

如何在早期发现幼儿弱视？

二、听觉器官（耳）●●●

人耳有双重感觉功能，既是听觉器官，又是机体位置和平衡感觉器官。

耳由外耳、中耳和内耳三部分组成（见图2-15）。

外界的声波经外耳道传到鼓膜，引起鼓膜振动，鼓膜的振动由三块听小骨传到内耳，刺激耳蜗内听觉感受器发生兴奋，兴奋由位听神经传导给大脑皮质的听觉中枢，从而使人感知声音，形成听觉。一旦这些传导系统发生障碍，如鼓膜穿孔、中耳炎使听小骨损坏等，听力就会下降，甚至丧失听力。

（一）学前儿童耳的特点

学前儿童由于耳郭皮下组织很少，血液循环差，易生冻疮。

学前儿童外耳道比较狭窄，皮下组织少，加之骨膜和软骨膜发育尚不完全，若眼泪、脏水流入外耳道，或掏耳屎损伤外耳道，可引起外耳道炎性肿胀，往往导致剧烈疼痛。

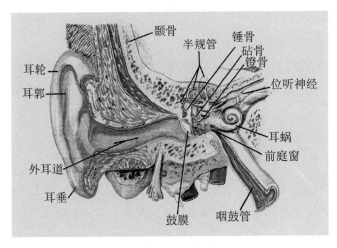

图 2-15　耳的结构

学前儿童的咽鼓管较成人的短，管腔宽，位置水平。一方面鼻咽部的细菌容易沿咽鼓管侵入鼓室，引发中耳炎；另一方面鼓室内的脓液也容易进入鼻咽腔。另外，学前儿童鼓膜血管与硬脑膜血管相连，中耳的炎症可导致脑膜炎。

学前儿童基膜纤维的感受力比成人强，所以学前儿童的听觉较成人敏锐，故而对噪声也更敏感，若长期处在噪声环境中，将导致烦躁不安、听觉迟钝。

（二）学前儿童耳的保育要点

第一，禁止用锐利的工具掏耳。重视听觉器官的卫生，不能用锐利的工具给孩子掏耳，以免划破鼓膜、造成外耳道感染，引起疼痛，严重时会发生听觉障碍。

第二，学会擤鼻涕的正确方法（一个鼻孔一个鼻孔地擤），以免操作不当引起中耳炎。不洁的水进入外耳道要及时清理，以免引起外耳道炎症。

第三，避免噪声的影响。噪声是一种环境污染，学前儿童经常接触噪声会影响听力的发展。要防止学前儿童受噪声的影响，平时说话声音要适中，电视、音响音量不要太大。

第四，遇到过大的声音应捂耳或张口，以防震破鼓膜。

【直通幼儿园】

实验幼儿园隔壁的商场要开张，门口整齐地排放着十八枚高高的礼炮。"鸣放礼炮！"随着司仪的一声吆喝，礼炮开始鸣放，震耳欲聋，刚刚还蹦蹦跳跳的红红突然哭了，说："老师，耳朵疼，我听不见你说话了……"红红的鼓膜穿孔了。

遇到过大的声音应捂耳或张口，才能有效保护鼓膜，防止伤害。

第五，避免药物的影响。一些耳毒性抗生素，如链霉素、卡那霉素、庆大霉素等会损害耳蜗，可致感音性耳聋。

第六，教师应注意通过多种渠道，发展学前儿童听觉。比如通过音乐欣赏、唱歌等活动，培养学前儿童的节奏感，丰富学前儿童的想象力，教育学前儿童辨别各种细微和复杂的声音。

【对接资格证】

命题分析：学前儿童耳朵的特点和保健是考查重点，一般以单选题形式进行考查。

典型例题：不能经常为学前儿童掏耳朵的原因是（　　　）。

A. 容易戳破鼓膜　　　　　　　B. 容易引发中耳炎

C. 外耳道黏膜娇嫩　　　　　　D. 耵聍具有保护耳道皮肤与鼓膜的作用

【答案】D

【解析】外耳道黏膜娇嫩是不成立的，戳破鼓膜和引发中耳炎都是操作不当的后果而非原因。掏耳朵主要是掏去外耳道的耵聍，但耵聍有保护作用。

三、本体感觉器官（皮肤）●●●

皮肤覆盖在人体的表面，保护机体免受外界环境的直接刺激。身体各部位皮肤的厚薄不同，手掌心和足底处的皮肤最厚，约有4毫米，眼皮等处的皮肤最薄，只有0.5毫米。

在人的皮肤上有触觉、痛觉和温度觉的感受器。触觉最灵敏的地方是腹部，最不灵敏的是颈、背部。

皮肤由表皮、真皮和皮下组织构成，皮肤内有毛发、汗腺、皮脂腺、指（趾）甲等附属物。

皮肤具有保护机体、调节体温、分泌与排泄、感觉、吸收等功能。

（一）学前儿童皮肤的特点

1. 保护功能差

学前儿童皮肤细嫩，角质层薄，表皮容易脱落，真皮的结缔组织和弹性纤维发育不完善，皮下脂肪较少。随着年龄的增长，表皮和真皮的发育才逐渐完善。因此，学前儿童皮肤的保护功能较差，对来自外界的冲击、紫外线辐射、细菌侵蚀等的抵抗力远不如成人，容易受到损伤和感染。

2. 调节体温能力较弱

皮肤在体温调节方面起着重要作用。但是对学前儿童来说，一方面，由于其皮肤中的毛细血管丰富，通过皮肤的血量相对比成人多，散热较快，另一方面，其皮肤的表面积相对比成人大，散热多，加之汗腺的发育不够完善，神经系统对血管的调节不够稳定，所以，学前儿童往往不能很好地适应外界环境温度的变化，容易受凉或过热，引起感冒，生冻疮和痱子。

3. 吸收功能强

学前儿童皮肤薄嫩，通透性较强，有些物质可以完全通过皮肤吸收，如化妆品、外用药、农药、苯、酒精等都可经皮肤被吸收到体内，引起中毒；若使用不当，易使皮肤受到伤害。

【直通幼儿园】

夏天到了，天气异常炎热。为了避暑，午睡的时候，小班的很多孩子脱去了衣服。讨厌的蚊子飞来飞去到孩子娇嫩的皮肤上寻找美食，生活老师丽艳很无奈，开始喷洒驱蚊药。一会儿，几个孩子先后呕吐起来，园医说孩子中毒了。孩子是怎么中毒的，你知道吗？

（二）学前儿童皮肤保育要点

第一，保持皮肤清洁卫生。

每天用清水洗脸、手、耳、颈等身体裸露的部分，经常洗头、洗澡，保持皮肤的清洁，提高皮肤的保护机能。每周要洗一次澡，更换内衣。夏天应增加洗澡和换衣的次数。同时要保证学前儿童每周洗一次头。

第二，根据不同的季节，随着气温的变化以及活动情况，帮助学前儿童选择合适的衣物并提醒他们及时增减衣服。

学前儿童年龄越小，体温调节能力越差，所以冬季应多穿点衣服，注意防寒保暖；夏季天气炎热，要注意防暑降温，不仅要少穿，而且要注意内衣衣料要通风透气，最好用浅色棉布缝制。学前儿童的衣服应宽松舒适、简洁大方，内衣用料最好选择柔软、透气的棉布。

学前儿童的鞋应当大小合适。冬季棉鞋应该稍大点，使鞋子有空隙，增强保温作用。夏季应穿透气性强的鞋，穿有后跟的鞋，有助于足弓的发育。

第三，学前儿童不宜佩戴任何首饰，防止尖锐或坚硬的东西损伤皮肤；不要让学前儿童使用有刺激性的化妆品及成人用的护肤、清洁用品。

第四，经常带学前儿童到户外进行活动锻炼，让学前儿童多接受阳光的沐浴，经常用冷水洗手、洗脸等，锻炼学前儿童皮肤对冷热的适应能力，增强抵抗力，提高其耐寒能力。

第五，勤剪指（趾）甲。

指（趾）甲过长会影响触觉，指甲缝里也容易藏污纳垢，造成疾病传播。手指甲每周剪一次，剪成弧形。脚趾甲两周剪一次，要剪平，防止趾甲嵌入肉里。

第六，幼儿教师可通过各种玩具、教具，帮助学前儿童感知物体的大小、厚薄及其他性状，帮助学前儿童触觉的发展。

【对接资格证】

命题分析：学前儿童皮肤的特点和保健要点是考查重点，一般以单选题形式进行考查。

典型例题：学前儿童不能乱用化妆品的主要原因是（   ）。

A. 皮肤的保护功能弱

B. 皮肤的吸收能力强

C. 皮肤太娇嫩

D. 不利于孩子的心理发展

【答案】B

【解析】学前儿童皮肤薄嫩，通透性较强，有些物质可以完全通过皮肤吸收，如化妆品、外用药、农药等都可经皮肤被吸收到体内，引起中毒。

四、人体的其他感觉器官 ●●●

（一）嗅觉器官（鼻）

在鼻腔上部的黏膜里，有嗅觉感受器，可以感受气味的刺激，产生兴奋，由嗅神经传入脑，引起嗅觉。

学前儿童对各种气味的辨别能力较差，应通过各种活动引导学前儿童辨别各种物质所散发出来的气味，促进嗅觉的发展。

（二）味觉器官（舌）

味觉与嗅觉密切相关。舌上有味觉感受器，可感受一些溶于水的物质的刺激。味觉感受器主要是味蕾，它分布在舌的表面和舌乳头中，特别是舌尖和舌两侧。

舌能辨别酸、甜、苦、咸四种基本味道。对甜味最敏感的是舌尖，对苦味最敏感的是舌根，对酸味最敏感的是舌两侧，对咸味最敏感的是舌尖和舌两侧。味觉对保证机体的营养和维持内环境的稳定起着重要的作用。

味觉与嗅觉密切相关。食物一方面以液体状态刺激味蕾，另一方面以气体状态刺激嗅觉细胞，形成复杂的滋味。若鼻腔不通气，嗅觉细胞接触不到气味刺激，人就会觉得食物没有滋味。

学前儿童出生后已能辨别酸、甜、苦、咸。在组织学前儿童膳食时，应当注意供给多种味道的食物，从小培养学前儿童不挑食的好习惯。

学前儿童由于年龄小，缺乏知识和经验，所以应引导他们观察周围事物，充分利用他们的感觉器官，让他们多看看、听听、摸摸、闻闻、尝尝，让学前儿童从实践中去感知周围的事物，促使感觉器官的发育和功能的完善。

【复习巩固】

1. 学前儿童的眼睛有哪些生理特点？如何保护眼睛？

2. 学前儿童的耳有哪些生理特点？怎样保护耳？

3. 学前儿童的皮肤有何特点？如何保护学前儿童的皮肤？

4. 培养和训练学前儿童嗅觉、味觉和触觉有哪些意义？如何培养？

【学以致用】

1. 中班的璐璐每天都化着美美的妆容来幼儿园上学，班里很多小朋友都羡慕她。为此，王老师和璐璐家长聊过几次，但家长坚持认为这是从小培养孩子审美的一种方式。作为幼儿园老师，你认为化妆对孩子的皮肤和机体有什么影响？请设计出说服璐璐妈妈的最佳方案。

2. 活动课上，李老师发现丽丽总是用小手去揉搓眼睛，揉得眼睛红红的。丽丽说眼睛疼，还流泪。丽丽的眼睛怎么了？分析可能的原因，给出合理化建议。

3. 结合学前儿童听觉发育的特点，利用废旧物品设计并操作促进学前儿童听觉能力发展的道具。

4. 结合学前儿童视觉发育的特点，请你设计一套学前儿童视觉刺激练习卡，并进行操作演示。

【模拟练习】

1. 弱视是常见的危害性较大的儿童眼病。经过治疗，视力可以提高，并恢复立体视觉。年龄越小，治疗效果越好。治疗弱视的最好时间是（　　　）。

A. 2 岁以前　　　　　　　　　B. 1 岁以前

C. 10 岁以前　　　　　　　　 D. 6 岁以前

2. 儿童感冒，咳嗽、打喷嚏，擤鼻涕的方式不正确，容易引发的五官科疾病是（　　　）。

A. 食管炎　　　　　　　　　　B. 气管炎

C. 中耳炎　　　　　　　　　　D. 扁桃体炎

3.婴幼儿皮肤细嫩，角质层薄，表皮容易脱落，真皮的结缔组织和弹性纤维发育不完善，皮下脂肪较少。随着年龄的增长，表皮和真皮的发育才逐渐完善。所以婴幼儿的皮肤（　　）。

A.保护功能差　　　　　　　　B.触觉敏锐

C.吸收功能弱　　　　　　　　D.调节体温能力较强

【单元小结】

本单元知识对应幼儿教师资格证考试标准中学前儿童的身心发展部分，主要介绍学前儿童的生理发展及其保健。人体概论，从人体的形态、微观结构、化学组成、人体生命活动的特征以及人体生理功能的调节等不同方面，帮助同学们全面了解、认识自己的身体，为后续学习做知识铺垫；学前儿童八大系统的生理特点与保健、学前儿童感觉器官的生理特点与保健，则详细介绍了八大系统以及人体主要感觉器官的组成、结构、功能，学前儿童该器官、系统的生长发育特点和保育保健要点，是学生考取幼儿教师资格证、学习其他专业课程、未来科学开展保教工作以及个人专业领域长远发展的知识基础和能力来源。

【课外拓展】

1.［美］詹森：《适于脑的教学》，北京师范大学"认知神经科学与学习"国家重点实验室脑科学与教育应用研究中心译，北京，中国轻工业出版社，2005。

2.郭青龙、李卫东主编：《人体解剖生理学》，北京，中国医药科技出版社，2009。

3.李舜伟：《首席专家李舜伟谈你可以睡得更好》，北京，人民卫生出版社，2003。

· 第二单元过关检测题 ·

▶第三单元

▶学前儿童的生长发育及评价

▷思维导图

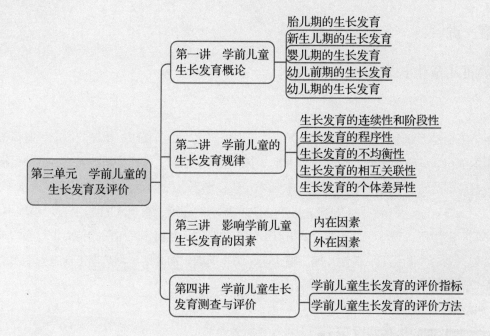

第三单元　学前儿童的生长发育及评价

第一讲　学前儿童生长发育概论
- 胎儿期的生长发育
- 新生儿期的生长发育
- 婴儿期的生长发育
- 幼儿前期的生长发育
- 幼儿期的生长发育

第二讲　学前儿童的生长发育规律
- 生长发育的连续性和阶段性
- 生长发育的程序性
- 生长发育的不均衡性
- 生长发育的相互关联性
- 生长发育的个体差异性

第三讲　影响学前儿童生长发育的因素
- 内在因素
- 外在因素

第四讲　学前儿童生长发育测查与评价
- 学前儿童生长发育的评价指标
- 学前儿童生长发育的评价方法

▷学习目标

1. 初步了解儿童年龄阶段的划分及其特点。

2. 理解并准确记忆生长、发育、成熟的概念及含义。

3. 理解并记忆学前儿童生长发育的规律。

4. 掌握学前儿童生长发育相关指标的测量方法。

5. 学会评价学前儿童生长发育及健康状况。

学前儿童不是成人的缩影。学前儿童的身体处在生长发育快速期，在身体结构、日常保健活动、身体检查、健康评价等诸多方面，均与成年人存在明显不同。正确认识生长发育期的特殊性，用动态发展的观念去了解学前儿童，才能保证每一个学前儿童健康成长。因此，作为学前教育工作者，我们应当了解不同年龄阶段学前儿童生长发育特点，理解生长发育过程中存在的一般规律，能够掌握学前儿童生长发育相关指标的测量方法，结合测量结果对学前儿童进行生长发育及健康状况的评价，正确指导学前儿童日常身体保健活动的开展。

第一讲
学前儿童生长发育概论

生长是指细胞的繁殖和增大，表现为各组织器官大小、长短、重量的增加。发育指组织器官在结构和机能上的改变。因此，生长是量的增加，发育是质的变化。成熟是指发育过程达到一个比较完备的阶段，标志着个体在形态、生理、心理上全面达到成人水平。

人体从卵子受精到发育成熟，是一个长达20年的连续、统一的过程。在这一过程中，不同年龄阶段，身体、心理发育侧重点不同。依据生长发育不同阶段的特点，一般将未成年人划分为胎儿期、新生儿期、婴儿期、幼儿前期、幼儿期、学龄期（含青春期）六个年龄阶段，学前儿童则仅包含前五个阶段。

一、胎儿期的生长发育 ●●●

广义的胎儿期是指从受孕到胎儿出生；狭义的胎儿期是指从人胚形成（一般是受孕后第九周）到胎儿出生。精子和卵子结合形成受精卵，经过多轮细胞分裂增殖及细胞分化，一部分细胞逐渐形成三胚层，至受精后第8周末，胚体外表已可见眼、耳、鼻及四肢，初具人形；另一部分细胞逐渐形成胎膜和胎盘，对胚胎起到保护、营养、呼吸、排泄等作用。从受孕第9周开始，胚胎逐渐长大，各器官、系统继续发育，多数器官出现不同程度的功能活动。

胎儿期是人一生中生长发育最迅速的时期，这一时期的胎儿完全依赖母体生存，母体的身体状况、情绪、营养以及卫生环境均能对胎儿产生影响。因此，这一时期，孕妇应注意清洁卫生，合理营养饮食，保持情绪愉快，避免接触有毒有害物品，谨慎用药，定期进行孕期检查，保障自身及胎儿健康。

二、新生儿期的生长发育 ●●●

从出生到生后 28 天为新生儿期。这一时期，新生儿从胎内依赖母体生活转变为胎外独立生活，开始接触外界环境，面临着内外环境的剧烈变化。由于新生儿器官发育不健全，各项身体机能不完善，抵抗力差，易受到外界不良环境因素影响，引发多种疾病，故应注意新生儿期保健，加强护理，如保暖、喂养、消毒、清洁卫生等。

新生儿期有一些特殊生理现象，看似病态，其实无须过分紧张。生理性黄疸，约一半的新生儿于出生后第二三天出现黄疸，皮肤、巩膜发黄，大小便颜色正常，一般持续 7～10 天黄疸自行消失；马牙，在新生儿的上颚或牙龈边缘出现灰白色小颗粒，一般认为是由上皮细胞堆积而成，不必处理，几个月内会自行消退；乳房肿大，在新生儿（男、女均有）中观察到出生后数日乳房肿大现象，甚至有乳汁分泌，一般两三周消退；女婴阴道流血，有部分女婴会出现出生后三天内阴道排出少量血性分泌物的现象，一般持续两天；生理性体重下降，新生儿在出生后，由于排出大小便、肺和皮肤排出水分、进食量少等原因，体重比初生时稍有下降，大约两周可以恢复到出生时体重。[1]

一般来说，新生儿期提倡母乳喂养；提供舒适合身的衣物，注意保暖；注意清洁卫生，防止感染；注意新生儿特殊生理现象，及时科学护理。

三、婴儿期的生长发育 ●●●

婴儿期是指从出生后 28 天到 1 周岁，也称乳儿期。这一时期，婴儿生长发育迅速，是身长增长的第一个高峰期，增长值约为出生时的 50%；大脑快速发育，不断形成条件反射，能够初步掌握简单语言沟通能力。然而，婴儿体内来自母体的抗体不断减少，自身免疫系统仍未完善，抵抗力较弱，易受各种疾病的影响。

因此，婴儿期应注重合理喂养，做好哺乳和辅食添加，保证充足的蛋白质供应；同时重视疫苗接种，按时进行体格检查；培养婴儿养成良好的卫生习惯，适时教养和训练，促进体格增强、语言发展。

四、幼儿前期的生长发育 ●●●

1～3 周岁为幼儿前期。

---

[1] 朱家雄、汪乃铭、戈柔编著：《学前儿童卫生学（修订版）》，上海，华东师范大学出版社，2006。

幼儿前期的主要特点是身高、体重的增长减慢，中枢神经系统的发育加快。由于生活范围扩大，接触周围事物增多，促进了动作、语言、思维和交往能力的发展，智能发育较快；对外界危险事物识别能力不足，容易发生意外创伤和中毒等事故；同时由于此时的免疫力仍然较低，容易传染疾病。此期乳牙已出齐，其膳食也从母乳转换到普通饭菜。

五、幼儿期的生长发育 ●●●

3～6周岁为幼儿期。

幼儿期身高、体重发育减慢，但四肢增长较快，神经系统发育也仍然较快，智能发育进一步增强，有很强的求知欲、好奇心，多问，好模仿；运动的协调能力不断完善，能从事一些精细的手工操作，也能学习简单的图画和歌谣。这些为学前教育和小学教育奠定了生理基础。

总之，这一时期，幼儿生长发育速度有所减慢，但随着活动范围不断扩大、接触事物不断增多，语言和动作发展迅速，大脑功能不断完善，智力在该年龄阶段发展较快。免疫力虽有所增强，但幼儿好奇心较强，识别危险的能力较差，在与外界环境接触中易发生危险。

因此，幼儿期应保证饮食合理，各类营养素充足，满足他们生长发育需求；充分利用智力发育活跃的特点，培养幼儿良好的生活卫生习惯和独立活动的能力；注意体格锻炼，增强体质，预防常见传染病的发生；加强安全教育，防范意外。

【直通幼儿园】

浩浩过了4岁，身体各项机能日趋完善，不再经常生病请假。现在他的身体协调性增强，奔跑、跳跃非常灵活，会单脚、双脚跳，或沿着一条直线走，有时他还能在平衡木上做一些简单的动作。同时，浩浩也越来越愿意主动与其他小朋友交谈、玩耍，并能信心十足地组织小伙伴们一起进行各种户外游戏活动。

良好的生长发育，是幼儿人生的关键一环，家长和幼儿教师要为其提供适宜的物质和人文环境，保证幼儿健康成长。

【对接资格证】

命题分析：学前儿童各年龄阶段的保育要点是考查重点，一般以单选题或材料分析题的形式进行考查。

典型例题：出生后第（　　）年，是学前儿童身长生长发育最快的一年。

A．1　　　　　　　B．2　　　　　　　C．3　　　　　　　D．4

【答案】A

【解析】出生后第一年，又称为婴儿期，是身长生长发育最快的一年，是出生后的第一次生长发育高峰。

【复习巩固】

1.新生儿期的生长发育特点有哪些?

2.婴幼儿期的生长发育有哪些共同点?

【学以致用】

请分别给5个月、1岁半、4岁三位学前儿童的家长提供促进儿童生长发育的具体保育建议。

【模拟练习】

1.新生儿期是指（　　）。

A.从出生至生后 31 天　　　　　　　B.从出生到生后 30 天

C.从出生到生后 29 天　　　　　　　D.从出生至生后 28 天

2.儿童生长发育最快速的时期是（　　）。

A.新生儿期　　　　　　　　　　　B.婴儿期

C.幼儿期　　　　　　　　　　　　D.学前儿童期

3.除每日喝乳制品外，还需要添加辅食保证营养摄入的是（　　）。

A.新生儿　　　　　　　　　　　　B.婴儿

C.幼儿　　　　　　　　　　　　　D.学龄儿童

4.学前儿童智力发育较快的时期是（　　）。

A.新生儿期　　　　　　　　　　　B.婴儿期

C.幼儿期　　　　　　　　　　　　D.学前儿童期

5.学前儿童大脑发育快速的时期是（　　）。

A.新生儿期　　　　　　　　　　　B.婴儿期

C.幼儿期　　　　　　　　　　　　D.学前儿童期

第二讲

学前儿童的生长发育规律

"三翻六坐，七滚八爬，周会走"是一句民间育儿谚语，意思是婴幼儿 3 个月时会翻身，6 个月会坐，7 个月会来回滚，8 个月会爬，1 岁会走。所有的小朋友都是严格按照这个时间点来发育的吗？

人的生长发育是一个极其复杂的过程，了解学前儿童生长发育中的共同模式和个体差异，掌握其中的规律，有利于家庭和学校共同配合，为学前儿童创设有利于其生长发育的各项条件，有效促进学前儿童健康发展。

一、生长发育的连续性和阶段性 ●●●

学前儿童的生长发育是一个连续、统一和完整的过程。在这个过程中，既有细小的量的变化，也有显著的质的飞跃。量变和质变共同存在，相互促进，但各年龄阶段生长发育的速度不同，有快有慢，呈现出明显的阶段性。

学前儿童生长发育的阶段性又称关键期，每一个阶段都有其独有的特点。但是，各阶段又是相互联系、相互衔接的，不能跨越。前一阶段的生长发育为后一阶段奠定基础，后一阶段是前一阶段的发展和延伸，任何一个阶段的发育受到阻碍，都会对后一阶段的发育造成不良影响，影响学前儿童整体的生长发育。

二、生长发育的程序性 ●●●

学前儿童身体各部分的生长发育遵循一定的先后顺序，具有程序性。主要是指由上到下、由近到远、由粗到细、由简单到复杂、由低级到高级五种规律。

由上到下，又称为头尾规律。从妊娠到出生，头部生长最快；出生到 1 岁，躯干生长最快。从出生到成人的发育过程中，胎儿从一个头颅特大、躯干较长、腿部短小的形态生长发育成为身体各部比例较匀称的体型（见图 3-1）。而人体动作的发展，首先是头部的运动（抬头、转头），以后发展到上肢（取物），再发展到躯干（翻身与直坐），最后发展到下肢的活动（爬、站、走）。这个由头部开始逐渐延伸到下肢的发展趋向称为"头尾规律"。

由近到远。在人体动作发展中，先完成靠近身体中轴线的肢体动作，再发展肢体末

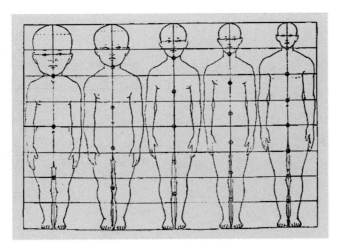

图 3-1 人的身体生长发育比例变化（*Journal of Heredity*，1921，Volume 12，p.421）

端的动作。例如先抬肩后手指动作。

由粗到细。在人体动作发展中，先完成全身性的大动作，后完成四肢的精细动作。

由简单到复杂。在人体动作发展中，先掌握单一动作，后掌握复杂组合动作。而在语言学习过程中，先学会单词，再学会词组、句子。

由低级到高级。在心理发展过程中，先感知，后分析判断。

【直通幼儿园】

在"我是小小厨师"的活动课上，斌斌听从老师的建议准备进入"厨房"烧菜，烧菜之前他拿起放在桌上的围裙套在头上，然后将绳子围在身体后面开始打结，但由于手指力度不够，也不够灵活，他在打结时绳子总是滑落无法完成，老师看到后帮助他系紧了背后的绳结。

幼儿动作发育过程中，先发展控制全身性动作的大肌肉，后发展控制精细动作的小肌肉，开展活动时应注意幼儿的身体发展阶段，及时给予幼儿帮助。

三、生长发育的不均衡性 ●●●

从受精卵到发育成熟的人，人体的生长发育是一个漫长的过程。人体的生长发育速度在各年龄段不是直线上升的，而是时快时慢，呈波浪式上升。出生后的人体有两次身高体重增长高峰，第一次在婴儿期，第二次在青春期发育初期。

1. 生长发育速度不均衡

学前儿童生长发育的速度不是直线上升的，而是快慢交替进行，因此生长发育的曲线呈现波浪形。以身高、体重为例，学前儿童出生后第一年生长速度最快，身高比出生时增长 50%，体重增长为出生时的 2 倍。第二年增长速度也较快，以后增长速度逐渐缓慢下来，到青春期时，又出现第二次突增高峰。

2. 身体各部增长幅度不均衡

在生长发育过程中，身体各部的生长速度不同，因而身体各部的增长幅度也不一样。每一个健康的学前儿童在迈向身体成熟的过程中，头颅增长了 1 倍，躯干增长了 2 倍，上肢增长了 3 倍，下肢增长了 4 倍（见图 3-2）。从人体整个形态上看，则从新生儿时期的较大头颅、较长的躯干和短小的双腿，逐步发展为成人时较小的头颅、较短的躯干和较长的双腿（见图 3-3）。

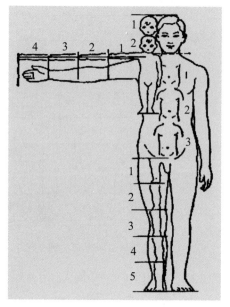

图 3-2　新生儿及成人身体各部分发育的比例

3. 各系统的生长发育不均衡

人体各个系统的发育并不是同时进行的，表现为有的系统发育较早，有的系统发育较晚；同一系统在不同时期的生长发育的速度也是不一样的。如神经系统，尤其是大脑，在胎儿期和出生后的发育一直是领先的。出生时脑重约 350 克，相当于成人的 25%；幼儿 6 岁时，脑重已达到成人的 90%。呼吸、消化系统的发育与身高、体重的增长很相似，发展曲线呈波浪形。淋巴系统的发育也比较早，10 岁左右达到高峰，10 岁以后淋巴系统中的个别器官逐渐退缩。生殖系统在童年时期几乎没有什么发展，进入青春期后才会迅速发育。

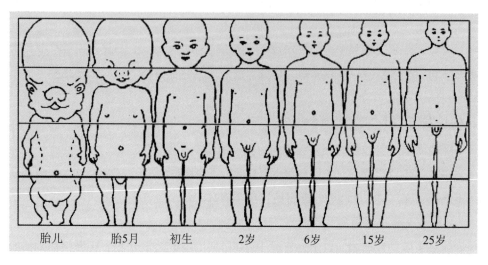

图 3-3　胎儿时期至成人身体各部比例

生长发育的不均衡性，使得机体各个系统在发育中相互影响、相互制约，由受精卵不断发育成为胎儿，并经过新生儿、婴儿、幼儿、少年等多个时期，逐渐发育成为各项机能完善的成年人。

四、生长发育的相互关联性 ●●●

人的身体是一个有机统一体，学前儿童身体的生长发育也是一个整体。各个系统的生长发育之间存在紧密联系，某个器官的发育可以促进另一个器官的发育。例如，适当开展体育锻炼，有利于学前儿童运动系统骨骼肌肉的发育，同时也有利于循环系统和呼吸系统心肺功能的成熟完善，还能促进神经系统的发育，从而为运动系统灵活协调能力的提升提供有利条件，促进学前儿童整体的健康发展。

学前儿童的身体和心理发育也是密切联系的。生理发展是心理发展的基础，心理发展同样影响生理机能。例如：生理上有缺陷的儿童较容易产生自卑自闭倾向等不正常心理现象；而由于家庭原因，缺乏关爱的儿童常常体弱多病，存在消化系统或呼吸系统方面的障碍。

五、生长发育的个体差异性 ●●●

由于先天遗传以及先天、后天环境条件的不同，个体在整个生长时期都存在广泛的差异，呈现出高矮、胖瘦、强弱、智愚的不同。先天因素决定学前儿童发育的可能性，后天环境条件为学前儿童发育提供了现实性。应当为学前儿童积极创造良好的后天环境条件，充分发挥每个学前儿童的遗传潜力，使他们尽可能发育到他们可能达到的水平。

不同的学前儿童都有自己的生长发育速度和特点，这种差异在学前儿童早期很小，随着年龄增长逐渐显现，但在整体情况下仍呈现为生物学上的正态分布。因此，在评价一个学前儿童的生长发育时，不能简单地将其指标与同年龄阶段标准数据进行比较，而是应该全面考虑多种因素，对比该学前儿童以往的检查数据，判断其是否增高、增重、身体机能不断完善。

【对接资格证】

命题分析：学前儿童生长发育的规律是考查重点，一般以单选题或论述题的形式考查，需要学生综合运用所学知识理解记忆。

典型例题：（　　）不属于学前儿童生长发育不均衡性的体现。

A. 生长发育时快时慢　　　　　　　B. 不同幼儿生长发育有快有慢

C.生长发育各部位有先有后　　　　D.各部位生长发育程度有多有少

【答案】B

【解析】学前儿童生长发育的不均衡性体现在三个方面，一是生长发育时快时慢，二是生长发育各部位有先有后，三是各部位生长发育程度有多有少。选项B不同幼儿生长发育有快有慢，是学前儿童生长发育个体差异性的体现。

【复习巩固】

1.学前儿童生长发育的规律有哪些?

2.如何理解学前儿童生长发育的连续性和阶段性?

3.学前儿童生长发育的不均衡性体现在哪些方面?

4.如何理解学前儿童生长发育的个体差异性?

【学以致用】

音音是一名5岁的中班女童，她能够独立进餐，自己穿衣洗漱，是班级内第二高的孩子。然而在1年多前刚入园的时候，她是本班最瘦小的孩子，进餐、穿衣均需要老师的帮助，游戏活动中反应速度也比其他孩子慢一些。从这个案例中，你能观察到学前儿童生长发育的哪些规律?

【模拟练习】

1."头尾规律"反映了学前儿童生长发育的（　　　）。

A.程序性　　　　B.阶段性　　　　　　C.连续性　　　　　D.不均衡性

2.学前儿童在婴儿期各部位比例变化最大的是（　　　）。

A.头部　　　　　B.躯干部　　　　　　C.上肢　　　　　　D.下肢

3.以下反映学前儿童生长发育程序性的选项中，错误的是（　　　）。

A.由粗到细　　　B.由简单到复杂　　　C.由远到近　　　　D.由低级到高级

4.出生后的两次身高增长高峰，反映了生长发育的（　　　）。

A.程序性　　　　B.阶段性　　　　　　C.连续性　　　　　D.不均衡性

5.学前儿童体格的高矮、胖瘦、强弱及智力差别，体现出生长发育的（　　　）。

A.相互关联性　　B.个体差异性　　　　C.程序性　　　　　D.不均衡性

第三讲

影响学前儿童生长发育的因素

在双胞胎家庭，尤其是一卵双胎的孩子，相似度非常高，甚至有的时候连家人也无法迅速准确地识别他们。但随着年龄增长，生活不断变化，双胞胎之间的差别也日趋拉开，人们可以较为容易地把他们区别开。到底是什么原因，使得双胞胎之间的差异越来越明显，影响学前儿童生长发育的因素又有哪些？

一、内在因素 ●●●

（一）遗传因素

遗传是指祖代的性状对其后裔的传递。亲代遗传给子代的性状是多方面的，包括体态、体质、行为等，还可传递给子代一些隐性的或显性的遗传疾病或缺陷。同卵双生和异卵双生的对比研究表明，同卵双生子由于基因型相同，无论在外貌、指纹、血清型、抗体型、生理、生化等方面都极为相似，并且在情绪、活力（个人速度）、思维力、想象力等方面比异卵双生子间更具相似性。

显而易见，幼儿生长发育的特征、潜力、趋向、限度等都受父母双方遗传因素的影响。父母的遗传因素不仅能预示子女的身高、体重，而且决定子女的体型，并且在很大程度上还影响子女神经系统和内分泌系统的发育。

子女达到成人时的身高可用下列公式计算：

男孩成人时的身高（cm）=（父亲身高 + 母亲身高）÷2×1.08

女孩成人时的身高（cm）=（父亲身高 ×0.923+ 母亲身高）÷2

（二）性别因素

男女有别。除了性器官的明显不同外，男女孩机体的生长发育各有特点，一般女孩平均身高、体重较同龄男孩为小；女孩青春期开始较男孩约早2年，男孩青春期虽开始较迟，但持续时间比女孩长；女孩骨化中心出现较早，骨骼较轻，骨盆较宽，皮肤细腻，皮下脂肪较厚，而肌肉不如男孩发达。因此，在进行生长发育评价时男女指标要有区分。

（三）神经、内分泌因素

神经和激素是人体功能的两种调节方式，全身各器官、系统在二者的相互配合、协同作用下，成为完整统一的正常有机体。生长发育主要受各种激素调控，其中以生长素、甲状腺素和性激素尤为重要。缺乏生长素会导致侏儒症，甲状腺分泌不足，学前儿童会患呆小病，性激素过早出现会使青春期提前，导致身高相对矮小。

二、外在因素 ●●●

（一）营养因素

营养是保证学前生长发育的物质基础，尤其是足够的热量、优质的蛋白质，各种维生素、矿物质以及微量元素等都是生长发育所必需的，学前儿童年龄越小受营养的影响越大。

研究资料表明，早期营养对智力发育有决定性的影响，最关键的时期是妊娠后3个月至出生后6个月这一阶段。如果营养素缺乏，可引起胎儿大脑的非正常发育。出生后长期营养不良，不仅影响生长发育，而且会引发各种营养缺乏症。而营养过剩或不平衡会导致肥胖，同样会影响幼儿的生长发育。因此，托幼机构应根据学前儿童的营养需要提供科学合理的膳食。

【直通幼儿园】

琳琳和仔仔是住在同一个小区里的邻居，两家父母是同事，两位小朋友关系也很好，经常形影不离。琳琳午餐时间一直是安安静静吃完自己的午饭，仔仔在她旁边，这也不喜欢那也不爱吃，总是挑挑拣拣，午餐时间结束时，他经常还有一半饭没吃完。老师们都说琳琳身体棒，基本没有生病请假过，但是仔仔营养不良抵抗力差，经常感冒发烧。

均衡营养是幼儿正常生长发育的基本保障。

（二）疾病与药物因素

疾病是身体功能异常的表现，它直接阻挠幼儿的生长发育，其影响程度取决于病程、病变部位和疾病的严重性。如急性胃肠道感染对消化吸收有明显的影响；内分泌疾病常引起骨骼生长和神经系统发育迟缓；流脑、乙脑若延误治疗不仅会造成严重的后遗症，而且可威胁生命。

"是药三分毒"。如果用药不当或过量，就会对生长发育有不良影响。如孕妇在妊娠中后期服用四环素族（包括四环素、土霉素、金霉素等），可使幼儿乳牙变黄，引起牙釉质发育不良及骨生长障碍；氯霉素可影响新生儿呼吸循环，甚至造成死亡；具有"耳毒"之称的链霉素会造成患儿听力减退和耳聋；日常用的青霉素、磺胺药等，过敏体质的幼儿用后可发生过敏，重者会危及生命。因此，对小儿用药须谨慎小心，做好幼儿常见病的预防是关键。

（三）体育锻炼和劳动因素

体育锻炼和劳动是促进学前儿童生长发育的重要因素。学前儿童参加适宜的体育锻炼能促进新陈代谢，提高呼吸、循环、运动以及神经系统的功能，增强机体对外界的适应能力和对疾病的抵抗能力，增强体质。

医学研究表明，体育锻炼能提高脑细胞合成的 5- 羟色胺（愉悦情绪的信使）的浓度，使人产生愉悦的情绪，令人精神饱满，有利于培养学前儿童乐观豪爽的性格。

但是，由于劳动时肢体动作的单一性，不能促进学前儿童全身协调发展，所以劳动不能代替运动。

（四）生活制度因素

合理的生活制度是促进学前儿童生长发育的保障。它可以保证学前儿童足够的户外活动、适当的学习与劳动、定时进餐及充足的睡眠，使学前儿童身体各部分有规律、有节奏地活动，这样不仅促进生长发育，而且有利于良好生活习惯的养成。

幼儿阶段是人逐渐形成自己生活方式的起始阶段，简单地说，生活制度即生活方式。所以，为幼儿科学制定并严格执行合理的生活制度，让其接受并形成良好的生活方式和行为习惯会终身受益。

（五）生活的人文环境

幼年期的身心发展对环境更为敏感。环境对学前儿童的生长发育具有不可抗拒的影响力，特别是家庭环境。父母的职业、文化水平和经济状况决定着学前儿童的生长发育水平。调查结果表明：生活条件比较优越的学前儿童，身高增长较快。

学前儿童与其他年龄人群一样，都生活在具有复杂关系的社会文化体系中，社会经济关系、伦理道德、风俗、社会人际关系、教育等，都会直接或间接地影响学前儿童的生长发育。

（六）其他环境因素

如环境污染、气候、季节等因素对学前儿童的生长发育也有一定的影响。各种环境污染会损害学前儿童的身心健康，如噪声不仅影响听觉功能，而且使神经中枢的调节功能紊乱。季节对生长发育也有一定的影响，一般地说，春季（3～5 月）学前儿童的身高增长较快，秋季（9～11 月）体重增长较快。

【对接资格证】

命题分析：学前儿童生长发育的影响因素是考察重点，一般以单项选择题或材料分析题的形式考查，五大领域活动设计题也会涉及相关内容。

典型例题：（　　）从环境因素层面影响学前儿童生长发育。

A. 日常生活制度　　　　　　　　B. 家庭收入

C.流行性腮腺炎暴发　　　　　　　D.充足的户外活动

【答案】D

【解析】影响学前儿童生长发育的后天因素包括营养、疾病、锻炼和劳动、生活制度，环境因素又包括自然环境和社会环境两方面。

【复习巩固】

1.学前儿童生长发育的过程中受哪些因素的影响？

2.如何理解社会环境对学前儿童生长发育的影响？

3.哪些生活方式有利于学前儿童的生长发育？

【学以致用】

作为一位幼儿园教师，如果你的班级内有一个身体生长发育明显落后于同龄儿童的孩子，在幼儿园中你将从哪些方面帮助这个孩子？对于他的家长有什么具体的引导措施？

【模拟练习】

1.同卵双胎在生长发育过程中出现差异，无关因素是（　　　　）。

A.遗传因素　　　B.营养饮食　　　　　C.生活习惯因素　　D.疾病因素

2.孕期母亲使用含（　　　）的药物，易引发幼儿乳牙变黄。

A.青霉素　　　　B.链霉素　　　　　　C.卡那霉素　　　　D.四环素

3.学前儿童生长发育阶段最需要的营养素是（　　　　）。

A.碳水化合物　　B.脂类　　　　　　　C.蛋白质　　　　　D.矿物质

4.幼儿园内合理的生活制度不包括（　　　）。

A.按时进餐　　　B.随机体检　　　　　C.保证睡眠　　　　D.组织适当的学习游戏

第四讲

学前儿童生长发育测查与评价

学前儿童的生长发育是衡量其健康状况的一个重要指标。对学前儿童的生长发育进行客观评价，需要选择一个正常学前儿童的体格生长发育标准值作为参考，还需要掌握正确的测量方法，使用准确的测量工具，量取学前儿童生长发育的各项指标，然后进行综合分析。

一、学前儿童生长发育的评价指标 ●●●

评价学前儿童生长发育的常用指标主要有形态指标、生理功能指标、生化指标和心理指标四类。

（一）形态指标

生长发育的形态指标是指身体及其各部分在形态上可测出的各种量度（如长、宽、围度及重量等）。如代表长度的坐高、手长、足长、上肢长、下肢长；代表宽度的肩宽、骨盆宽、胸廓横径和前后径；代表围度的头围、胸围、上臀围、大腿围、小腿围；代表营养状况的皮褶厚度等。最常用和最重要的形态指标是身高和体重。

1. 身高（3岁以下称身长）

身高是指人体立位时颅顶到脚跟的垂直高度。它是表示身体生长的水平和速度的重要指标。出生时身长平均为50cm，出生后第一年增长最快，前半年平均每月增长2.5cm，后半年平均每月增长1～1.5cm，全年共增长25cm左右，1岁时约为出生时身长的1.5倍，即75cm。第二年增长速度减慢，平均年增长10cm，2岁时身长约为85cm。

2～12岁身高的估算公式为：身高≈年龄 ×5+80（或75）cm。

身高在进入青春期后出现第二次增长高峰，增长速度达到儿童期的2倍，持续2～3年；身体各部分长度的增长速度是不一致的。出生后第一年，头部生长最快，躯干次之，到青春期时下肢增长最快。所以组成身高的头、躯干和下肢在各年龄期所占身高的比例不同。

身高测量方法主要分两类。

3岁以上用身高计测量。测量时，被测者脱去鞋帽，取立正姿势站立在身高计的底板上，上肢自然下垂，足跟并拢，足尖分开。足跟、骶骨、肩胛骨三点靠在身高尺上，躯干自然挺直，两眼平视前方，头部保持正直。测量者将滑测板轻压受测者头顶，测量者眼睛与滑板呈水平位，读数时以厘米为单位，保留一位小数。

3岁以下的小儿要卧位测量，故称身长（卧位时颅顶到脚跟的垂直长度）。可用量床测量。脱去小儿鞋、袜仰卧于量床中央，使其面朝上。助手将小儿头扶正，头顶触及头板。测量者站在小儿右侧，左手握住小儿双膝，使腿伸直并贴紧量床底板，右手移动足板使其接触双脚足跟，然后读取量床刻度，以厘米为单位，精确到小数点后一位。

【直通幼儿园】

　　为时刻关注幼儿的生长发育情况，促进幼儿身体健康，幼儿园在盥洗区外的墙面区域增加身高测量尺。小朋友们在洗漱排队期间，可以通过自测、他测的方式，感知自己身高的变化。乐乐很喜欢幼儿园的墙面身高尺，想把自己的照片贴在对应的位置，老师接纳了她的建议，将所有小朋友的照片都贴在了相对应的区间内，方便大家了解自己的身高。

　　身高是学前儿童生长发育重要的形态指标，反映学前儿童的生长发育状况，需要幼教工作者加以重视，及时了解。

2. 体重

　　体重是各器官、组织及体液的总重量，在一定程度上反映骨骼、肌肉、皮下脂肪和内脏重量及其增长的综合情况。体重是学前儿童生长发育最重要、最灵敏的指标，与身高结合可以评价其营养状况。

　　新生儿出生时的正常体重为 3kg 左右。出生后 3 个月的体重是出生时的 2 倍，前半年平均每月增加 0.7 ～ 0.8kg，后半年增长量减少，平均每月 0.25kg，1 岁时约为出生时的 3 倍，2 岁时达 4 倍。1 ～ 10 岁体重平均每年增长 2kg。可用下列公式估算。

　　（1）1 岁以内

　　1 ～ 6 个月：体重（kg）≈出生时体重（kg）＋月龄 ×0.7kg

　　7 ～ 12 个月：体重（kg）≈ 6kg ＋月龄 ×0.25kg

　　（2）1 ～ 10 岁

　　体重（kg）≈年龄 ×2+8（kg）

　　测量体重须使用专门的人体测量杠杆秤。测量时，被测者应排完大小便、赤脚、尽量穿得少些，站或蹲在秤台中央。记录以千克为单位，保留两位小数。

3. 头围

　　经眉弓上方、枕骨结节绕头一周的长度为头围。头围能反映颅、脑的大小以及发育情况，是判断大脑发育障碍，如脑积水、头小畸形等的主要诊断依据。出生时，头围平均 34cm，已达成人的 65% 左右。头围在生后第一年增长最快，1 岁时平均 45cm。2 岁时 47cm，3、4 岁两年共长 1.5cm，以后增长更少。10 岁时达成人头围的 95%。由此可看出，脑发育主要在生后头 3 年。对 2 岁内的小儿进行头围监测十分重要。

　　头围采用软尺测量。被测者取立位，测量者面对小儿将软尺 0 点固定于一侧眉弓上缘，将软尺紧贴头皮（头发过多或有小辫子者应将其拨开），绕枕骨结节最高点及另一侧眉弓上缘回到 0 点，软尺在头两侧的水平要一致。读数以厘米为单位，保留一位小数。

4. 胸围

胸围是指胸廓的围长，表示胸廓的容积以及胸部骨骼、胸肌、背肌和脂肪层的发育情况，并在一定程度上反映身体形态及呼吸器官的发育情况，以及体育运动的效果。新生儿胸围小于头围 2 厘米，随着年龄增大，胸围至 1 岁左右与头围相等，1 岁以后超过头围。

胸围测量，3 岁以下小儿取卧位或立位，3 岁以上取立位。取立位测量时，被测脱去外衣，自然站立，两足分开与肩同宽，双眼平视，两肩放松，上肢自然下垂。测量者面对小儿，左手先将软尺 0 点固定于一侧乳头上缘，右手拉软尺紧贴皮肤绕经后背，过两肩胛下角下缘，最后回至 0 点，取平静呼吸气时中间读数，单位为厘米，保留一位小数。

5. 坐高（顶臀长）

坐高是坐位时颅顶点至座位平面的垂直高度，能够反映躯干的生长情况，代表脊柱和头部的增长。坐高占身高的比例随着年龄增长而降低。

坐高测量方法分两类。

3 岁以下小儿取卧位，头部位置与测身长时的要求相同，测量者左手提起小儿双腿，同时使小儿整个身子紧贴底板，移动足板使其贴紧臀部，最后读取测量数值，以厘米为单位，保留一位小数。

3 岁以上取坐位。被测者坐在坐高计的坐盘上，或坐在高度合适的板凳上，先使身体前倾，让骶部紧靠立柱或墙壁，然后坐直，头和肩部的位置与测量身高时的要求相同，大腿与地面平行，双脚自然平放在地上，足尖向前。测量者用手移动滑测板轻压颅顶点后读数。以厘米为单位，保留一位小数。

（二）生理功能指标

生理功能指标是指身体各器官、系统在生理功能上可测出的量度。心率、脉搏和血压是反映心血管功能的基本指标；肺活量、呼吸频率则反映呼吸系统的发育程度；握力、拉力、背肌力反映的是骨骼、肌肉功能的发育情况；最大耗氧量是心血管和呼吸功能的综合指标。

1. 肺活量

肺活量是指受测者在深吸气后能够呼出的最大空气量，它在一定程度上代表着呼吸肌的力量和肺的容量及其发育情况。

测量肺活量时，需使用肺活量计。受测者取立位，做一两次扩胸动作或深呼吸后尽力深吸气，吸满后再向肺活量计的吹嘴尽力深呼气，直到不能再呼气为止。一般每位受测儿童测量三次，取最大值记录，单位为毫升。

2. 心率、脉搏

心率、脉搏反映心血管系统的功能状况。由于脉搏的个体差异较大，易受体力活动和情绪变化的影响，所以应在安静时进行测量。连测三次 10 秒的脉搏数，其中两次相同并与另一次相差不超过一次时，可认为是安静状态的脉搏，然后以一分钟的脉搏数作记录。年龄较大的学前儿童可选择较浅的动脉（桡动脉）来测量，年龄较小的学前儿童，最好选择股动脉或通过心脏听诊器来测量，需要在测量脉搏中尤其注意是否有不规律现象。

3. 血压

血压受活动、情绪紧张、体位变化等因素影响。在测量前，应使受测者静坐休息 10 分钟，测其安静时的血压，一般测右臂血压。测量时，所用的袖带宽度应根据年龄不同进行调整，一般袖带的宽度是上臂长度的 1/2 ~ 1/3。

收缩压 =（年龄 ×2）+80（mmHg），舒张压 =2/3 收缩压。收缩压高于或低于此标准 20mmHg 考虑为高血压或低血压。一般收缩压低于 75 ~ 80mmHg 为低血压，年龄越小血压越低。

（三）生化指标

主要指反映身体内部生物化学组成成分含量的有关指标。如血液中红细胞、血红蛋白、白细胞、血小板等的含量。

（四）心理指标

一般通过对感觉、知觉、语言、记忆、思维、情感、意志、能力和性格等进行观察和研究，针对学前儿童从小到大的年龄特征提出心理卫生的保健措施，促进学前儿童的心理发育。

二、学前儿童生长发育的评价方法 ●●●

学前儿童生长发育的评价应包括发育水平、发育速度以及发育匀称程度三个方面，为此而建立的评价方法多种多样。这些方法繁简各异，所说明的问题各有侧重，但是任何一种方法都不能完全满足对学前儿童生长发育全面评价的要求。因此，在运用这些评价方法的时候，应根据评价的目的合理选择评价方法，还应将评价结果和多项身体检查结果汇总分析，对学前儿童进行综合评价。

（一）生理（体格）发育评价

1. 评价标准

生长发育标准是评价个体和群体学前儿童生长发育状况的统一尺度。一般通过一次大数量的生长发育调查，搜集某几项发育指标的测量数值，经过统计学处理所得结果，即为该地区的学前儿童个体或群体生长发育的评价标准。

一般来说，生长发育的标准都是相对、暂时的，只能在一定的地区和时间内使用。目前，我国采用的生长发育参照标准，是 2009 年由卫生部发布的《中国 7 岁以下儿童生长发育参照标准》，一般可将学前儿童体检时所测量的数据，按不同年龄、性别与上述标准比较。

2. 评价方法

体格发育的评价内容主要包括发育的水平、速度及匀称度三方面。评价的方法多种多样，繁简不一、各有侧重，但任何一种都不可能对幼儿的生长发育进行全面的评价。

（1）等级评价法

等级评价法是将个体儿童生长发育数值与标准均值及标准差进行比较的一种评价方法。该方法以均值 $\bar{X}$ 和标准差 S 构建 $\bar{X}+S$、$\bar{X}-S$、$\bar{X}+2S$、$\bar{X}-2S$ 四个水平，可以划分为上等、中上等、中等、中下等、下等五个等级。生长发育指标数值在 $\bar{X}\pm2S$ 范围内均属正常，超出 2 个标准差范围的情况需要根据进一步的调查分析再做评价。（见表 3-1、表 3-2）

表 3-1 3～6 岁儿童身高（长）标准值（cm）

年龄	月龄	男童					女童				
		-2SD	-1SD	中位数	+1SD	+2SD	-2SD	-1SD	中位数	+1SD	+2SD
3 岁	36	90.0	93.7	97.5	101.4	105.3	88.9	92.5	96.3	100.1	104.1
	39	91.2	94.9	98.8	102.7	106.7	90.1	93.8	97.5	101.4	105.4
	42	93.0	96.7	100.6	104.5	108.6	91.9	95.6	99.4	103.3	107.2
	45	94.6	98.5	102.4	106.4	110.4	93.7	97.4	101.2	105.1	109.2
4 岁	48	96.3	100.2	104.1	108.2	112.3	95.4	99.2	103.1	107.0	111.1
	51	97.9	101.9	105.9	110.0	114.2	97.0	100.9	104.9	109.0	113.1
	54	99.5	103.6	107.7	111.9	116.2	98.7	102.7	106.7	110.9	115.2
	57	101.1	105.3	109.5	113.8	118.2	100.3	104.4	108.5	112.8	117.1
5 岁	60	102.8	107.0	111.3	115.7	120.1	101.8	106.0	110.2	114.5	118.9
	63	104.4	108.7	113.0	117.5	122.0	103.4	107.6	111.9	116.2	120.7
	66	105.9	110.2	114.7	119.2	123.8	104.9	109.2	113.5	118.0	122.6
	69	107.3	111.7	116.3	120.9	125.6	106.3	110.7	115.2	119.7	124.4
6 岁	72	108.6	113.1	117.7	122.4	127.2	107.6	112.0	116.6	121.2	126.0
	75	109.8	114.4	119.2	124.0	128.8	108.8	113.4	118.0	122.7	127.6
	78	111.1	115.8	120.7	125.6	130.5	110.1	114.7	119.4	124.3	129.2
	81	112.6	117.4	122.3	127.3	132.4	111.4	116.1	121.0	125.9	130.9

注：卫生部妇幼保健与社区卫生司，《中国 7 岁以下儿童生长发育参照标准》，2009 年 9 月

（2）综合评价法

综合评价法是世界卫生组织（WHO）推荐的一种国际通用的评价方法，即从年龄别身高、年龄别体重、身高别体重三个方面对儿童体格发育进行综合评价。（见表 3-3、表 3-4）其中，使用身高别体重和年龄别身高两个指标同时评价，可用于判断儿童是否存在营养

不良。单纯年龄别身高低于正常，称为发育迟缓；单纯身高别体重低于正常，称为消瘦；若年龄别身高和身高别体重均低于正常，则为严重的慢性营养不良。

表3-2　3～6岁儿童体重标准值（kg）

年龄	月龄	男童					女童				
		−2SD	−1SD	中位数	+1SD	+2SD	−2SD	−1SD	中位数	+1SD	+2SD
3岁	36	11.79	13.13	14.65	16.39	18.37	11.36	12.65	14.13	15.83	17.81
	39	12.19	13.57	15.15	16.95	19.02	11.77	13.11	14.65	16.43	18.50
	42	12.57	14.00	15.63	17.50	19.65	12.16	13.55	15.16	17.01	19.17
	45	12.96	14.44	16.13	18.07	20.32	12.55	14.00	15.67	17.60	19.85
4岁	48	13.35	14.88	16.64	18.67	21.01	12.93	14.44	16.17	18.19	20.54
	51	13.76	15.35	17.18	19.30	21.76	13.32	14.88	16.69	18.79	21.25
	54	14.18	15.84	17.75	19.98	22.57	13.71	15.33	17.22	19.42	22.00
	57	14.61	16.34	18.35	20.69	23.43	14.08	15.78	17.75	20.05	22.75
5岁	60	15.06	16.87	18.98	21.46	24.38	14.44	16.20	18.26	20.66	23.50
	63	15.48	17.38	19.60	22.21	25.32	14.80	16.64	18.78	21.30	24.28
	66	15.87	17.85	20.18	22.94	26.24	15.18	17.09	19.33	21.98	25.12
	69	16.24	18.31	20.75	23.66	27.17	15.54	17.53	19.88	22.65	25.96
6岁	72	16.56	18.71	21.26	24.32	28.03	15.87	17.94	20.37	23.27	26.74
	75	16.90	19.14	21.82	25.06	29.01	16.21	18.35	20.89	23.92	27.57
	78	17.27	19.62	22.45	25.89	30.13	16.55	18.78	21.44	24.61	28.46
	81	17.73	20.22	23.24	26.95	31.56	16.92	19.25	22.03	25.37	29.42

注：卫生部妇幼保健与社区卫生司，《中国7岁以下儿童生长发育参照标准》，2009年9月

表3-3　80～140cm身高的体重标准值

身长（cm）	体重（kg）									
	男童					女童				
	−2SD	−1SD	中位数	+1SD	+2SD	−2SD	−1SD	中位数	+1SD	+2SD
80	9.27	10.02	10.85	11.79	12.87	9.00	9.70	10.48	11.37	12.38
90	11.22	12.05	12.99	14.06	15.30	10.92	11.74	12.66	13.72	14.93
100	13.43	14.38	15.46	16.72	18.19	13.17	14.16	15.28	16.58	18.10
110	15.92	17.11	18.50	20.16	22.18	15.51	16.74	18.18	19.87	21.90
120	18.69	20.31	22.30	24.78	27.99	18.20	19.79	21.71	24.05	26.99
130	22.05	24.37	27.35	31.34	37.01	21.40	23.49	26.10	29.47	33.99
140	26.33	29.57	33.82	39.71	48.46	25.39	28.19	31.83	36.77	43.93

注：卫生部妇幼保健与社区卫生司，《中国7岁以下儿童生长发育参照标准》，2009年9月

表 3-4　三指标综合评价 [1]

年龄别身高	年龄别体重	身高别体重	评价
高	高	高	个子高，近期营养过剩
高	中	低	瘦高体型，近期营养欠佳
高	中	高	高个子，体型匀称，营养正常
高	低	低	目前营养不良
中	高	高	近期营养过度，肥胖
中	中	高	目前营养好，中等偏胖
中	中	低	近期营养不良，既往尚可
中	低	低	目前营养不良，既往尚可
低	高	高	近期肥胖，既往营养不良
低	中	高	既往营养不良，目前营养好
低	中	中	既往营养不良，目前正常
低	低	低	营养不良

（3）指数评价法

指数评价法是指利用人体各部分的比例关系，借助数学公式把两项或几项生长发育指标联系起来，编成指数，用以综合评价学前儿童体格发育、营养状况、体型等的方法。

①克托莱指数：体重（kg）/身高（cm），反映人体的胖瘦程度，也反映营养情况。学前儿童阶段，该指数随年龄增长而增长，且男孩大于女孩。

②考泊指数（又称BMI指数）：同样反映人体的营养状况和胖瘦程度。在评价学前儿童时，该指数小于13，提示营养不良；13～15，偏瘦；15～18为正常；18～22，偏重；22以上，营养过剩，提示超重。

③身高坐高指数：坐高（cm）/身高（cm），反映人体躯干与下肢的比例关系。青春期之前，人体下肢增长较快，该指数随年龄增长呈下降趋势。

④身高胸围指数：胸围（cm）/身高（cm），反映儿童胸廓发育和皮下脂肪量，一般随年龄增长而下降，且男孩大于女孩。该指数受年龄、性别、营养状况等因素影响较大，每个年龄性别组都有参考范围。

（4）百分位评价法

百分位评价法是以某项发育指标（如身高、体重等）的第50百分位数（P50）为基准值，以其余百分位数为离散距所制成的评价生长发育的标准，对个体或群体儿童的

[1]　参照2009年9月卫生部妇幼保健与社区卫生司《中国7岁以下儿童生长发育参照标准》进行整理汇总。

发育水平进行评价的一种方法。这种方法的基准值和离散距都以百分位数表示，通常用 P3、P10、P25、P50、P75、P90、P97 7 个百分位数值作为划分等级的标准，或用 P3、P25、P50、P75、P97 5 个百分位数值作为划分等级的标准。

评价时，将个体儿童某项发育指标的实际值与"标准"进行比较，评定其所在百分位，从而判断该儿童的发育水平。应用这种方法进行评价的优点是"标准"制作简单，即使不是正态分布的发育指标，也能较准确地显示其离散程度，同时既可以作为发育水平的评价，又可以作动态评价；但缺点是不能对各个发育指标进行综合评价。

（二）心理发育评价

学前儿童心理正处于发生发展阶段，具有很大的脆弱性、易变性和可塑性。因此，保教人员在了解其心理发展特点，把握其心理发展规律的前提下，还要做好学前儿童的心理评价工作，真正保护学前儿童稚嫩的心灵不受创伤，或使受压抑的情绪及时得到缓解，让学前儿童情感的天空处处充满着阳光和雨露。

学前儿童的正常心理是指学前儿童的心理发展与社会生活发展相一致，是发展心理学研究的主要内容。异常心理又称"变态心理"，是指偏离正常学前儿童心理活动的心理和行为。事实上，如何判断学前儿童心理的正常与否，很难有一个统一和简单的标准。目前，常用的心理评价标准主要有以下几种。

1. 主观经验标准

主观经验标准是指心理研究者凭借自己的临床经验和人们对心理障碍的日常经验，去判断他人心理活动的正常与否。此种方法的主观性很大，但是通过专业知识教育以及临床实践，还是能够形成大致相似的判断标准，并能反映心理异常与否及其程度的实际情况。

2. 统计分析标准

统计分析标准即心理测试，是使用一些经过标准化处理的心理健康诊断量表，将事先设计好的有关指标用标准分数表现出来，如果某人得分偏离正常值，超过一定幅度，就被认为是有明显症状了。心理健康诊断量表有周步成 MHT 量表等。

统计分析标准只能显示其当前心理，不能显示其追踪结果，如 IQ 在 140 以上属于非常聪明，但只能在当前被视为天才，视为超乎正常的智力，如果追踪下去，一些人可能会降为正常智力。

3. 医学标准（临床病理标准）

医学标准又称症状和病因学标准。它是指根据病因与症状存在与否，通过各种医学检查，找到引起异常心理症状的生物性原因，以此判断心理活动的正常或异常。这一标准是将心理变态与躯体疾病一样看待，千方百计地进行各种检查，寻找脑病变的"客观依据"，以判断心理异常的有无。对于器质性病变而引起的心理异常，使用这一标准进行判断是有效的。但大部分心理障碍可能没有明显的器质性变化，至少在目前还找不到脑病变和其他因素的原因。所以，医学标准也有局限性。

4.社会适应标准

社会适应标准是根据一些基本的社会规范和大多数人在社会生活中的做法与习惯总结出来的一套行为标准。适应者为正常，不适应者为异常。在实践中这个标准是非常有效的。但因适应与不适应之间本无客观标准，所以这一标准也不能完全绝对使用。

以上对心理状况的评价标准各有利弊和局限性。随着科研的推进，越来越多的人会将各种标准综合运用，恰当评价学前儿童的心理问题。

【对接资格证】

命题分析：学前儿童生长发育评价指标的测量和评价方法为考查重点，一般以选择题和简答题的形式进行考查。

典型例题：测量学前儿童的生理指标时，一般要求学前儿童处在安静状态。（　　）可以确定学前儿童是安静状态下的。

A.不说话

B.没有进行剧烈运动

C.连测三次 10 秒的脉搏数，其中两次相同并与另一次相差不超过一次

D.没有较大的情绪波动

【答案】C

【解析】判断学前儿童是否处在安静状态，一般进行连续三次 10 秒的脉搏测量，其中两次相同并与另一次相差不超过一次时，认为学前儿童处在安静状态。

拓展阅读

全面体格检查的内容和方法

【复习巩固】

1.如何给学前儿童测身高和体重？

2.学前儿童头围、胸围、顶臀长测量过程中有哪些注意事项？

3.如何给学前儿童测量脉搏和血压？需要提前做哪些准备？

4.学前儿童的体格评价有哪些方法？

【学以致用】

经过半天快乐的体检活动，一位中班教师获得了 20 位 4～5 岁幼儿的身高、体重结果。你会选择什么样的方法评价该班幼儿的生长发育情况呢？

【模拟练习】

1.最重要且最常用的衡量学前儿童生长发育的形态指标是（　　　）。

A.身高　　　　　　B.头围　　　　　　C.体重　　　　　　D.坐高

2.学前儿童生长发育的生理功能指标，不包括（　　　）。

A.脉搏　　　　　　B.胸围　　　　　　C.肺活量　　　　　D.血压

3.世界卫生组织推荐使用的学前儿童生长发育评价方法是（　　　）。

A.综合评价法　　　B.指数评价法　　　C.百分位评价法　　D.粗略评价法

4.判断学前儿童身体形态和呼吸器官发育情况的形态指标是（　　　）。

A.身高　　　　　　B.头围　　　　　　C.胸围　　　　　　D.坐高

5.判断学前儿童脊柱生长发育状况的形态指标是（　　　）。

A.身高　　　　　　B.头围　　　　　　C.胸围　　　　　　D.坐高

【单元小结】

　　本单元知识对应幼儿教师资格证考试标准中的学前儿童身心发展部分，主要介绍学前儿童生长发育的特点、规律、指标测量方法和评价策略。对于学前儿童生长发育特点和规律的解读，有利于进一步理解学前儿童与成年人的不同之处；对于学前儿童生长发育指标的认识，有利于获得正确的学前儿童身体数据，更好地开展保育保健活动；对于学前儿童生长发育不同评价策略的了解，有利于运用全面动态的视角评价学前儿童，促进学前儿童正常的生长发育。

【课外拓展】

　　1.梁卫兰主编：《0～3岁宝宝生长发育监测卡》，北京，人民邮电出版社，2011。

　　2.［德］蕾娜·巴赫曼：《体检并不可怕》，聂宗洋译，石家庄，河北少年儿童出版社，2017。

　　3.陈舒：《从出生到离乳：母乳喂养全程指南》，北京，人民卫生出版社，2020。

·第三单元过关检测题·

▶第四单元

▶学前儿童的营养与膳食

▶思维导图

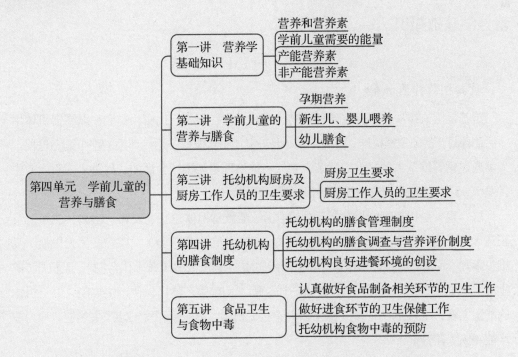

▶学习目标

　　1. 树立科学的营养观、膳食观和健康观，培养热爱劳动、珍惜粮食、杜绝浪费的良好行为习惯。

　　2. 了解营养学的基础知识，掌握六大营养素的生理功能及食物来源。

　　3. 了解孕期营养以及母乳喂养的优越性，理解人工喂养和混合喂养的含义。

　　4. 掌握学前儿童膳食的特点和学前儿童膳食的配置原则，并懂得合理搭配膳食。

　　5. 能初步编制学前儿童带量食谱。

　　6. 掌握托幼机构的膳食制度及卫生要求。

　　7. 了解食品安全知识，掌握食物中毒的预防措施。

　　学前儿童生长发育迅速，新陈代谢旺盛，每天必须从膳食中摄取足够的营养物质和热量，才能满足机体生长发育、修补组织、维持人体各种生命活动的需要。食物种类很多，每一种食物所包含营养素各不相同，托幼机构要根据学前儿童的生理需要提供合理而平衡的膳食，促进儿童的健康成长。

第一讲
营养学基础知识

一、营养和营养素 ●●●

　　营养是指机体从外界摄取各种食物，经过消化、吸收、代谢和排泄，以维持机体生命活动，调节各项生理机能，防病保健，促进机体生长发育并适应环境的整个动态过程。人类通过营养维持生命、维护健康，完成各种生理功能和社会活动，促进未成年人的生长发育，适应各种恶劣的气候环境，并繁衍产生后代。

　　营养素，是指食物中具有特定生理作用，能维持机体生长、发育、活动、生殖以及正常代谢所需的物质，包括蛋白质、脂类、碳水化合物（糖类）、矿物质（无机盐）及维生素等。人体所需要的营养素主要包括蛋白质、脂类、糖类（碳水化合物）、无机盐（矿物质）、维生素和水六类。其中，蛋白质、脂类和糖类在体内氧化产生热能，供给机体的能量需要，故又称为产能（热）营养素；无机盐、维生素和水不能产生热能，称为非产能（热）营养素。

二、学前儿童需要的能量 ●●●

（一）什么是热能（能量）

　　热能是指食物所供给的产热营养素（糖类、脂类和蛋白质）在代谢过程中氧化所释放出来的能量。机体的各种生命活动都需要消耗热能，如消化、循环、组织合成、细胞代谢、维持体温、肌肉活动等。营养学上热量的单位常用千卡（kcal）或焦耳（J），1kcal ＝ 4.184kJ。蛋白质每克产生热能约 4 千卡，脂肪每克产生热能约 9 千卡，糖类每克产热能约 4 千卡。

（二）学前儿童的热能消耗

学前儿童通过摄取食物获得能量，这些能量主要用来参与基础代谢、生长发育、从事各种活动、食物的特殊动力作用以及排泄等。

1. 基础代谢

基础代谢消耗的能量，即无任何身体活动和紧张的思维活动，全身肌肉放松时所需的能量消耗。此时能量消耗仅用于维持体温、心跳、呼吸、各器官组织和细胞功能等最基本的生命活动状态。

学前儿童基础代谢率较成人高，基础代谢的能量需要占总热能的 50% ～ 60%。

2. 生长发育所需

学前儿童处在生长发育阶段，体格及器官的增大，功能的成熟，均需热能消耗，这是处于生长发育期的学前儿童所特有的能量消耗，其需要量与生长发育的速度成正比。在生长发育期内，如膳食中供给的热能不能满足需要，生长发育就会迟缓甚至停顿。婴儿生长发育非常迅速，生长所需热量约占总热能的 25%，以后逐渐减少。成人已发育成熟，就没有这项热量消耗。

3. 食物的特殊动力作用

机体由于摄取食物而引起体内热能消耗增加的现象，即食物的特殊动力作用。摄取普通混合膳食时，食物的特殊动力作用所需热量为总热能的 7% ～ 8%。

4. 活动所需

学前儿童用于活动所需的热能存在明显的个体差异。活动量越大、活动时间越长、动作越不熟练，消耗的热能就越多，反之则相对较低。好哭好动的学前儿童比同年龄安静的学前儿童用于生活活动的热能要高 3 ～ 4 倍。

5. 排泄损失

正常情况下，人体每天摄入的食物不能完全被消化吸收，排泄也会损失一部分热能，一般不超过总热能的 10%。腹泻时热能丢失增加。

（三）学前儿童对热能的需要量

学前儿童一日需要的热能是基础代谢、生长发育、活动、食物的特殊动力作用及排泄消耗所需要的热能总和。膳食中热能的供给必须满足需要，这样才能保证学前儿童正常的生长发育和生理活动。

热能供给不足，人体会消瘦，抵抗力下降，各种营养素的作用也难以充分发挥；热能过剩，多余的热能变成脂肪贮存体内，导致肥胖。

学前儿童每日膳食热能推荐摄入量见表 4-1。

表 4-1　学前儿童每日膳食热能推荐摄入量

年龄（岁）		0～1	1～2	2～3	3～4	4～5	5～6	6～7
摄入量（千卡）	男	95	900	1100	1250	1300	1400	1600
	女		800	1000	1200	1250	1300	1450

三、产能营养素 ●●●

产能营养素包括蛋白质、脂类和糖类（碳水化合物）三种。

（一）蛋白质

蛋白质是构成生命的基础物质，由 20 多种氨基酸按照不同顺序和构型所组成的天然有机高分子化合物。蛋白质主要由碳、氢、氧、氮四种元素组成，有些还含有少量的硫、磷、铁、铜等，是人体唯一的氮来源。

1.蛋白质的生理功能

（1）构造和修补人体组织

蛋白质是构成一切细胞和组织的基本物质，人体的任何一个细胞、组织和器官中都含有蛋白质。皮肤、毛发、血液、肌肉、韧带都以蛋白质为主要成分。若不计水分，肌肉组织的 3/4 是蛋白质，人脑中的蛋白质约占脑干重的 50%。体内蛋白质的更新需要不断补充蛋白质，人体的组织修补也需要蛋白质。学前儿童生长发育迅速，各组织器官的生长都需要蛋白质作为基础原料。

（2）调节生理功能

蛋白质参与人体内许多具有重要生理功能的物质的合成，如调节代谢过程的激素、催化生物化学反应的酶以及保护机体的抗体等。此外，蛋白质参与维持细胞内、外液的渗透压和体内酸碱平衡，并对遗传信息的传递和体内物质的运输起着重要作用。

（3）供给能量

蛋白质是三大产热营养素之一，可产生热量，为身体提供能量。每克蛋白质在人体内可产生 17.22 千焦热量。一般来说，人体每天所需热量有 12% ～ 15% 来源于蛋白质。如果人体蛋白质分解代谢过多，就会对肾脏有危害。只有当人体摄入的蛋白质不多或其他产热营养素摄入量不足时，体内蛋白质才作为热量的主要来源。

2.蛋白质的组成——氨基酸

氨基酸是构成蛋白质的基石。人体内氨基酸共有 20 多种，可分为两类：必需氨基酸和非必需氨基酸。

（1）必需氨基酸

凡在体内不能合成或合成速度远不适应人体的需要，必须由食物中的蛋白质提供的氨基酸,称为必需氨基酸。如果缺少一种或几种,蛋白质就不能合成。对学前儿童来说,有9种必需氨基酸:赖氨酸、色氨酸、苯丙氨酸、蛋氨酸、亮氨酸、异亮氨酸、苏氨酸、缬氨酸和组氨酸。对成人来说,只有前8种为必需氨基酸。1岁以内婴儿还应多补充组氨酸和精氨酸。

拓展阅读

蛋白质的营养价值及互补作用

（2）非必需氨基酸

非必需氨基酸也并不意味着人体不需要这些氨基酸,而是指人体内能自己合成或由其他氨基酸转化得到,不一定由食物提供。

3. 蛋白质的主要食物来源

蛋白质的食物来源非常广泛,几乎所有的动植物食物中都存在。但主要以动物性食物中的蛋白质含量较高,如蛋类、鱼虾等水产类、瘦肉、动物内脏、乳类及其制品等;植物性蛋白质主要来源于豆类、坚果和谷类。

4. 学前儿童蛋白质的需要量

学前儿童新陈代谢旺盛,需要的蛋白质相对比成人多。根据中国居民膳食营养素的参考摄入量,学前儿童每日膳食中蛋白质的推荐摄入量如表4-2所示。

表4-2 学前儿童每日膳食中蛋白质的推荐摄入量

年龄（岁）	0～1	1～2	2～3	3～4	4～5	5～6	6～7
蛋白质摄入量（克/千克体重）	2～4	35	40	45	50	55	60

学前儿童正处于生长发育期,为了满足机体生长的需要,每日摄取的蛋白质最好有一半以上是优质蛋白质。

蛋白质摄入过多或供给不足都不利于学前儿童的生长发育,摄入过多会加重肝脏和肾脏的负担;若长期缺乏,可引起生长发育缓慢、体重减轻、易疲劳、贫血、抵抗力下降,严重的甚至导致智力障碍、营养不良性水肿。

（二）脂类

脂类是脂肪和类脂的总称。脂肪是由甘油和脂肪酸组成的三酰甘油酯,脂肪中所含的脂肪酸分为饱和脂肪酸和不饱和脂肪酸。类脂是磷脂、糖脂、固醇等化合物的总称。

1. 脂类的生理功能

（1）构成人体细胞组织

人体细胞膜是由磷脂、糖脂和胆固醇组成的类脂层,脑和外周神经组织都含有磷脂和糖脂;胆固醇是合成固醇类激素的重要物质。

（2）供应热能和储存热能

每1克脂肪在体内氧化可产生9千卡热能,人体热能消耗的近1/3来源于脂肪。脂肪也是人体储存热能的仓库，如果膳食中热能摄入超过机体需要，多余的热能就以脂肪的方式储存于体内，当人体需要热量时，便会动用储存的体脂，以保护体内的蛋白质。

（3）保护脏器和保暖作用

脏器周围的脂肪能够减少运动所造成的摩擦，起着固定和保护内脏的作用。皮下脂肪还能减少身体热量散失，保持体温。

（4）提供必需脂肪酸

必需脂肪酸是指在人体内不能合成,必须由膳食供给的不饱和脂肪酸,如亚油酸和 α - 亚麻酸。必需脂肪酸具有维持人体正常的生理机能的作用，对学前儿童的生长发育尤其是中枢神经的发育十分重要。脂肪中含有一定量的必需脂肪酸，是机体必需脂肪酸的重要来源。

（5）促进脂溶性维生素的吸收

维生素 A、维生素 D、维生素 E、维生素 K 等脂溶性维生素，必须溶于脂肪才能被消化和吸收，发挥其作用。

（6）增加饱腹感

脂类能延迟胃的排空，增加饱腹感。此外，适量的脂类还能改善食物滋味，有促进食欲的作用。

2. 脂类的主要来源

人体需要的脂类主要来自动物脂肪和植物油。动物脂肪，如猪油、肥肉、牛油、羊油、奶油等。这些脂肪中，含饱和脂肪酸较多，营养价值较低。只有鱼油例外，含不饱和脂肪酸较多。植物油，如花生油、豆油、菜籽油、芝麻油等，含不饱和脂肪酸较多，营养价值较高（但椰子油、棕榈油、可可油除外）。人体所需的脂类应以植物性油脂为主。

3. 学前儿童脂类的需要量

学前儿童摄取脂肪应适量，在学前儿童膳食中，脂肪提供的热能占总热能的 25% ～ 35%。若脂肪摄入不足，可使学前儿童体重下降，皮肤干燥，易发生脂溶性维生素缺乏症；若摄入过多，超过机体的消耗，则会在学前儿童体内堆积，造成肥胖，也增加成年后罹患动脉硬化的风险。

拓展阅读

预防动脉硬化始于
婴幼儿

预防动脉硬化始于婴幼儿。限制动物性脂肪的摄入，平时膳食中保证充足的膳食纤维的摄入，多吃新鲜的蔬菜和水果、燕麦、玉米等，以降低血液中胆固醇的含量。

（三）糖类（碳水化合物）

糖类是人体重要的营养素之一，是由碳、氢、氧三种元素组成的化合物，旧称碳水化合物。食物中所含的糖类包括糖、寡糖、多糖，糖包括单糖和双糖。

单糖：主要有葡萄糖、果糖和半乳糖，可以直接透过肠壁进入血液被人体吸收，易造成血糖上升。

双糖：有蔗糖、麦芽糖和乳糖等。双糖经过消化酶分解成单糖被人体吸收。这类糖不宜多吃。因为这些糖除了可提供热能，几乎不含其他营养成分，吃多了还会影响食欲，相应减少其他营养成分的摄入，并可导致龋齿的发生。

寡糖又称低聚糖，是由3个以上10个以下单糖分子通过糖苷键构成的聚合物。是一种新型功能性糖源，低聚糖集营养、保健、食疗于一体，广泛应用于食品、保健品、饮料、医药、饲料添加剂等领域。如大豆低聚糖、低聚果糖，在肠道难以消化吸收，但可被肠道双歧杆菌利用，是双歧杆菌的增殖因子。

多糖：按是否能被人体吸收分为两大类。能被人体消化吸收的多糖有淀粉、糊精等；不能被人体消化吸收的多糖类总称为膳食纤维，包括纤维素、果胶类物质等。

1. 糖类的主要生理功能

（1）储存和提供能量

糖类是人类从膳食中摄取热能最经济、最主要的来源，在人体内能迅速分解供给热量。1克的糖类可产生约4千卡的热量。它是一切内脏器官、大脑神经组织、四肢肌肉等发育和活动的强大动力，对维持心脏和神经系统的正常功能具有重要作用。另外，当糖类摄入充足时，可以增加肝脏、肌肉内肝糖原和肌糖原的储存量。

（2）构成机体组织

糖类主要以糖脂、黏蛋白、糖蛋白的形式参与细胞的构成。糖脂是细胞膜的结构成分，也是神经组织的成分；黏蛋白是结缔组织的成分；糖蛋白是细胞膜的成分，核糖和脱氧核糖参与核酸的形成。

（3）促进消化和排便

糖类中的纤维素也叫膳食纤维，它虽然不能被人体吸收，供热也极少，但它是人体不可或缺的营养物质。它能刺激胃肠蠕动，增大食物残渣的体积，缩短粪便和肠内代谢所产生的毒素在肠内停留的时间，有利于排便和预防便秘，降低癌变的风险。因此，膳食纤维有"肠道清道夫"之称。同时由于膳食纤维体积较大，可使其他食物摄入量减少，因此对控制肥胖也有积极作用。

（4）节约蛋白质

糖类和蛋白质一起被摄入机体时，使氮在体内的潴留量增加，有利于蛋白质的合成，称为糖类对蛋白质的节约作用。通常认为，只有当机体摄入的糖类过少，供能不足时，人体才会动用体内储存的脂肪和蛋白质。

（5）抗生酮体和解毒作用

糖类供应充足时，人体会优先氧化糖产生的能量，以防止大量脂肪在体内氧化而产生过量的酮体（一类有机酸），而血液中如果酮体含量过高则会引起酸中毒。另外，当人体内肝糖原储存丰富，可使肝脏对致病微生物感染引起的毒血症和某些化合物（如酒精、药物）等的解毒功能增强。

2. 食物来源

糖类是人体营养素中最易获得的一种，一般来源于植物性食物。主要包括：粮谷类（米、面粉等）、根茎类（如薯类、山药、芋头等）、蔬菜水果、食用糖、乳类（母乳含乳糖较多，其他乳类中含量很低）。

3. 学前儿童对糖的需要量

学前儿童膳食中糖类所提供的热能，占人体所需总热能的 55% ~ 60% 为宜，大约每千克体重需要 15 克糖。学前儿童膳食中糖类供应过多，可能导致龋齿、肥胖等疾病（若糖类摄入过量，而蛋白质供给不足，会使脂肪积存较多，从而影响肌肉的正常发育，出现虚胖）；若糖类供应不足，会增加体内蛋白质的消耗，导致体重减轻，甚至发生营养不良症。

四、非产能营养素 ●●●

无机盐、维生素和水这三类营养素不能给机体提供热量，称为非产能营养素。

（一）无机盐

人体中的各种元素，除碳、氢、氧和氮以有机化合物的形式存在，其余的如钙、铁、锌等均以无机盐的形式存在，故称无机盐，又称矿物质。无机盐是人体不可缺少的营养素，人体中已经发现的无机盐有 20 多种。根据无机盐占人体比重分为常量元素和微量元素。常量元素为含量超过体重万分之一的元素，如钙、磷、钾、硫、氯、钠、镁等；微量元素为含量不足体重万分之一的元素，如铁、锌、锰、铜、碘、硒、氟等。

无机盐的主要功能是构成人体组织，调节生理功能。

学前儿童比较容易缺乏的无机盐有钙、铁、碘、锌等。

1. 钙

（1）生理功能

钙是构成骨骼和牙齿的主要成分，人体 99% 的钙存在于骨骼和牙齿中，其余 1% 存在于血液、软组织和细胞外液中，起着调节神经兴奋性、参与血液凝固、促进某些酶的活性的重要作用。

（2）食物来源

含钙丰富的食物主要包括以下几种：

奶及奶制品：牛奶含钙量高，而且牛奶中的钙极易被人体吸收利用。

海产品：富含钙，如虾皮、小鱼干、海带、紫菜等。

豆类及豆制品：是膳食中钙的主要来源，如黄豆、黑豆、豆腐、豆腐干等。

绿叶蔬菜：如小白菜、油菜、芥菜等含钙量也较高。

芝麻酱、杏仁、花生酱也含钙丰富，同时含有丰富的脂肪、亚油酸、铁等。

（3）学前儿童钙的摄入量。

学前儿童生长发育迅速，身体需要的钙质相对比成年人要更多。若钙摄入不足，会引起牙齿发育不良如乳牙萌出较晚，易患龋齿；也会影响骨骼的正常发育，易患佝偻病；若血浆中钙离子明显下降，则神经、肌肉兴奋性增强，引起手足搐搦症。

膳食中的钙只有 20% ～ 30% 被人体吸收，其余的则随粪便排出。食物中的植酸、草酸与钙形成不溶性的钙盐，脂肪摄入过多会导致游离脂肪酸与钙结合成不溶性的钙皂。膳食中的蛋白质、维生素 D 和乳糖等有利于钙的吸收和利用。

因此，我们为学前儿童提供膳食时，应注意食物的烹饪方法，尽量避开影响钙吸收的物质，多吃含钙丰富的食物，同时还应多晒太阳，适量补充维生素 D，以提高钙的吸收利用率。

一般来说，不同年龄的学前儿童每日钙的需要量是不一样的，如表 4-3 所示。

表 4-3　不同年龄的学前儿童几种无机盐的推荐日摄入量

年龄（岁）	钙 mg/d			铁 mg/d			碘 μg/d			锌 mg/d		
	EAR	RNI	UL	EAR	RNI	UL	EAR	RNI	UL	EAR	RNI	UL
0 ～ 0.5	—	200a	1 000	—	0.3a	—	—	85a	—	—	2a	—
0.5 ～ 1	—	250 a	1 500	7	10	—	—	115 a	—		2.8	3.5
1 ～ 4	500	600	1 500	6	9	25	65	90	—	3.2	4.0	8
4 ～ 7	650	800	2 000	7	10	30	65	90	200	4.6	5.5	12
7 岁以上	800	1 000	2 000	10	13	35	65	90	300	5.9	7.0	19

2. 铁

（1）生理功能

铁是合成血红蛋白的重要原料，参与体内氧的运输和利用。铁也是合成各种细胞色素酶、过氧化氢酶的重要原料。

（2）铁的食物来源

铁的主要食物来源是动物性食品，如动物肝脏、动物血、瘦肉、鱼类等；植物性食品中含铁较丰富的有黑木耳、海带、芝麻酱、豆类、绿叶蔬菜、有色水果（如山楂、大枣、草莓、葡萄、樱桃）等。此外，红糖含铁也丰富。

食物中的铁，根据吸收率，可以分为血红素铁和非血红素铁。动物性食品中的铁因与血红蛋白、肌红蛋白相结合为血红素铁，可被肠黏膜直接吸收，因此动物性食物中的铁吸收利用率高，例如肉、鱼、禽类所含铁的吸收率达11%～22%。非血红素铁主要来源于植物性食品和乳制品，人体对这些食物中的铁吸收利用率低。

（3）学前儿童对铁的需要量

婴儿出生后3～4个月，其肝脏内储存的铁已消耗殆尽，此时应及时添加含铁丰富的食物，如蛋黄、鱼泥、肝泥等，供婴儿储备和利用。乳类含铁极少，每100毫升乳类含铁仅0.1～0.2毫克。因此，以乳类为主食的婴幼儿要注意补充铁。不同年龄段、学前儿童每日对铁的需要量不同（见表4-3）。如果铁的供应不足，可致缺铁性贫血，导致智力发展缓慢、免疫力低下。

较大儿童贫血主要是因为膳食中缺铁或饮食习惯不良（如吃零食、偏食等）。托幼机构和家庭应积极帮助学前儿童改变不良的饮食习惯，提高膳食质量，多提供动物肝脏、动物血、瘦肉、豆类等含铁丰富的食物，同时还应提供富含维生素C的蔬菜和水果，以促进铁的吸收。

3. 锌

锌是人体的一种重要的微量元素，是人体许多酶的组成成分和激活剂；锌还能促进人体生长发育，维持上皮和黏膜组织的正常功能。学前儿童缺锌时，可出现生长发育迟缓、体格矮小、性腺发育不良、创伤愈合慢、食欲不振、味觉与嗅觉减退，甚至异食癖等现象。

动物性食物中含锌较为丰富，吸收利用率较高，如肉类、鱼类、动物内脏（肝、肾）、奶类及海产品（虾、蚌、牡蛎）等。植物性食物中豆类、蘑菇、坚果等含锌也较丰富，而谷物、蔬菜、水果含锌较少。

【直通幼儿园】

小芯蕊是新入园的3岁小姑娘，入园才几天老师就发现小芯蕊抓地上的土往嘴里塞，老师连忙把情况告知了小芯蕊的妈妈。妈妈很紧张，赶紧带小芯蕊去看医生。经过检查化验，小芯蕊被确诊为"锌缺乏症"和轻度贫血。

缺锌会影响学前儿童的食欲和智力的发展，轻度贫血也会影响学前儿童的生长发育。全面科学的营养是维持学前儿童健康和正常生长发育的基础。

4. 碘

（1）碘的生理功能

碘是人体必需的微量元素，是合成甲状腺素的重要原料。甲状腺素可促进人体正常的新陈代谢，促进学前儿童的生长发育。

（2）碘的食物来源

人体所需要的碘可以从水、食物和食盐中获得。碘的食物来源主要是海产品，如海带、紫菜、海鱼、海虾、海参等。在碘缺乏地区食用碘盐也是人体摄取碘的重要途径。

（3）学前儿童对碘的需要量

根据中国营养学会《中国居民膳食微量元素参考摄入量（DRIs 2013）》，半岁以下的婴儿每日碘的适宜摄入量为85微克，半岁至1岁的婴儿每日碘的适宜摄入量为115微克，1岁至7岁的幼儿每日碘的适宜摄入量为90微克。

（二）维生素

维生素是维持人体正常生理功能所必需的一类营养素，虽然它既不构成身体组织，又不提供热量，但却能促进生长发育、增强人体抵抗力，参与机体新陈代谢。维生素在体内不能合成，必须从食物中获取。根据维生素的溶解性质，可分为水溶性维生素和脂溶性维生素。脂溶性维生素溶于脂肪，主要有维生素 A、维生素 D、维生素 E 和维生素 K；水溶性维生素溶于水，主要有维生素 C 和 B 族维生素（维生素 B_1、维生素 B_2、维生素 B_6、维生素 B_{12}、维生素 PP、叶酸等）。

对学前儿童生长发育较为重要且较易缺乏的维生素主要有以下几种：

1. 维生素 A

维生素 A 属于脂溶性维生素，耐热和酸，一般烹调过程中不会被破坏，但易在空气中、高温下和紫外线作用下被氧化破坏。

（1）维生素 A 的生理功能

维生素 A 的生理功能主要有以下几方面：

一是维持正常视觉。维生素 A 又名视黄醇，与正常视觉有密切关系。在人的视网膜上有两种视觉细胞，一种叫视锥细胞，感受强光刺激，并能辨别颜色；另一种叫视杆细胞，接受弱光刺激，使人具有暗适应能力，是因为视杆细胞内含有感光物质视紫红质，维生素 A 是构成视紫红质的重要组成成分。当人体摄取的维生素 A 不足时，视觉的暗适应能力降低，严重时可导致夜盲症。

二是维持上皮细胞正常发育。维生素 A 是皮肤、黏膜、角膜等上皮细胞生长和发育的必要物质。人体缺乏维生素 A 时，皮肤粗糙、角化过度、眼球干燥，易患呼吸道、消化道疾病，抵抗力下降。

三是维生素 A 还能促进学前儿童的生长发育，维持学前儿童骨骼和牙齿的健康，提高机体抵抗力等。

（2）维生素 A 的食物来源

维生素 A 主要来源于动物性食物，如动物肝脏、蛋黄、乳类等；某些植物性食物中含有较丰富的胡萝卜素，如胡萝卜、菠菜、油菜、柿子、杏等深绿色、红、黄色的蔬菜水果，胡萝卜素在体内也可以转化成维生素 A。

（3）学前儿童对维生素 A 的需要量

不同年龄的学前儿童对维生素 A 的每日需要量为：0～1 岁每日 400 μg，1～4 岁每日 500 μg，4～7 岁每日 600 μg。如果幼儿服用过多浓缩鱼肝油或维生素 A 制剂，可引发急性中毒，表现为食欲减退、厌食、烦躁、呕吐、前囟突起、过度兴奋、四肢疼痛、头发稀疏等；而缺乏维生素 A 可导致夜盲症等症状。

2. 维生素 B_1

维生素 B_1 又叫硫胺素，抗脚气病维生素，属于水溶性维生素。

（1）维生素 B_1 的生理功能

维生素 B_1 主要参与糖的正常代谢，维持正常的神经和心脏功能，促进生长发育，对增进食欲也有重要作用。维生素 B_1 往往以辅酶的形式对人体内糖类的代谢起着重要作用。维生素 B_1 缺乏时，糖代谢受阻，导致神经组织得不到足够的能量，同时糖代谢的中间产物丙酮酸也会在神经组织中累积，早期会使人健忘、不安、易发怒，继

拓展阅读

夜盲症

而出现四肢无力、肌肉萎缩疼痛、下肢麻痹等症状，严重时会出现心力衰竭，临床上称为"脚气病"（人们常说的"脚气"是指真菌所致的脚癣，与维生素 B_1 缺乏无关）。

（2）维生素 B_1 的主要来源

维生素 B_1 广泛存在于天然食品中，含量较为丰富的食物有谷类、豆类、坚果类、动物内脏、蛋黄、酵母等。其中，粮谷类是主食，也是维生素 B_1 的主要来源，谷类的胚芽和外皮（麸皮、糠）所含维生素 B_1 丰富，但在加工过程中损失较多，加工越细损失维生素 B_1 就越多。因此，应多吃粗加工的粮食，以便获得丰富的维生素 B_1。为学前儿童提供膳食时，要注意粗、细粮的搭配。此外，还要注意食物中维生素 B_1 的保护，维生素 B_1 适宜在酸性环境中保存，而在碱性环境中易被破坏，因此，蒸饭、煮粥、做馒头时最好不要放碱，尽可能地保留其中的维生素 B_1。

（3）学前儿童对维生素 B_1 的需要量

若喂奶的母亲或婴儿的饮食中缺乏维生素 B_1，可患"脚气病"，严重时可危及婴幼儿的心血管系统，甚至危及生命。不同年龄的学前儿童每日维生素 B_1 的推荐摄入量为：

6个月前每日0.2mg，6个月至1岁每日0.3mg，1～4岁每日0.6mg，4～7岁每日0.8mg。

3. 维生素B₂

维生素B₂，又名核黄素。它虽为水溶性维生素，但在水中的溶解度很小，耐酸和耐热性较强，而在碱性环境中易被分解，受紫外线照射也易被破坏。

（1）维生素B₂的生理功能

维生素B₂是许多重要辅酶的组成部分，主要功能是促进蛋白质、糖类、脂肪的代谢，参与组织呼吸过程。学前儿童如果缺乏维生素B₂，会引起身体的物质代谢紊乱，进而出现一系列症状，主要表现为口角炎、舌炎、唇炎、脂溢性皮炎，以及湿疹等。

（2）维生素B₂的食物来源

维生素B₂广泛包含于各种食物中，如乳类、动物肝脏、肉类、鱼类、蛋类、绿叶蔬菜、豆类、粗粮等。

不同年龄的学前儿童对维生素B₂的需要量为：6个月前每日0.4mg，6个月至1岁每日0.5mg，1～4岁每日0.6mg，4～7岁每日0.7mg。

4. 维生素C（抗坏血酸）

维生素C溶于水，极易被氧化，易被碱、铜、热破坏，大部分在烹调中损失，但在酸性环境中较稳定。

（1）维生素C的生理功能

一是促进伤口愈合，止血。维生素C能促进胶原蛋白的合成，有利于伤口愈合和止血。人体如果缺乏维生素C，易患坏血病，故维生素C又名抗坏血酸。

二是促进铁的吸收和叶酸的代谢。维生素C能将三价铁还原成二价铁，有利于铁的吸收；还能使叶酸被激活，促进叶酸的代谢。维生素C对缺铁性贫血和巨幼细胞性贫血有一定的治疗作用。

三是增强身体的抵抗力，有解毒作用。维生素C促使体内抗体形成，提高机体的免疫力，有一定的防癌抗癌作用；人体中毒时，可使用维生素C辅助治疗。

四是降低胆固醇。维生素C参与胆固醇的代谢，能够降低血液中胆固醇的含量，对防治心血管疾病有一定的治疗作用。

五是抗氧化作用。维生素C是一种极强的还原剂，它可以保护维生素A、维生素E以及必需脂肪酸免受氧化，减少自由基对人体的损害，对防癌抗癌有一定作用。

（2）维生素C的食物来源

维生素C广泛存在于新鲜的蔬菜、水果中，尤其是绿叶蔬菜、番茄和酸味水果（如猕猴桃、酸枣、柑橘、山楂、草莓等）。

维生素C适合在酸性环境中保存，碱性环境、高温烹调，或长时间存放在干燥的空气中，都可使维生素 C 受到破坏。因此，买蔬菜、水果时要买新鲜的，且不能长时间存放；烹调时，蔬菜要先洗后切；炒菜时间不宜太长，应急火快炒。

拓展阅读

坏血病

（3）学前儿童维生素 C 的需要量

母乳喂养的婴儿，若母亲膳食中含有丰富的维生素 C，则婴儿也可获得足够的维生素 C；学前儿童多吃新鲜蔬菜、水果，可获得足够的维生素 C。牛奶煮沸后维生素 C 极少，人工喂养的婴儿需尽早添加富含维生素 C 的橘汁、番茄汁、菜汁等，以预防维生素 C 缺乏。学前儿童每日维生素 C 的需要量为：6 个月前每日 40mg，6 个月至 1 岁每日 50mg，1～4 岁每日 60mg，4～7 岁每日 70mg。

5. 维生素 D

维生素 D 具有抗佝偻病的作用，故又称抗佝偻病维生素，属于类固醇化合物。

（1）维生素 D 的生理功能

维生素 D 能促进钙、磷的吸收和利用，促进骨骼、牙齿的正常生长和发育。学前儿童缺乏维生素 D 可患佝偻病。

（2）维生素 D 的来源

维生素 D 在食物中的含量极少，只有肝脏、蛋黄、乳类中有少量存在，乳类以母乳含维生素 D 略多。人体获取维生素 D 的主要来源是晒太阳。人体皮肤中的 7- 脱氢胆固醇经阳光中紫外线的照射可变成维生素 D。因此，晒太阳是获取维生素 D 的最简便的方法。学前儿童每日户外活动的时间不应少于 2 小时。

（3）学前儿童维生素 D 的需要量

根据中国营养学会《中国居民膳食营养素参考摄入量（DRIs 2013）》推荐，学前儿童每天维生素 D 的摄入量均为 10μg。若维生素 D 摄入不足可使幼儿患佝偻病或手足抽搐症；摄入过量会引起维生素 D 中毒症。

【对接资格证】

命题分析：学前儿童容易缺乏的无机盐、维生素是本节考查重点，一般以单选题、简答题以及材料分析题的形式考查。

典型例题：婴幼儿应多吃鸡蛋、奶等食物，保证维生素 D 的摄入，以防止维生素 D 缺乏而引起（　　）。

A. 呆小病　　　　B. 异食癖　　　　C. 佝偻病　　　　D. 坏血病

【答案】C

【解析】维生素D具有预防佝偻病的作用，长期缺乏会引起佝偻病。呆小病往往由于缺碘而引起；坏血病是由于人体缺乏维生素C所引起的疾病；异食癖是由于缺锌而引起的；佝偻病往往是由于缺乏维生素D而引起的。

（三）水

水是构成人体组织的重要物质。对生命而言，水的作用仅次于氧气，即使没有食物，人类仍能靠饮水维持生命2～3周。若体内水分不足，会使人口干舌燥，皮肤干燥，血液浓缩，使正常生理机能发生障碍，影响健康甚至危及生命。机体丢失20%的水就不能维持生命。

1.水的生理功能

水是构成人体细胞和体液的必要成分。学前儿童体内水的比例相对比成人多，占体重的70%～75%。水是人体组织、体液的主要成分，在体内含量最高，细胞内液约占体重的40%，细胞外液约占体重的20%。

水是代谢反应的基础。水是机体物质代谢必不可少的溶液媒介，机体内一切化学反应都必须有水参加。

维持体温恒定。人体通过血液循环将体内物质代谢产生的热量均匀地分布到全身，当人体产生的热量过多或外界环境温度过高时，就会通过出汗散发热量，保持体温的相对恒定。

水是载体。各种物质的吸收、运输和排泄都要借助于水。

润滑作用。眼球、关节、人体组织间的水都可起到润滑的作用。例如，泪腺分泌眼泪，避免角膜干燥；关节腔里有滑液，避免骨与骨之间的摩擦。

2.人体内水的主要来源

人体内水的来源有三个：饮水约占50%；食物中含有的水约为40%；体内物质代谢产生的水（或称内生水）约占10%。人体平均每天可从食物中获得1000毫升的水，蛋白质、糖类和脂肪代谢可供给300毫升的代谢水，此外的水（约1200毫升）必须由液态食物、白开水和饮料等来补充，以保证体内水的平衡。

理想的饮水是符合卫生要求的、价格低廉的白开水。学前儿童饮用应以白开水为主，辅助一些自制汤水饮料如绿豆汤、酸梅汤、稀粥等。

3.学前儿童对水的需要量

学前儿童新陈代谢旺盛，体表面积相对较大，水分蒸发多，年龄越小，水的需要量越多（见表4-4）。此外，水的需要量与儿童的活动量、气温和食物的种类有关。活动量大、气温高、出汗多，水的需要量就会增加。另外，摄入的蛋白质、无机盐多，水的需要量也会增加。

表 4-4　学前儿童每日每千克体重水的需要量[1]

年龄（岁）	0～1（包括）	1～3	4～6	7～12
水量（毫升）	110～155	100～155	90～110	70～85

水分摄入不足或丢失过多，可引起体内失水即脱水，导致水和电解质紊乱，严重者可危及生命。所以，学前儿童每日饮水量要充足，尤其是在大量出汗、腹泻、呕吐后，机体丢失大量水分，应及时补充水分，以防脱水。

因此，学前儿童每天要定时喝水、主动喝水，饮水应以白开水为主，辅助一些自制饮料如绿豆汤、酸梅汤、鲜榨果汁、稀粥等。

【复习巩固】

1. 什么是营养素？人体需要的营养素有哪些？

2. 学前儿童的热能主要消耗在哪些方面？

3. 简述蛋白质的生理功能和食物来源。

4. 简述碳水化合物的生理功能和食物来源。

【学以致用】

1. 学前儿童患有坏血病时可引起皮下出血（皮肤出现瘀斑）、牙龈出血，甚至骨膜下出血。坏血病产生的原因是什么？如何合理安排学前儿童膳食以预防坏血病？

2. 学前儿童长期维生素 B_1 摄入不足会导致"脚气病"：最初疲乏、腿脚无力、食而无味，病情进一步发展可出现肢体麻木、水肿、肌肉萎缩、感觉迟钝，严重时可因心力衰竭而死亡。维生素 B_1 的主要食物来源是什么？预防脚气病，托幼机构应如何搭配学前儿童的膳食？

【模拟练习】

1. 某患儿具有异食癖表现，这可能是由于缺乏（　　　）。

A. 微量元素铁　　　　B. 微量元素锌　　　　C. 微量元素碘　　　　D. 维生素 A

2. 促进机体吸收维生素 A、维生素 D、维生素 E、维生素 K 的营养素是（　　　）。

A. 蛋白质　　　　　　B. 碳水化合物　　　　C. 脂类　　　　　　　D. 微量元素

3. 富含钙的食物是（　　　）。

A. 虾皮　　　　　　　B. 猪肝　　　　　　　C. 胡萝卜　　　　　　D. 西红柿

---

[1]　朱家雄、汪乃铭、戈柔编著：《学前儿童卫生学（修订版）》，125 页，上海，华东师范大学出版社，2006。

4.阳光中的紫外线照射到皮肤上可生成（   ）。

A.维生素 A   B.维生素 B$_1$ C.维生素 C   D.维生素 D

5.构成甲状腺素的主要元素是（   ）。

A.铁   B.锌   C.碘   D.钙

6.下列营养素中，不属于产热营养素的有（   ）。

A.维生素   B.蛋白质   C.脂类   D.糖类

第二讲

学前儿童的营养与膳食

一、孕期营养 ●●●

随着生活水平的提高，人们对"吃"越来越讲究，孕妇尤其如此。但是如何才能吃得好，吃得科学合理，并不是每一个孕妇都知道。妊娠是一个复杂的生理过程，由于怀孕后胎儿的生长发育和孕妇自身的双重需要，必须从食物中获得足够的营养物质，才能满足妊娠期的需要，并为分娩和产后泌乳进行营养储备。

（一）孕期营养的重要性

孕妇营养状况的优劣，不仅直接影响自身的健康，而且对胎儿的生长发育甚至一生的健康也会产生不可估量的影响。如果孕妇营养摄入不足，胎儿又需要从母体中摄取有关的营养物质，那么会造成孕妇营养缺乏症，如孕妇贫血、骨质软化症。孕妇营养不良也会导致胎儿发育障碍、流产、早产、死胎，或胎儿畸形，或出生时体重偏轻，抵抗力差，易得病易死亡。有关资料表明，孕妇营养不良，特别是蛋白质的供应不足会导致胎儿脑细胞发育不佳，影响智力发育。因此，想要一个健康、聪明的孩子，孕期营养非常关键。

（二）孕期合理营养

1.叶酸

叶酸在细胞分裂和繁殖中起着重要作用，可以防止贫血、早产，预防胎儿畸形。补充叶酸在妊娠早期尤为重要，因为孕早期正是胎儿神经系统发育的关键时期。孕妇要常吃叶酸丰富的食物，如面包、面条、白米和面粉等谷类食物，以及肝脏、菠菜、龙须菜、芦笋、豆类、苹果、柑橘等。除了食补外，还可以口服叶酸片来保证每日所需的叶酸量。孕妇最好在怀孕前 3 个月开始补充叶酸直至怀孕满 3 个月。每天保证摄入 400g 各种蔬菜，且其中1/2以上为新鲜绿叶蔬菜，可提供约 200 μgDFE 叶酸（见表 4-5）。

表 4-5　提供 200 μgDFE 叶酸的一天蔬菜类食物搭配举例

例一			例二		
食物名称	重量（g）	叶酸含量（μgDFE）	食物名称	重量（g）	叶酸含量（μgDFE）
小白菜	100	57	韭菜	100	61
甘蓝	100	113	油菜	100	104
茄子	100	10	辣椒	100	37
四季豆	100	28	丝瓜	100	22
合计	400	208	合计	400	224

2. 维生素 C

维生素 C 可以缓解牙龈出血，提高机体抵抗力，预防牙齿疾病。孕妇可多吃新鲜的水果、蔬菜，如柑橘、草莓、苹果、青椒、番茄、黄瓜、菠菜、油菜、菜花、白菜等。

3. 维生素 B_6

维生素 B_6 可以缓解妊娠呕吐，在麦芽糖中含量较高，此外香蕉、马铃薯、黄豆、胡萝卜、核桃、花生、菠菜等植物性食物中也富含维生素 B_6。

4. 维生素 D

维生素 D 可以促进钙、磷的吸收利用，胎儿骨骼发育需要大量的钙，孕妇要多吃奶制品和其他含钙丰富的食物。同时，孕妇还要多晒太阳来获得维生素 D，平时多吃肝脏、蛋、乳类等食物来获取维生素 D。

5. 钙

胎儿骨骼和牙齿迅速钙化的时期，孕妇需要很多的钙质，因此，孕妇每天应该多吃富含钙的食物，如牛奶、虾皮、豆制品、绿叶蔬菜等。

6. 铁

在怀孕中后期，孕妇和胎儿血流量增加，对铁的需要增加，要注意补充铁，否则可能会有贫血症状。

7. 锌

孕妇如果缺锌，会影响到胎儿的生长，可能导致胎儿的脑、心脏等重要器官发育不良。缺锌会造成孕妇味觉、嗅觉异常，食欲减退，消化和吸收功能不良，免疫力降低，势必造成胎儿发育迟缓。

（三）不同妊娠时期的营养需要

1. 孕早期（怀孕 0～3 个月）

孕早期是胚胎发育的初级阶段，是胎儿主要器官发育形成的时期，孕妇要注意膳食中的营养均衡，保证各种维生素、微量元素和其他无机盐的供给。

这个时期，大多数孕妇会出现恶心、呕吐、挑食、偏食、厌食等早孕反应，所以孕妇应当尽可能选择自己喜欢的食物，以刺激、增进食欲。孕早期食物应清淡，少食多餐。如果妊娠反应严重，呕吐厉害，终日不思饮食，并有脱水现象，孕妇全身乏力，精神差，应去医院治疗，在医生指导下补充营养。

孕早期是胎儿神经系统发育的关键期，叶酸关系到胎儿神经系统的正常发育。所以孕妇宜多摄入叶酸含量丰富的食物，以防止贫血、早产，预防胎儿畸形。如各种绿色蔬菜（如菠菜、生菜、芦笋、龙须菜、油菜、小白菜、菜花等）、动物食品（如肝脏、肾脏、畜禽肉及蛋类、奶制品）、水果（橘子、草莓、樱桃、香蕉等）、豆类、坚果类。除了食补外，还可以口服叶酸片来保证每日所需的叶酸量。必要时每天服用 400 微克叶酸，一直到妊娠 3 个月。

2. 孕中期（怀孕 4～6 个月）

孕中期是胎儿迅速发育的时期，胎儿生长发育较快，组织器官在迅速分化、完善，对于营养的需求也增多。这个时期，孕妇的早孕反应已过，胃口好转，可以多补充一些营养丰富的食物，如富含优质蛋白质的食物、新鲜的蔬菜水果。孕中期是胎儿骨骼发育的关键时期，孕妇对钙的需要量增加了 40%。奶制品、豆制品、海产品、绿叶蔬菜等都是较好的钙源。

3. 孕晚期（怀孕 7 个月到生产）

在此阶段，胎儿生长发育更快，胎儿体内需要储存的营养素增多，孕妇需要的营养也达到高峰，加上需要为分娩储备能量，所以孕妇应根据自身的情况调配饮食，尽量做到膳食多样化，扩大营养素的来源，保证营养和热量的供给。但是也要注意不可营养过剩，以免造成孕妇肥胖，胎儿过大，增加分娩困难。

怀孕期间，孕妇要定期进行产前检查，以便及时了解胎儿生长发育状况以及孕妇自身的身体状况——身体的胖瘦、是否贫血、是否有妊娠糖尿病等疾病，根据医生指导，调整膳食结构。

二、新生儿、婴儿喂养 ●●●

婴幼儿时期是人的一生中生长发育最为迅速的阶段，也是大脑、身体发育的关键时期，不仅营养需求量大，而且每一个阶段所需要的营养也有所不同，所以要分阶段进行科学喂养。

6 个月内婴儿母乳喂养指南：

◆产后尽早开奶，坚持新生儿第一口食物是母乳。

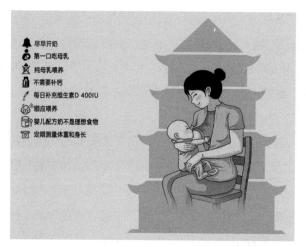

图 4-1 中国 6 月龄内婴儿母乳喂养示意图

◆坚持 6 月龄内纯母乳喂养。

◆顺应喂养，建立良好的生活规律。

◆产后数日开始补充维生素 D，不需补钙。

◆婴儿配方奶是不能纯母乳喂养时的无奈选择。

◆检测体格指标，保持健康生长。

——《中国居民膳食指南 2016》第 191 页。

（一）提倡母乳喂养

对出生 6 个月以内的婴儿，母乳是最好的食物和饮料。

1. 提供丰富的营养

第一，母乳中营养素齐全，是婴儿最理想的营养品。母乳含有婴儿所需要的全部营养，而且搭配合理。只要母亲身体状况许可，就应尽可能实行母乳喂养。

母乳中的钙、磷比例适宜，吸收、利用率高，有利于婴儿牙齿和骨骼的发育。

母乳中的蛋白质以乳清蛋白为主（牛奶蛋白以酪蛋白为主），而且母乳中乳蛋白和酪蛋白的比例，最适合新生儿、特别是早产儿的需要。

母乳中所含的乳糖比其他乳类多，且母乳直接喂哺，母乳中的维生素 C 和维生素 B_1 等营养素不被破坏。

母乳的成分随婴儿月龄增加而变化，以适应婴儿的营养需要。

第二，母乳中所含的水分可满足婴儿的需要，母乳喂养解饥还能解渴。

2. 母乳喂养可以使婴儿少得病

第一，母乳含有抗体，可增强婴儿的抗病能力。母乳，特别是初乳（产后一周内的乳汁），含有多种抗病物质，使新生儿有了抵抗病菌侵袭的"盾牌"。因此，发生肺炎、腹泻等疾病的危险相应减少。初乳中还含有抑制细菌繁殖的溶菌酶，也对新生儿起着保护作用。

第二，健康的母乳干净无菌，且喂哺方便，不会受环境中病菌的污染。

第三，母乳喂养能防过敏。母乳喂养的婴儿不易患过敏性疾病，如哮喘、婴儿湿疹等。

3. 母乳的成分更有利于婴儿脑的发育

第一，母乳中含有丰富的半胱氨酸和氨基牛磺酸，有利于婴儿脑细胞发育，促进智力发育。

第二，母乳含有较多的乳糖。脑细胞需要乳糖提供的热能。

4. 母乳喂养能给予婴儿更多的关爱

母乳喂养是强化母婴情感的纽带。母乳喂养时母亲与婴儿肌肤相亲、目光交流，使婴儿感受到更多的母爱，增加安全感，有利于成年后建立良好的人际关系。

5. 母乳喂养对母亲也有益

第一，婴儿吮吸乳汁，可使母亲子宫收缩，有利于产后子宫复原，减少产后出血。

第二，降低妈妈患乳腺癌和卵巢癌的危险。[1]

第三，避免铁质流失。妈妈母乳喂养可推迟月经恢复，减少身体铁质的流失，而且还能达到自然避孕，保持一定的生育间隔。

第四，哺乳可消耗母体多余的脂肪，帮助妈妈尽快恢复体型。

第五，哺婴是只有母亲才能享受的天伦之乐。

（二）人工喂养和混合喂养

人工喂养：用母乳代用品或代乳品（如配方乳、代乳粉）等喂养 6 个月以内的婴儿。人工喂养时应满足婴儿所需要的能量与各种营养素。人工喂养只有在母亲无法母乳喂哺时采用。

人工喂养虽不如母乳优越，但如能选择优质代乳品，调配得当，仍可以满足婴儿营养的需要，使婴儿正常地生长发育。但如果采用的食品营养价值低，配制不当，食具消毒不彻底，容易引起营养不良和消化紊乱。

1. 选择代乳品

（1）配方奶粉

配方奶粉是将牛奶通过高科技手段加以改造，使其成分更接近母乳。制备中将鲜牛奶脱去部分盐分，加入乳清蛋白，调整酪蛋白的比例，并以植物油置换部分乳脂肪，使

---

[1] 纪若思、朱丽萍、华嘉增：《母乳喂养研究进展》，载《中国妇幼保健》，2011（1）。

其不饱和脂肪酸增加。另外，加入各种维生素和微量元素，如铁、锌、铜等。人工喂养，首选配方奶粉。

（2）鲜牛奶

如无条件选用配方奶粉，需要完全用鲜牛奶喂养婴儿，则需将牛奶加以调制使之接近人奶的成分。配制要做到以下几点：

一是鲜牛奶中加糖。牛奶所含的乳糖较人奶少，按 5% ~ 8% 的比例加糖，可使牛奶所提供的热量接近人奶。

二是煮沸。煮沸可使酪蛋白的颗粒变小，在胃内形成较小的乳凝块，提高鲜牛奶的消化吸收率。因鲜牛奶易被细菌污染，也应煮沸消毒。

三是补充维生素 A 和维生素 C。因鲜牛奶缺乏维生素 A，在煮沸过程中维生素 C 易被破坏，除喂奶外需添加鱼肝油和果汁、菜水等，以补充维生素 A 和维生素 C。

（3）鲜羊奶

羊奶的营养价值也很高，但羊奶含维生素 B_{12}、叶酸较少，长期羊奶喂养易导致营养性巨幼细胞性贫血。故以羊奶喂养的婴儿应添加维生素 B_{12}、叶酸。

（4）全脂奶粉

由鲜牛奶经消毒、脱水、喷雾干燥制成。因经喷雾干燥处理，蛋白质凝块细小、柔软，较鲜奶易于消化，且已灭菌消毒，适宜婴儿食用。配制时按重量 1∶8 或容量 1∶4 加水稀释成纯牛奶，其成分与鲜牛奶基本相似。

（5）豆浆及豆制代乳粉

在没有条件得到乳类及其制品的情况下，豆浆及豆制代乳粉可供 3 个月以上的婴儿食用，但需要补充鱼肝油。一般豆制代乳粉，以大豆粉为主，加米粉、蛋黄粉、蔗糖、骨粉及核黄素配制而成。

不宜作代乳品的食品有以下几种：

一是糕干粉、乳儿糕。这类食品一般用米粉或面粉制成，主要成分为谷类淀粉，蛋白质的质和量均较差。若长期用作婴儿主食，会导致营养不良。这类食品只能用作辅食。

二是麦乳精。麦乳精的主要成分为炼乳、蔗糖、麦芽糖及可可粉，含糖量高达 65% ~ 70%，蛋白质含量低，不能用作代乳品。

三是甜炼乳。甜炼乳是牛奶浓缩到原容量的 2/5 后，加 40% 的蔗糖制成。食用前需加水稀释至适宜甜度，经稀释后蛋白质的含量很低。甜炼乳不宜用作代乳品。

2. 人工喂养注意事项

第一，选择好的代乳食品。6 个月以内的婴儿可选择蛋白质含量较低的婴儿配方奶粉，6 ~ 8 个月的婴儿可选用蛋白质含量较高的配方奶。对乳类蛋白质过敏的婴儿，可选用以大豆作为蛋白质的配方奶。

第二，婴儿每日需要的奶量按婴儿体重计算。每日每千克体重需牛奶100毫升，如婴儿6千克重，每天应喝牛奶600毫升，约三瓶奶，每3～4小时喂一次奶。

第三，牛奶的浓度要适当。婴儿食用的牛奶不能过浓也不能过稀。过浓会使宝宝消化不良，大便中带有奶瓣，过稀则会使宝宝营养不良。

第四，每次喂奶前试奶温。可将乳汁滴几滴于手背或手腕处，以不烫手为宜。

第五，适量补充水。母乳中水分充足，母乳喂养的婴儿在6个月以前一般不必喂水，而人工喂养的婴儿则必须在两顿奶之间补充适量水。

第六，应尽早添加辅助食品。

3. 混合喂养

混合喂养，指因各种原因造成的虽然保持母乳喂养，但同时部分采用母乳代用品喂养婴儿的喂养方式。——《中国居民膳食指南2016》第320页。混合喂养包含两种方法：补授法和代授法。

（1）补授法

6个月以内的婴儿，因母乳不足需混合喂养时，宜用补授法，即母乳优先，不足的用配方奶粉等补充。

（2）代授法

母乳量充足，只是不能按时喂哺，可用配方奶粉代替一次至数次母乳，称代授法。

两种方法由母亲根据情况选择，这样乳汁的分泌由于经常受刺激仍可维持。混合喂养的喂哺次数与母乳喂养相同。同时还要根据不同的月龄添加各种辅食，使营养素的摄入满足婴儿快速生长的需要。6个月以后婴儿已添加较多的辅助食品，母乳量不足时可逐渐由混合喂养过渡到人工喂养。

（三）添加辅助食品

无论是母乳喂养、人工喂养还是混合喂养，都应在适当的时候给婴儿添加各类辅助食品。按时添加辅食，可保证婴儿生长发育正常，体重不出现滑坡，对预防贫血和增强机体抵抗力也有重要作用。

7～24月龄婴幼儿喂养指南：

◆继续母乳喂养，满6月龄起添加辅食。

◆从富含铁的泥状食物开始，逐步添加达到食物多样。

◆提倡顺应喂养，鼓励但不强迫进食。

◆辅食不加调味品，尽量减少糖和盐的摄入。

◆注重饮食卫生和进食卫生。

◆定期检测体格指标，追求健康生长。

——《中国居民膳食指南 2016》第 210 页

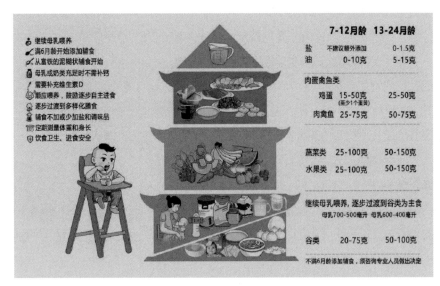

图 4-2　中国 7 ～ 24 月龄婴幼儿平衡膳食宝塔

1. 添加辅食的目的

（1）补充乳类营养成分的不足

尽管母乳、婴儿配方奶粉等乳制品仍是 4 ～ 6 个月后婴儿的最佳食物，但它们所含的能量和营养素，尤其是铁已不能完全满足婴儿生长发育的需要。因此，从 4 ～ 6 个月开始，应及时合理添加辅食，包括果汁、菜汁等液体食物，米粉、果泥、菜泥等泥糊状食物以及软饭、烂面条，切成小块的水果、蔬菜等固体食物，以便增加营养以促进婴儿的生长发育。

（2）为断奶作准备

一是生理上的准备。从生理上讲，婴儿的口腔、胃肠以及消化腺，要有相当长的适应阶段，才能完成以下的转变：从吮吸无形的流质，到咀嚼有形的固体食物；从消化单一的乳汁到消化五谷杂粮、禽肉蛋、瓜果、蔬菜等。

婴儿的饮食必须从流质过渡到半流质、半固体食物，最后到 1 岁多断奶以后能摄取固体食物，直至和成人吃一样的食物。

二是心理上的准备。婴儿吃惯了母乳，在心理上对母乳有一种依恋情绪，及时为婴儿添加辅食，可以冲淡婴儿恋乳的心理，为断奶作好心理上的准备。

2. 添加辅食的原则

给婴儿添加辅食时，要遵循以下原则。

（1）从少量到多量

添加辅食应使婴儿有一个适应的过程，如添加蛋黄，先从 1/4 个开始，3 ～ 4 天后婴儿无不良反应，增至 1/3、1/2，再增至一整个蛋黄。

（2）从稀到稠

从流质到半流质，再到固体食物，循序渐进。如从米汤开始增加到吃稀粥，再到软饭、烂面条等。

（3）由细到粗

如增添绿叶菜，从菜汁到菜泥，乳牙萌出后再试尝菜末。

（4）由一种到多种

添加辅食的品种，要待婴儿适应一种后再添加另一种，不要同时添加几种。

此外，一定要在婴儿健康、消化功能正常时添加辅食，患病时最好暂停添加新的辅食，不要急于求成或随心所欲，要遵循科学规律，否则容易引起孩子消化不良、呕吐、腹泻等不良反应。

三、幼儿膳食 ●●●

幼儿所需的各种营养素都是从日常摄取的各种食物中获得的。人类的食物是多种多样的，每一种食物所含的营养成分也不尽相同。为了保证身体健康，促进生长发育，学前儿童的膳食必须进行合理选择和搭配。

（一）幼儿膳食的特点

根据幼儿生理和心理的特点，膳食方面有以下几个特点。

第一，乳类已不是主要的食物，但每天最好摄入牛奶 300 ～ 400mL，以防止蛋白质和钙供应不足。

第二，食物种类越来越多。

对于 3 岁以上的幼儿，除含脂肪和糖太多的食物，以及辛辣刺激的食物外，一般食物都可以食用。

第三，食物要碎、细、软、烂，易于消化。

由于学前儿童的消化系统还不够完善，消化能力还比较弱，学前儿童的膳食要尽量做到碎、细、软、烂。

第四，讲究食物的色、香、味、形，能促进学前儿童的食欲。

学前儿童时期是形成良好饮食习惯的时期，一些儿童有偏食、挑食的倾向，因此学前儿童的膳食不仅要注意科学搭配、讲究营养平衡，而且要在食物的色、香、味、形上下功夫，尽量使食物外形美、色诱人、味可口、香气浓、花样多，以促进幼儿的食欲。

（二）幼儿膳食的配置

1.食材的选择与储存

（1）食材的选择

托幼机构选购食物既要根据学前儿童生长发育的需要选择营养丰富、保证热能供给而又容易消化的食物，还必须保证食物的卫生和新鲜，不被致病微生物和有毒有害物质污染。下列食物不能选用。

细菌污染和腐烂变质的食物：霉变的粮食，腐烂的蔬菜、水果，有异味的肉类、蛋类、奶类等已被细菌污染，不仅营养素被大量破坏，营养价值降低，而且食用后可能导致疾病。

刺激性过强的食物：辣椒、酒、浓茶、咖啡等刺激性较强的食物会引起幼儿的大脑过度兴奋，妨碍正常休息，对他们的健康成长有害。

含有亚硝胺和多环芳香烃的食品：腌腊制品，烘烤、熏制的食物，如咸菜、火腿、熏鱼等含有亚硝胺和多环芳烃等致癌物质，经常食用会导致肝癌、胃癌、食道癌等。

含农药、人工色素等有害物质的食物：农药残留量大的蔬菜水果如不用清水浸泡洗净，可能导致农药中毒，应选购无公害的绿色食品；长期食用添加人工色素的食物，对人体也是有害的。

无生产许可证、无保质期的食物：无食品卫生生产许可证的企业生产的熟食、点心、饮料；超过保质期的食品；使用不符合国家卫生标准的食品添加剂、防腐剂的食品。

含天然有毒物质的食物：有些动植物含有天然的有毒物质，如畸形的动植物、发芽的土豆、未煮熟的四季豆等。

（2）食物储存

幼儿园进行食物储存是为了防止食物变质，延长食物的可食用期限，主要措施有低温、去除水分和添加防腐剂。最常用的方法是冷藏和冷冻。冷藏和冷冻是利用冰箱、冰柜等降低食物中酶的活性和化学反应速度。使用时要根据不同食物选择适宜的温度和湿度，并在储存期限内食用食物。

幼儿园储存粮食类食物时应储存在低温、干燥的地方，且要防霉、防虫、防鼠；皮厚多蜡质的蔬菜（如南瓜、洋葱等）能较长时间保存，而叶类蔬菜、水果等食物不易储存，应每天选购新鲜的。

总的来说，目前市场上各类食品的供应都非常充足，除少数不方便的园所外，幼儿园的膳食供应所需的粮食、肉类、禽蛋、蔬菜、水果等都应选购新鲜卫生的，减少储存量，缩短贮存期，以保证幼儿膳食的质量。

2.幼儿膳食配置的原则

第一，科学合理、营养平衡。

幼儿膳食应注意科学合理，各种营养素齐全、合理搭配、供应量适宜，以满足幼儿身体迅速生长发育对营养素的需要。

幼儿膳食的营养平衡是指膳食中不仅含有满足人体需要的各种营养素，而且营养素的数量和比例适宜。营养素过多、过少或比例失调，都可能影响幼儿的身心健康。

三餐的热量分配要合理，供给要充足。正常幼儿每日总热量的需求量为每千克体重420千焦，我国1～6岁幼儿每日需要的热能分别约是：4620千焦、5040千焦、5670千焦、6090千焦、6720千焦、7140千焦。一日三餐的热量分配为：早餐占25%～30%，午餐占30%～40%，晚餐占25%～30%，上、下午的点心（乃至晚餐后的加餐）占10%～15%。

第二，食物多样、促进食欲。

第三，清洁卫生、容易消化。

托幼机构的膳食必须保证清洁卫生，新鲜良好。从采购、加工到成品都必须进行严格的卫生监控，严防食物中毒。还要根据幼儿消化系统发育不完善的特点，在烹制食物时尽量采用蒸、煮、炖等烹饪方式，食物要尽量做到碎、细、软、烂，使幼儿容易消化。既要尽可能保持食物中的营养素不受损失，又要注意食物要煮熟、煮透，避免油腻、辛辣、刺激性的食物。

3. 幼儿膳食巧搭配

虽然食物没有好坏之分，但每一种食物所含有的营养素种类不同，各种营养素的含量也有区别。因此，必须对食物进行合理搭配才能实现膳食平衡。具体来说，可以参照以下几点进行膳食搭配。

（1）粗细搭配

米、面等精细粮中赖氨酸含量少，但甘薯里赖氨酸的含量却很多。细粮容易消化、口感好，而粗粮含B族维生素、膳食纤维、无机盐等更为丰富。如果将粗细粮搭配着吃，就可以提高营养价值，能兼顾到幼儿的食欲和营养需要。

（2）荤素搭配

动物性食物（荤食）富含优质蛋白质，但摄入过多会增加肝肾负担，尿酸增高，增加患痛风、肥胖、高血压等心脑血管疾病的风险。蔬菜类素食富含维生素和无机盐，荤素搭配可避免身体摄入过多的饱和脂肪酸与胆固醇，并弥补荤食缺乏膳食纤维和某些水溶性维生素的不足，有利健康。

（3）谷物和豆类搭配

豆类的营养价值高，特别是大豆蛋白质为优质蛋白质，所含必需氨基酸的种类比较齐全，尤其是富含赖氨酸，正好弥补了谷物赖氨酸的不足，而大豆中缺乏的蛋氨酸，又可以从谷物中补充。因此，谷豆混食，可起到"蛋白质的互补作用"。

（4）蔬菜五色搭配

一般来说，深绿色、红色、橘色、紫色等深色食物，所含的胡萝卜素、铁、钙等优于浅色蔬菜，而浅色蔬菜可用于调剂口味，但每日蔬菜应以深色菜为主。

（5）米面搭配

米面是我国人民的主食，我们每天从其中获得身体所需的60%～70%的能量，50%左右的蛋白质和大部分B族维生素，还有部分矿物质。由于我国地域气候上的差别，长期以来形成了南米北面的饮食习惯，就营养物质的摄取来说，偏食米或偏食面都是不科学的。米面所含糖类物质以及所产生的能量几乎相差无几，但米中的脂肪含量明显高于面，这种富含不饱和脂肪酸的植物油对人体具有滋养作用。另外，米中所含的钾、镁、锌的含量以及烟酸的含量都比面要高。与大米相比，小麦的蛋白质含量更高，因而有补虚损、强气力的功效。面中维生素 B_1、维生素 B_2、维生素 E 的含量以及钙、磷、钠、硒等无机盐的含量高于大米。此外，小麦含膳食纤维比大米高十多倍，而且面粉的淀粉颗粒比大米大，在小肠中难以吸收，因此，面食可帮助肠蠕动，防止发生便秘。米面各有所长，食用时应各半搭配，取长补短。

（6）干稀搭配

每餐主食有干有稀，或有菜有汤，吃着舒服，水分也充足。如面包配牛奶、豆浆，馒头配小米粥等，可同时满足幼儿对水分和热量的需要。

4. 幼儿膳食制作中的注意事项

（1）幼儿膳食配置的依据

《中国居民膳食指南 2016》中"一般人群膳食指南"和"学龄前儿童膳食指南"：

一般人群膳食指南：

推荐一：食物多样，谷类为主。

推荐二：吃动平衡，健康体重。

推荐三：多吃蔬果、奶类、豆类。

推荐四：适量吃鱼、禽、蛋、瘦肉。

推荐五：少油少盐，控糖限酒。

推荐六：杜绝浪费，兴新食尚。

——《中国居民膳食指南 2016》第 1 页

中国营养学会于 2016 年发布的"学龄前儿童膳食指南"，主要是适用于 2 周岁后至满 6 周岁前的儿童，是基于 2～5 岁儿童的生理和营养特点，在一般人群膳食指南的基础上增加的关键推荐。

◆规律就餐，自主进食不挑食，培养良好的饮食习惯。

◆每天饮奶，足量饮水，正确选择零食。

◆食物应合理烹调，易于消化，少调料，少油炸。

◆参与食物选择与制作，增进对食物的认知和喜爱。

◆经常户外活动，保障健康生长。

——《中国居民膳食指南 2016》第 231 页

幼儿需要保持食量与能量消耗之间的平衡，3～6岁幼儿每日膳食中各种食物的需要量可以参见学龄前儿童平衡膳食宝塔。不同年龄幼儿各类食物的每日参考摄入量见表4-6。

表 4-6　2～5 岁儿童各类食物每天建议摄入量（g/d）

食物	2～3 岁	4～5 岁
谷类	85～100	100～150
薯类	适量	适量
蔬菜	200～250	250～300
水果	100～150	150
畜禽肉类		
蛋类	50～70	70～105
水产品		
大豆	5～15	15
坚果	—	适量
乳制品	500	350～500
食用油	15～20	20～25
食盐	<2	<3

——《中国居民膳食指南 2016》第 233 页

（2）讲究烹调方法

第一，炊事员制作膳食时要考虑幼儿消化系统的特点，避免油腻、辛辣、刺激的食物，尽量采用蒸、煮、炖的烹调方法，将食物煮熟、煮透，并做到细、碎、软、烂，有利于幼儿的消化。

第二，尽量保留食物中的营养素。炊事员应具备一定的营养学知识，掌握正确的烹饪方法，在食物加工过程中尽量减少营养素的损失，保留最多的营养成分，从而保证幼儿能从食物中摄取到尽可能多的营养素。

米面加工。米经过淘洗，维生素 B_1 的损失率可达 40%～60%，蛋白质、脂肪、无机盐也都有损失。因此，淘米要用冷水，不要用力搓米，不必反复淘洗，以减少营养素的流失。做饭、煮粥时不要放碱，制作面食时尽量减少油炸，以免 B 族维生素受损。

蔬菜加工。蔬菜切后再洗会导致维生素 C 流失，而且切后在水中浸泡的时间越长，维生素 C 损失就越多。因此，蔬菜要先洗后切，切后就炒，急火快炒。

动物性食物加工。动物性食物要尽量切细、切薄，切后裹少量淀粉，急火快炒，使其表面凝固，以减少营养素的损失。

炊具选用。炊具的材质也会影响到食物中营养素的保存。如用铝锅烹调食物，维生素 C 损失最少，为 0～12%，用铁锅烹调损失 0～31%，而用铜制锅损失高达 30%～80%。

第三，避免产生并尽量去除有毒有害物质。

托幼机构烹制食物时要尽量避免采用烘烤、腌制、熏制的方法，这类方法会使食物中的蛋白质、脂类和糖类焦化，产生变性氨基酸和有毒的多环芳香烃等致癌物质。每炒完一道菜要刷洗干净锅再炒下一道菜，否则残留在锅中的有机物经反复加热也可产生致癌物质。

生豆浆含有皂素、抗胰蛋白酶等有害物质，对胃肠道有刺激性，可引起恶心、呕吐、腹泻等症状。生豆浆加热到 80℃左右时可出现"假沸"现象，此时有害物质并未被破坏。因此，煮豆浆泡沫上溢时可改用小火煮，煮开煮透后方可饮用。四季豆也含有皂素、抗胰蛋白酶等，食用前应用清水浸泡，然后煮熟煮透，使有毒物质被破坏掉。

要避免用铁锅煮酸性食物或用铁制容器存放醋、酸梅汤、山楂汁等食物，因为酸会溶解出大量的铁，食用后会导致呕吐、腹痛、腹泻等中毒症状。

第四，要使食品具有良好的感官性状，增进食欲。

【直通幼儿园】

过完寒假，中班陈老师发现班级里好几个孩子胖了。与家长沟通后得知这几个孩子都爱吃肉，假期里整天待在家里大鱼大肉地吃，加之活动又少，很快便超重了。爷爷奶奶觉得孩子能吃是好事，所以没有加以限制。

肥胖会影响身心发育，幼儿园和家庭都要密切关注孩子的营养状况，根据孩子的年龄、运动状况提供所需营养，科学制定食谱，既不要营养不良，又不要营养过剩。

（三）幼儿良好饮食习惯的培养

饮食习惯是生活习惯的重要组成部分，良好的饮食习惯关系着幼儿的身心健康。有的幼儿零食不断，以致胃内经常有食物，半饥半饱，吃饭时没有食欲，得不到足够的营养，进而影响生长发育。有的幼儿偏食、挑食——有的不喝牛奶，有的不吃青菜，有的不吃豆腐，有的不吃肉，等等，以致食物单调，得不到足够的营养。有的看到好菜独吞，有的不肯自己吃饭，需要喂饭。

良好的饮食习惯如下：

第一，饮食均衡，不偏食、不挑食，少吃零食。

第二，吃饭定时定量，不暴饮暴食。

第三，吃饭细嚼慢咽，不狼吞虎咽。

第四，专心吃饭、安静吃饭，不说笑打闹，不边吃边玩。

第五，注意饮食卫生，把住病从口入关。饭前便后要洗手；生吃蔬菜瓜果要洗干净；不吃变质、霉变的食物。

第六，注意就餐礼仪。自幼儿上桌开始，就要培养良好的就餐礼仪，如咀嚼、喝汤时不应发出大的声响；夹菜时不东挑西拣；不浪费饭菜；懂得谦让，学会分享，不应把好吃的独吞。

【直通幼儿园】

新学期开始了，小班的李老师发现班里的浩浩吃饭速度特别慢，嘴里含着米饭好半天都不嚼，其他幼儿都吃完了，他还没吃几口，不得已老师只好给他喂饭。后来李老师和浩浩的妈妈沟通，了解到浩浩在家吃饭都是由奶奶喂饭的，边吃边玩。

良好的进餐习惯是健康的基础，培养幼儿良好的进餐习惯，是家庭和幼儿园的共同责任。

（四）幼儿食谱的编制

幼儿食谱的编制要遵循《中国居民膳食指南 2016 版》中特别提到的幼儿膳食指南。另外，还要遵循以下原则。

拓展阅读

食谱编制步骤及举例

第一，食谱的编制要满足幼儿每日能量、蛋白质、脂肪和糖类的需要。

第二，各营养素之间的比例要适宜。

第三，食物的搭配要合理。注意主食与副食、荤食与素食、粗粮与细粮等食物的平衡搭配。

第四，膳食制度要合理。幼儿每日以三餐两点制为宜。三餐热量分配大致为：早餐早点共占约 30%，午餐加午点占 40% 左右，晚餐占 30% 左右。

第五，注意制作和烹调方法。食物的品种、数量和烹调方法，应适合幼儿消化系统特点，如饭菜在不破坏营养素的情况下，尽量碎、细、软、烂，口味宜清淡，色香味形俱全，并经常更换烹调方法。

第六，根据季节变化配制膳食。冬季可适当多用高热量的食物，夏季应多用清淡爽口的食物。

【复习巩固】

　　1.幼儿膳食的特点是怎样的？其配制的原则是什么？

　　2.托幼机构选购食品时应避免哪些情况？

　　3.配制幼儿膳食时各种食材应如何巧妙搭配？

拓展阅读

如何为孩子选择
强化食品

【学以致用】

　　这是某幼儿园给孩子提供的午餐（排骨炖土豆、米饭），请你从膳食搭配的角度对这次午餐进行分析。

【模拟练习】

　　1.对出生 4～6 个月的孩子，最好的食物和饮料是（　　）。

　　A.牛奶　　　　　　B.羊奶　　　　　　C.鲜果汁　　　　　　D.母乳

　　2.因母乳不足或母亲不能按时给婴儿喂奶，须加喂牛奶或其他乳品，这属于（　　）。

　　A.混合喂养　　　　B.人工喂养　　　　C.母乳喂养　　　　D.辅助喂养

第三讲

托幼机构厨房及厨房工作人员的卫生要求

一、厨房卫生要求 ●●●

托幼机构的厨房要接受当地卫生主管部门的卫生监督，申领《卫生许可证》，具体卫生要求如下：

一是厨房应有符合卫生要求的工作面积，厨房各室的安排符合工作程序。

二是厨房内应有排烟、排气、防尘、防蝇、防虫、防鼠的设备。

三是厨房内应有消毒设备，幼儿每餐用后的餐具要严格按照卫生要求进行消毒处理。

四是厨房应有提供清洁水源和排放污水的设施。

五是厨房应有垃圾和污物处理的设施，以便及时处理废物，防止害虫和臭气。

六是生熟食品分开存放，生熟刀案严格分开，烹调操作应采用流水作业法，以防生食与熟食交叉感染。

七是厨房内严禁外人出入，严禁吸烟等。

二、厨房工作人员的卫生要求 ●●●

对厨房工作人员的卫生要求如下：

一是每年至少接受一次健康检查，并接受卫生知识培训，凭卫生防疫部门颁发的合格证持证上岗。

二是工作时必须穿戴洁净的工作服、工作帽和口罩，头发不得外露，不得吸烟。

三是注意保持个人清洁卫生，勤洗头、勤换衣服、勤剪指甲。

四是上班前、便后要洗净手，如厕前要脱去工作服。

五是食物烹调好后不得在公用或幼儿的食具中取食尝味。

六是烧菜、分菜时不能对着食物咳嗽、打喷嚏或说话。

七是厨房工作人员如患传染病,应立即调离工作岗位,痊愈后体检合格才能恢复工作。

【复习巩固】

1.托幼机构的厨房卫生要求有哪些?

2.托幼机构厨房工作人员的卫生要求有哪些?

【学以致用】

请尝试调查一所幼儿园的厨房卫生情况，并提出合理建议。

【模拟练习】

下列有关托幼机构厨房工作人员的卫生要求，不正确的是（　　　）。

A.烧菜、分菜时不能对着食物咳嗽、打喷嚏或说话

B.注意保持个人清洁卫生，勤洗头、勤换衣服、勤剪指甲

C.工作时必须穿戴洁净的工作服、工作帽和口罩，头发不得外露

D.厨房工作人员如患有传染病，应立即调离工作岗位，痊愈后可以直接恢复工作

第四讲

托幼机构的膳食制度

托幼机构应建立膳食管理制度并严格执行，保证提供给学前儿童的膳食符合营养和卫生要求。

一、托幼机构的膳食管理制度 ●●●

托幼机构的膳食应由专人负责管理。托幼机构的伙食费应专用，做到计划开支，合理使用。工作人员的伙食应与学前儿童的伙食分开，不允许侵占学前儿童的伙食费。

托幼机构的膳食管理主要包括以下几项。

一是合理安排学前儿童的就餐时间和就餐次数。学前儿童胃的排空时间为3～4小时，正餐的两餐间隔以3.5～4小时为宜，每餐进餐时间为20～30分钟。3～6岁的学前儿童，可每日安排三餐及两次加餐。

二是根据当地不同季节食品的供应情况，制定出适合于学前儿童年龄特点的食谱，并定期进行更换。

三是准确掌握当日学前儿童出勤人数，每天按人按量供应主副食，不吃隔夜剩饭菜。

四是合理分配每餐热量：2～5岁儿童应安排早、中、晚三次正餐，在此基础上还至少有两次加餐。一般分别安排在上、下午各一次。早餐占20%、早点占10%、午餐占35%、午点占10%、晚餐占25%。

五是定期计算学前儿童的进食量和营养量，对学前儿童的饮食状况以及营养状况进行分析，发现问题，及时采取相应措施等。

【对接资格证】

命题分析：托幼机构的膳食制度是考查重点，多以选择题的形式进行考查。

典型例题：《幼儿园工作规程》指出，幼儿园应制定合理的幼儿一日生活作息制度，两餐间隔不少于（　　　）。

A. 2.5 小时　　　　　　B. 3 小时　　　　　　C. 2 小时　　　　　　D. 3.5 小时

【答案】D

【解析】《幼儿园工作规程》明确规定，幼儿园应制定合理的幼儿一日生活作息制度，两餐间隔时间不少于 3.5 小时。

二、托幼机构的膳食调查与营养评价制度 ●●●

要了解幼儿在托幼机构的营养状况，了解幼儿通过膳食所获得的热能和各种营养素的数量和质量是否满足和有利于其生长发育，需要对托幼机构的膳食进行调查并评价其营养状况。

（一）评价途径

评价食谱一般有以下几种途径：一是到托幼机构各班观察分析幼儿的进餐情况，了解食物品种的选择与搭配、食物数量及烹饪方法等；二是定期对幼儿进行体检，根据幼儿的身高、体重、血红蛋白含量等指标分析其生长发育情况（与各年龄组的标准进行对比），从而了解幼儿的膳食是否平衡合理；三是定期进行膳食调查和营养计算，按照幼儿对营养的需要及推荐的摄入量，将计算结果进行对照并分析，若发现营养素不足或过量，及时调整食谱。

（二）评价方法

常用的膳食评价方法有观察法、称量法、计账法和营养测算法。

1. 观察法

观察法是指直接观察幼儿的进食状况和食谱（食物搭配、花样品种、烹调方法等），了解幼儿的膳食情况。这种方法非常直接方便，缺点是很不准确。

2. 称量法

称量法是指运用测量工具在每餐食用前对各种食物进行称重并记录，吃完后对剩余或废弃部分进行称重并扣除，再除以进餐人数，从而得出准确的个人每种食物的摄入量。然后按食物成分表中每百克食物计算，所求得的数字为每天所摄取的营养素含量。应用称量法作膳食调查所需时间至少一周，时间较长，但获得的数据较准确。

3. 计账法

查阅过去一段时间（如一个月）托幼机构的食物消耗总量和用餐人数，计算出每人每天各种食物的摄入量，然后再按食物成分表计算出这些食物所供给的营养素和热量。此法简便、快捷，但不够精确。

4. 营养测算法

这是最准确的评价方法，是托幼机构运用营养计算软件进行食物营养计算、三餐营养分析，以测算每人每日的营养量，进而给出比较全面、详细的营养分析报告。目前，一般托幼机构每年在 3 月、6 月、11 月进行三次营养测算，示范托幼机构要求每月进行一次营养测算。

（三）评价内容

第一，食物种类是否齐全，各类食物的量是否充足，是否做到了食物的多样化，烹调方法是否合理。

第二，幼儿摄入的食物营养量是否稳定平衡。一般来说，供给幼儿热量和营养素可根据经济状况作调整和提高，但不能低于营养学会所提出的供给量标准。寄宿制托幼机构每天供给热量不低于供给量标准的90%，全日制托幼园所幼儿不低于80%。

第三，三种产能营养素的供能比例是否合理。蛋白质供能占12%～15%，脂肪供能占30%～35%，糖类供能占50%～60%。

第四，优质蛋白质占总蛋白质的比例是否恰当。动物性蛋白质和豆类蛋白质占总蛋白质的1/2左右，不能低于1/3。

第五，三餐能量摄入分配是否合理。幼儿一日三餐中，各餐热量的分配以早餐（含早点）约占全日量的30%，午餐（含午点）约占全日量的40%，晚餐约占30%为宜。

对托幼机构带量食谱进行评价时，要尽量权衡评价，综合考虑各方面的因素，这样才能做到科学评价，从而提出正确合理的膳食指导建议。

三、托幼机构良好进餐环境的创设 ●●●

托幼机构要为幼儿创设健康适宜的进餐环境。健康适宜的进餐环境包括以下几方面。

一是餐厅光线充足，空气新鲜流通，温度、湿度适宜，餐桌与食具清洁美观，室内布置幽雅整洁等。

二是进餐气氛和谐、组织有序，进餐前或进餐时不要批评或体罚幼儿，使他们保持愉快的情绪进餐。

三是播放轻松、优美的音乐，以促进幼儿食欲。

四是教育儿童在进餐时不要说笑打闹，养成安静吃饭的良好习惯。

【复习巩固】

1.托幼机构的膳食制度包括哪些内容?

2.托幼机构应为幼儿创设怎样的进餐环境?

【学以致用】

学前儿童的喉保护性机能比较弱，容易出现呼吸道异物。预防呼吸道异物，托幼机构应如何培养学前儿童良好的进餐习惯?

【模拟练习】

1.幼儿膳食中,蛋白质供给热能应占总热能的(　　)。

A.25%～30%　　　　　　　　　　B.50%～60%

C.12%～15%　　　　　　　　　　D.25%～35%

2.一日三餐能量分配要合理,早餐占全天热能的(　　)。

A.25%～30%　　　　　　　　　　B.30%～40%

C.10%～15%　　　　　　　　　　D.25%～35%

3.根据学前儿童的消化特点,3～6岁的学前儿童每天以"三餐两点"制为宜,每次进餐时间不少于(　　)。

A.10 分钟　　　　　　　　　　　B.20 分钟

C.30 分钟　　　　　　　　　　　D.40 分钟

第五讲

食品卫生与食物中毒

安全健康的食品是学前儿童健康成长的基本保障,为学前儿童提供安全健康的食品,要讲究食品卫生,严格遵循食品选购、食物烹调和食物贮存的卫生要求,谨防食物中毒。

一、认真做好食品制备相关环节的卫生工作 ●●●

(一)谨慎选择食材,防止食物中毒

托幼机构既要根据学前儿童生长发育的需要选择营养丰富、保证热能供给而容易消化的食物,又必须确保食物的卫生和新鲜,不被致病微生物和有毒有害物质污染。下列食物不能选用:细菌污染和腐烂变质的食物;刺激性过强的食物;含有亚硝胺和多环芳香烃的食品;含农药、人工色素等有害物质的食品;无生产许可证、无保质期的食物;含天然有毒物质的食物等。

(二)注意食品清洁

对食材进行科学加工和贮存,谨防食物污染和中毒。

【直通幼儿园】

　　某幼儿园午餐后不久，幼儿开始午睡。刚睡没一会儿，幼儿就接二连三地喊："老师，我肚子疼。"带班老师连忙过去看，发现很多幼儿脸色苍白，表情痛苦，赶快通知配班老师第一时间把情况报告给园长。园长意识到问题的严重性，立即拨打120，将幼儿送去附近的医院。

　　医生怀疑幼儿食物中毒。后经对当天的食物进行检查化验，果然是圆白菜农药残留严重超标，导致幼儿中毒的罪魁祸首就是午餐的圆白菜炒肉。

　　食品安全关系着幼儿的健康，幼儿园要认真做好食品卫生工作，谨防食物中毒。

　　果蔬类食物要认真清洗，削皮处理，确保无农药残留；生熟食品分开加工，砧板、菜刀、炊具等分开使用；生熟食品分类保存，冰箱内，熟食放上边，生食放下边，易污染的食物最好单独密封放置，严防食物互相污染；发芽的马铃薯、未煮透的豆浆会导致食物中毒，禁止食用。

二、做好进食环节的卫生保健工作 ●●●

　　一是为幼儿选择温热的饭菜。幼儿的饭菜既不能过热，也不能过冷。过热的饭菜容易造成烫伤，过冷的饭菜容易污染，也容易刺激幼儿的肠道，引起消化不良和腹泻。

　　二是进餐前，和进餐相关的身体部位应清洗干净，防止病从口入。比如，幼儿的手、口都应做好清洁工作。

　　三是幼儿使用的餐具、进餐的桌椅、进餐的环境都要做好清洁工作。

　　四是注意进餐卫生。教育幼儿进餐时不要说话，不要捡食掉在餐桌或地板上的饭粒。

三、托幼机构食物中毒的预防 ●●●

　　食物中毒是指健康的学前儿童由于进食正常数量的可食状态的被细菌、农药等污染的食物或有毒动植物而引起的疾病。

　　（一）食物中毒的类型

　　根据引起中毒的物质，可以将食物中毒分为如下几类。

　　一是微生物（此处特指细菌）引起的中毒。细菌引起的食物中毒可分为胃肠型食物中毒（以消化系统症状为主）和神经型食物中毒（以神经系统症状为主）。

　　二是有毒动植物引起的中毒。毒素来自食物本身，如河豚中毒、

拓展阅读

世界卫生组织倡导
的食品安全制备
10 条原则

发芽土豆中毒、毒蘑菇中毒等。

三是化学毒物引起的中毒。农药、鼠药等常用的毒药可能混入食物或残留于食物，而引起化学毒物中毒。

四是真菌毒素和霉变食物中毒。如谷物、甘蔗等由于某些原因可能产生霉变和真菌繁殖，学前儿童食用这类食物可能发生真菌毒素和霉变食物中毒。

（二）食物中毒的症状及处理

症状：突然发病，恶心、呕吐、腹痛、腹泻、头痛、发烧，出现昏睡、昏迷甚至死亡。

处理方法：一旦发现学前儿童进食有毒食物，要尽快催吐：让学前儿童张大嘴，用压舌板、筷子或手指刺激咽部，催其呕吐，并可立即服食牛奶、蛋清、豆浆等以保护消化道黏膜，减少毒物的吸收。催吐后，要及时送医治疗（就医时带上学前儿童所食食品的样品）。

（三）食物中毒的预防措施

一是食品采购由专人负责，定点采购，坚持采购索证制度。

二是采购的蔬菜由专人负责用蔬菜农药快速测试卡进行检测，如检测阳性的应弃之，每日检测结果应进行登记。

三是食堂工作人员应做好食堂的安全防范工作，禁止外来人员进入食品加工场所。

四是从市场购回的青菜要用充足的自来水浸泡和冲洗，严防农药中毒，不得向学前儿童供应隔夜食品，食堂严格执行卫生管理制度，防止发生食物中毒。

五是工作人员必须凭有效健康证和培训证上岗，每年进行健康检查一次，严格做好个人卫生工作，上班时穿戴工作服、工作帽上岗。

六是总务处和卫生室要定期到食堂进行卫生检查，对存在的问题及时向工作人员提出并限期改正。

【复习巩固】

1. 托幼机构在食品选购、加工和保存方面，应注意哪些卫生要求？

2. 请尝试调查一所幼儿园的膳食卫生情况，并提出合理建议。

【学以致用】

某幼儿园因给幼儿食用了农药残留超标的圆白菜导致食物中毒。托幼机构应如何预防食物中毒？

【模拟练习】

下列有关食材的操作方法，不正确的是（　　　）。

A.果蔬类食物要认真清洗，削皮处理，确保无农药残留

B.生熟食品分开加工，砧板、菜刀、炊具等分开使用

C.豆浆煮到沸腾即可食用

D.易污染的食物最好单独密封放置，严防食物互相污染

【单元小结】

本单元知识对应幼儿教师资格证考试标准中的生活指导部分，主要介绍和学前儿童相关的营养和膳食系列知识，包括营养学基础知识、学前儿童的营养与膳食、托幼机构厨房及厨房工作人员的卫生要求、托幼机构的膳食制度、食品卫生与食物中毒五部分内容。阐述了六大营养素的生理功能、食物来源和学前儿童的能量需要，介绍了孕期营养的重要性及如何合理安排孕期营养，强调了婴儿期母乳喂养的优越性，依照《中国居民膳食指南》科学喂养婴儿、合理配制学前儿童的膳食，并介绍了学前儿童带量食谱的编制方法，强调了做好托幼机构膳食管理的制度和卫生要求，介绍了食品卫生和食物中毒的关系及预防方法，这些是学生做好学前营养保育工作的基础和依据，也是幼儿教师资格证必考科目《保教知识与能力》的重要知识来源。

【课外拓展】

1.中国营养学会妇幼分会：《中国孕期、哺乳期妇女和0～6岁儿童膳食指南》，北京，人民卫生出版社，2010。

2.黄爱民：《幼儿园带量食谱的制定》，载《中国食物与营养》，2006（12）。

3.蒋一方主编：《0～3岁婴幼儿营养与喂养》，上海，复旦大学出版社，2011。

4.王君、刘玲：《婴幼儿科学喂养大全书》，哈尔滨，黑龙江科学技术出版社，2011。

5.吴婕翎：《3～6岁儿童健康成长营养餐》，沈阳，辽宁科学技术出版社，2012。

·第四单元过关检测题·

▶ **第五单元**

▶ **学前儿童的疾病预防**

▶ 思维导图

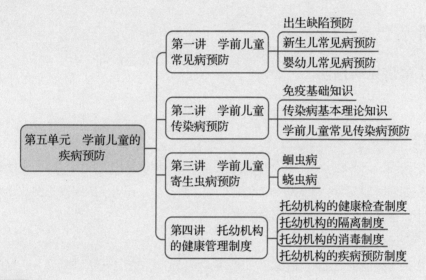

▶ 学习目标

1. 树立爱国情怀和民族自豪感，培养职业敬畏感和职业道德。

2. 了解出生缺陷的形成原因及预防措施。

3. 了解新生儿常见病的症状和预防措施。

4. 了解婴幼儿常见病的症状，掌握婴幼儿常见病的预防和护理技术。

5. 理解掌握传染病的特征、发生和流行的环节以及预防措施。

6. 熟悉学前儿童常见传染病的病因和症状，掌握其预防措施。

7. 了解托幼机构的各种疾病预防制度和实施方案。

学前儿童的身体正处于旺盛的生长发育阶段，各部分机能尚不成熟，免疫功能较差，对疾病的抵抗能力低，容易发生各种疾病；同时，由于受到学前儿童语言表达能力的限制，对疾病的轻重程度无法做出准确的预判，影响后续治疗和疾病预后，甚至对学前儿童健康造成不可逆的伤害。因此，作为幼儿教师，了解学前儿童各年龄阶段常见疾病的病因、症状、预防和护理，可以早期发现疾病，及时采取有效措施，为疾病的后续治疗打好基础，最大限度地保护学前儿童的健康。

第一讲

学前儿童常见病预防

一、出生缺陷预防 ●●●

出生缺陷，几乎是每一个准父母的梦魇。然而，什么是出生缺陷？病因是什么？怎么预防？如何早期发现？准妈妈、准爸爸们却了解甚少。在出生缺陷发生例数逐年上升的情况下，普及孕前保健知识尤为必要。

（一）什么是出生缺陷？

出生缺陷是指新生儿刚出生就有的疾病，就是俗话说的"先天性畸形"，是指新生儿出生前、在妈妈肚子里时，就出现的身体结构、功能或者代谢异常。

（二）出生缺陷形成的原因

1. 遗传因素

遗传因素是指遗传物质异常而引起的疾病，包括染色体异常和基因异常，如21-三体综合征（先天愚型）、血友病等。

2. 环境因素

环境因素包括生物因素、物理因素、化学因素和药物因素等。

（1）生物因素

生物因素是指母亲在孕期接触某些病原微生物（如病毒、细菌、寄生虫等），这些病原微生物通过胎盘屏障进入胎儿体内，影响胎儿器官雏形的建立过程，导致先天畸形。因病毒体型小，容易通过胎盘屏障，是主要的致畸微生物，其中风疹病毒、水痘、带状疱疹病毒、肝炎病毒和梅毒螺旋体致病概率更高。

（2）物理因素

物理因素主要是指辐射和各种大气因素。核辐射、各种放射线辐射、空气污染可引起染色体畸变，导致胎儿发生畸形。

（3）化学因素

甲醛等化学物质进入胎儿机体，也会引起染色体和基因突变，导致先天畸形。

（4）药物因素

抗生素类如链霉素、卡那霉素等以及激素类和活疫苗类药物在孕早期即致畸敏感期使用均有致畸危险。

（5）其他

如烟、酒，大量饮酒后胎儿发生畸形的危险很大；其特征为发育迟缓、小头畸形、多发性小样畸形等，吸烟可引起流产、早产、先天性心脏病和新生儿低体重等。

（三）出生缺陷的危害

在我国，出生缺陷已经成为突出的公共卫生和社会问题，出生缺陷的危害性主要表现为以下五个方面。

第一，随着卫生状况的改善和生育医疗保健水平不断提高，婴儿死亡率呈下降趋势，但出生缺陷所造成的胎儿和婴儿死亡比重在逐渐增加，出生缺陷已成为我国婴儿死亡的主要原因。

第二，致残率高。患有严重出生缺陷的孩子，可能还没生下来就死在妈妈肚子里，或生出来以后很快死亡；存活者也会留下后遗症，造成终身残疾。

第三，治疗费高。《中国经济卫生》2006 年第 3 期统计数据显示，2003 年我国每一新发唐氏病例的经济负担是 39 万元，所有新发病例的经济负担达 70 亿元。每年新发的先天性心脏病患者的生命周期总疾病负担超过 126 亿元，像脑瘫、聋、盲、哑、先天性智力低下等根本无法估算。

第四，痛苦终生。有出生缺陷的孩子，功能缺陷是与生俱来、伴之终生的，不但本人要痛苦一辈子，其父母和家人也常常遗憾、痛苦终生。

第五，严重影响国民素质。国家卫健委 2018 年发布的《中国出生缺陷防治报告》中显示，我国目前出生缺陷率为 5.6%，每年新增 90 万例，近 15 年增长了 74.9%，出生缺陷是我国儿童残疾的主要原因，出生缺陷约 30% 在 5 岁前死亡，我国先天性残疾约占全部残疾的 9.6%（814 万）。出生缺陷给社会、家庭带来沉重负担。

（四）预防出生缺陷

为了减少出生缺陷发生，世界卫生组织（WHO）提出了出生缺陷"三级预防"策略。一级预防：指通过健康教育、选择最佳生育年龄、遗传咨询、孕前保健、合理营养、避免接触放射线和有毒有害物质、预防感染、谨慎用药、戒烟戒酒等孕前阶段综合干预，减少出生缺陷的发生。二级预防：指通过孕期筛查和产前诊断识别胎儿的严重先天缺陷，早期发现，早期干预，减少缺陷儿的出生。三级预防：指对新生儿疾病的早期筛查，早期诊断，及时治疗，避免或减轻致残，提高患儿生活质量。其中，二级预防是目前最重要的工作，通过产前筛查或者产前诊断可以确保早发现、早干预，避免畸形儿的出生。

预防出生缺陷的具体措施：

一是加强有关预防出生缺陷知识的宣传，使大家都有一定的出生缺陷预防知识。

二是禁止近亲婚配。

三是怀孕前到计生服务站、医院等服务机构做孕前咨询和检查。

四是怀孕前3个月开始补充含叶酸的多种维生素。

五是加强产前筛查。

六是加强产前检查。

七是加强新生儿筛查。

八是加强孕期、产期、哺乳期保健和孕妇、胎儿及新生儿管理。

九是提倡六优：优恋、优婚、优孕、优产、优育、优教。

【对接资格证】

命题分析：本节内容教资考试中出现的可能性相对较低，一般会以客观选择题的形式出现。

典型例题：孕妇要慎用药，什么时期是胎儿对药物最敏感时期？这个时期胎儿主要器官正在形成，受到药物干扰时，容易出现先天畸形。（   ）

A. 怀孕头三个月　　　　　　　B. 怀孕中期

C. 怀孕最后两个月　　　　　　D. 怀孕最后三个月

【答案】A

【解析】药物引起胎儿畸形多发生在妊娠的前三个月内，因为这一时期是胎儿器官分化、形成的时期，因此，妊娠期前三个月应尽量避免使用致畸形的药物。

【复习巩固】

1. 出生缺陷发生的原因有哪些？

2. 出生缺陷有什么危害？

3. 如何有效预防出生缺陷？

【学以致用】

长春市某医院 2011—2013 年出生缺陷发生率占前五位的疾病依次为：先天性心脏病、外耳畸形、多指（趾）、先天性脑积水、唇裂合并腭裂。

试分析：如何有效预防出生缺陷，具体措施有哪些？

【模拟练习】

1.出生缺陷也叫先天异常，是指孩子出生之前，因发育紊乱导致（　　　）。

A.身体某些部位或器官，如头颅、眼睛、心脏等结构或功能与正常的孩子不一样

B.新生儿黄疸和肺炎　　　C.背部及臀部有胎记　　　D.口腔有马牙

2.出生缺陷的产生与（　　　）和环境因素有关，或者由于两者相互作用而发生。环境因素包括物理因素、生物因素、化学因素及营养因素等。

A.夫妇文化程度　　　　　　　B.孩子出生后体质

C.遗传因素　　　　　　　　　D.家庭经济状况

3.为了（　　　），世界卫生组织（WHO）提出了出生缺陷三级预防策略：一级预防是在孕前和孕早期进行健康教育和指导，预防出生缺陷的发生；二级预防是在孕期进行产前筛查和产前诊断，减少缺陷儿的出生；三级预防是对新生儿先天性疾病进行筛查，对出生缺陷儿进行治疗和康复，提高患儿生活质量。

A.减少出生缺陷的发生　　　　B.阻断传染病的发生

C.彻底医治遗传病　　　　　　D.阻断寄生虫的感染

二、新生儿常见病预防 ●●●

新生命的降临，带给家庭的幸福和快乐是不言而喻的。新生宝宝的一举一动都牵动着爸爸妈妈的心，宝宝健康快乐地成长是父母最大的心愿。但新生儿身体抵抗力低、对环境的适应能力弱，疾病表现和其他年龄的学前儿童差别很大，新手父母没有经验，容易贻误病情或者过度紧张，不恰当的护理也为新生儿的健康埋下隐患，因此了解新生儿的疾病和护理知识尤为重要。

（一）发热

一般人正常的体温范围是 35.0℃ ~ 37.3℃，体温超过正常范围为发热。人民卫生出版社 2021 年版《儿科学》中对发热进行了分度：低热 37.5℃ ~ 38.0℃，中度发热 38.0℃ ~ 39.0℃，高热 39.0℃ ~ 41.0℃，超高热 > 41.0℃。

一般情况下，婴幼儿体温下午比上午略高一些，这是正常现象。

测量体温有三种方法，即腋温、口温、肛温，肛温比较准确可靠，腋温则相对更加方便。

怎样知道新生儿是否发热呢？

1. 观察

第一，发现新生儿面红、唇干、出汗、烦闹、呼吸气粗、吃奶时口鼻出热气。

第二，手脚发烫。

第三，体温表测定更准确，测腋下温度 5 分钟。

2. 护理

新生儿发热，应以物理降温为主，使用退烧药物应在医生指导下进行，以防产生毒副作用。

第一，体温不超过 38.5℃，一般无须服药，注意观察，多喂温开水。体温高于 38.5℃，应给予口服退烧药物。

第二，调节室温。室温应保持在 15℃～25℃，若室温高于 25℃，减少或松开衣服和包被，以便散热降温。

第三，体温超过 39℃，可用温水擦浴。要求水温 30℃～34℃，主要擦浴前额、颈部、腋下、四肢和大腿根部，经上述处理后，应立即去医院检查治疗。

婴儿体温调节功能不完善，当患病或环境改变时，过分"捂"或喂水不足，都可以引起发热，一般不需要吃退烧药，若要用药，应在医生指导下进行。

（二）新生儿腹泻

一般来说，母乳喂养的新生儿很少发生腹泻，这是因为母乳不仅营养成分比例恰当，而且含有多种抗体，可有效降低腹泻的发生。人工喂养的新生儿，常因牛奶放置时间过长变质或食具消毒不严而造成消化道感染，导致腹泻发生。气候剧变、奶粉冲配不当，也可造成新生儿消化功能紊乱，发生腹泻。

1. 轻度腹泻

大便为黄绿色，可带有少量黏液，有酸臭味，呈薄糊状，每天大便约 6 次以下。

2. 重度腹泻

大便次数增多，每天多达 10 次以上，出现明显脱水，小儿哭声低微，体重锐减、尿少，如不及时治疗将危及生命。因此新生儿发生腹泻时应及时治疗。

（三）新生儿呕吐

1. 生理性呕吐

主要表现：

一是喂养姿势不对、喂养不当、喂得过饱、喂奶时啼哭、吸空奶瓶、奶头过大或凹陷引起大量气体进入呕吐；

二是奶瓶喂养时橡皮奶头孔眼过大、吸奶过急和过快，喂奶后平卧或过多、过早翻动，引起呕吐。

护理：注意喂养姿势，不要喂得过饱，新生儿啼哭时不急于喂奶，不吸空奶瓶，喂完奶后，将新生儿抱伏在母亲的肩上，轻拍背部，让新生儿将吞入胃内的空气排出，然后将新生儿右侧卧位放下。

2. 病理性呕吐

主要表现：

一是呕吐奶水频繁，呕吐物为奶瓣或绿色胆汁，呕吐量多；

二是生下来就呕吐，无胎便排出，并伴有腹胀；

三是2～3周开始，呈进行性、持续性吐奶；

四是呕吐呈喷射性，吐奶为奶凝块，不含胆汁；

五是大便量少，吐后饥饿感很强。

护理：上述呕吐表现可能是胃肠道感染、颅内病变、先天性肠道畸形（闭锁或狭窄）引起，应立即去医院诊治，否则会延误病情，带来严重后果。

（四）新生儿湿疹

湿疹又名奶癣，是一种常见的过敏性皮肤病，多为蛋白质过敏，常因母亲吃鱼虾引起。

1. 分布

湿疹多分布于新生儿的脸部、眉毛之间、耳后、颈部、四肢。

2. 表现

表现为很小的斑点红疹，散在或密集分布在一起，流黄水、瘙痒，搔抓可致出血或感染，干燥时则结成黄痂。此病在1～2岁后自愈。

3. 护理

第一，穿宽大的衣服，衣料应无刺激性，最好是棉布，避免毛衣接触皮肤；

第二，不用热水或肥皂洗，不晒太阳；

第三，局部不应随便上药，在急性期用2%～4%硼酸水湿敷，然后用氧化锌软膏外涂，轻症用炉甘石洗剂外涂；

第四，婴儿应勤剪指甲，纱布包手，防止搔抓。

（五）新生儿脐炎

一般新生儿脐带4～10天十脱。

脐炎是指因断脐消毒不好，护理不当，过早脱落后污染，发生脐轮脐窝红肿伴少量分泌物，重者发热，引起全身感染，危及生命。

护理：出生后，每天晨起用75%酒精消毒脐部，用消毒纱布包好。脐轮红，有分泌物，可先用75%酒精消毒，再用龙胆紫涂脐部，保持脐部干燥；若脓性分泌物增多并有臭味，应请医生处理。

（六）新生儿黄疸

新生儿出生后2～3天，有1/2～2/3的新生儿皮肤、黏膜渐渐发黄，到出生第7天发黄最为明显，即为新生儿黄疸。

新生儿黄疸的发病是有原因的。胎儿在母亲体内时，氧气靠母体的血液提供。由于血液中氧浓度有限，胎儿在宫内处于低氧环境，刺激红细胞生成素的产生，增加了红细胞的数量。出生后，新生儿开始自主呼吸，从空气吸收氧气，血液中氧浓度提高，原存于体内过多的红细胞被破坏，造成血液中胆红素增加，但因正常的肠道菌群没有建立，肝脏功能又不健全，不能及时处理增加的胆红素，导致新生儿皮肤、黏膜和肌膜黄染，出现黄疸。

拓展阅读

新生儿护理

观察护理：

第一，新生儿生理性黄疸，一般很轻微，7～10天自行消退，不需治疗，进食葡萄糖水即可；

第二，若黄疸在24小时内出现，并且发展迅速，或黄疸消退过迟，消退后又出现，都属于病理性黄疸，应及早去医院诊治。

【直通幼儿园】

某新生儿，出身体重3kg，足月生，出生后第四天出现脸部皮肤微黄，食欲和大小便都正常，各项生命体征也正常。家长送医院就诊，医生用经皮测黄疸仪测得胆红素浓度为10mg/L，判断该新生儿为生理性黄疸，叮嘱家长回去多晒太阳，注意观察，如两周后还不退再到医院来。

生理性黄疸是新生儿中最常见的临床问题，除有轻微食欲不振外，无其他临床症状。家长需要用心观察，细心护理，对新生儿健康没有任何影响。

【对接资格证】

命题分析：新生儿常见疾病是考查重点，新生儿护理和母乳喂养的知识也会以单选题形式考查，一般不会出问答题或者案例分析题。

典型例题：关于生理性黄疸的描述，下列哪项是错误的？（　　　）

A.出生后2～3天出现　　　B.7～14天最明显　　　C.一般情况良好

D.消退后不明显　　　　　E.早产儿较重

【答案】B

【解析】生理性黄疸在出生后2～3天出现，4～6天达到高峰，而不是7～14天。

【复习巩固】

1.新生儿发热如何护理？

2.新生儿生理性黄疸和病理性黄疸的区别是什么？

3.为什么要提倡母乳喂养？

4.新生儿脐炎如何护理？

【学以致用】

新生男婴，出生5天。2天前发现巩膜黄染，颜面、躯干也逐渐出现黄染。患儿没有发热、咳嗽、呕吐和抽搐等症状，大小便颜色较深，食欲良好。出生时体重3.6kg，母乳不足，以鲜牛乳喂养为主。母亲未服用过任何药物，身体健康。此患儿是生理性黄疸还是病理性黄疸？请说出判断依据。

【模拟练习】

1.新生儿脐带脱落的时间多是（　　　）。

A.一周内　　　　B.两周内　　　　C.三周内　　　　D.四周内

2.新生儿溶血症的黄疸多出现于（　　　）。

A.生后24小时　　B.生后2天　　　C.生后3天　　　D.生后7天

3.关于新生儿疾病的护理，下列哪种说法是错误的？（　　　）

A.护理时要了解新生儿疾病的特点

B.依据新生儿疾病特点给予特殊治疗和护理

C.做好病室的环境管理

D.做好病室外环境的管理

三、婴幼儿常见病预防 ●●●

婴幼儿时期身体各器官系统的发育尚未成熟，免疫系统也不完善，所以，对外界环境的适应能力和对各种病原微生物的抵抗力较差，容易发生各种感染。同时，由于婴幼儿生长发育速度非常快，营养需要相对比较多，此时若不注意合理营养和膳食，极易发生各种营养性疾病。

疾病是健康的大敌。各种疾病都会对婴幼儿的机体造成影响和伤害。其中，有些疾病的影响是短期的、可以弥补的，而有些疾病的影响则是长期的甚至是终生难以弥补的。疾病对婴幼儿的危害程度，取决于疾病发现的早晚和发现后的处理是否得当。作为在托幼机构一线的保教老师，在工作中认真观察，早期发现婴幼儿生病的迹象，对婴幼儿早期出现的症状进行准确辨别，并采取科学合理的预防护理措施，可有效降低疾病对婴幼儿健康的危害，为婴幼儿的正常生长发育打下一个好的基础。

（一）婴幼儿疾病早发现

疾病是一种生理失调现象，婴幼儿发生任何一种疾病，都会影响其生长发育、学习和生活。所以，婴幼儿疾病，"以防为主"。婴幼儿的抵抗能力弱，易生病，即使到了会说话的年龄，也不一定能准确地表达出他的感受，必须依靠大人的细心观察来及时发现情况。婴幼儿生病了，情绪、肤色、精神、食欲、睡眠、大小便等方面都会有所改变，家长和教师只要细心观察，就能早期发现疾病。

拓展阅读

幼儿疾病一般
症状的辨别

婴幼儿生病常有下述表现。

1. 情绪改变

幼儿有病时，就会一反常态，不仅出现一系列身体不适，而且情绪也会发生改变。健康的婴幼儿精神饱满，两眼有神，不爱哭闹。如果婴幼儿出现烦躁不安，面色发红，口唇干燥时，那么大多是发烧的征兆；目光呆滞、直视、两手握拳，是惊厥的预兆；两腿屈曲，阵发性哭闹、翻滚，是腹痛的表现；嗜睡、呕吐、脖子发硬，是脑炎的症状。

2. 胃口改变

婴幼儿平时食欲很好，突然食欲不振，并伴有精神不佳，有可能是发烧了，这时测量一下体温便可知晓；如果腹胀，不断打嗝、放屁，且气味酸臭，则可能是乳食停滞、消化不良；如婴幼儿拒食或食后哭闹，且口水多，可能是口腔疾病。

3. 呼吸改变

当婴幼儿呼吸变粗、变快，面部发红时，可能是发烧的表现；如果张口呼吸，那么多是鼻子不通气；呼吸急促，鼻翼翕动，口唇发红，这时应提防肺炎。

4. 睡眠改变

婴幼儿如果睡前烦躁不安，睡后颜面发红，呼吸急促，是发烧的表现；睡后大汗淋漓，婴幼儿可能发生了佝偻病；若入睡前爱用手抓肛门处，提示婴幼儿体内感染了蛲虫；睡后不断咀嚼或磨牙，则应提防蛔虫病。

（二）婴幼儿常见病的预防

婴幼儿免疫系统发育不完善，免疫功能低下，日常生活中，容易受到各种疾病的侵袭。作为幼儿教师，应该了解婴幼儿常见疾病的症状、预防和护理知识，在托幼机构中做到无病防病、有病能够及时发现并能采取正确处理措施，有效阻止疾病的发展，最大限度地保护婴幼儿的健康。

1. 呼吸系统疾病

（1）上呼吸道感染

上呼吸道感染（简称上感）又称普通感冒，是鼻腔、咽或喉部急性炎症的总称。全年皆可发病，冬春季较多。

①病因

上呼吸道感染有 70% ~ 80% 由病毒引起，另有 20% ~ 30% 由细菌引起。各种导致全身或呼吸道局部防御功能降低的原因，如受凉、淋雨、气候突变、过度疲劳等都可诱发本病。婴幼儿身体免疫力较差，发病率比成人高。

②症状

打喷嚏、鼻塞、流鼻涕，或咳嗽、咽干、咽痒或灼热感，或低热、不适、轻度畏寒、头痛，或声嘶、讲话困难、咳嗽时疼痛等。

③治疗

本病病情较轻，病程短，多数预后良好。注意休息、多饮水，室内保持空气流通。具有清热解毒和抗病毒作用的中药，有助于改善症状，缩短病程，亦可选用。

④预防

第一，避免受凉、淋雨、过度疲劳；避免与感冒患者接触，避免脏手接触口、眼、鼻，上呼吸道感染流行时应戴口罩，避免在人多的公共场合出入。

第二，增强体质。坚持适度有规律的户外运动，提高机体免疫力与耐寒能力是预防本病的主要方法。

（2）小儿急性扁桃体炎

小儿急性扁桃体炎指腭扁桃体的急性非特异性炎症，常继发于上呼吸道感染，并伴有程度不等的咽部黏膜和淋巴组织的急性炎症。乙型溶血性链球菌为主要致病菌。急性扁桃体炎多发生于儿童及青年，在季节交替、气温变化时容易发病。

①病因

乙型溶血性链球菌为本病的主要致病菌。非溶血性链球菌、葡萄球菌、肺炎双球菌、流感杆菌及腺病毒或鼻病毒、单纯性疱疹病毒等也可引起本病。

②症状

起病急，可有畏寒、高热、头痛、食欲下降、疲乏无力、周身不适、便秘等症状。剧烈咽痛为其主要症状，常放射至耳部，多伴有吞咽困难。患急性化脓性扁桃体炎时在其表面可见黄白色脓点或在隐窝口处有黄白色或灰白色点状豆渣样渗出物，婴幼儿表现为流口水。婴幼儿患者可因高热而引起抽搐、呕吐及昏睡，婴幼儿可因肠系膜淋巴结受累而出现腹痛、腹泻。

③治疗

一般治疗为卧床休息，进流质食物，多饮水，加强营养及疏通大便，咽痛剧烈或高热时，可口服退热药及镇痛药。抗生素应用要慎重选择，如多次反复发作急性扁桃体炎，特别是已有并发症者，应在急性炎症消退2周后施行扁桃体切除术。

④预防

注意个人卫生，锻炼身体，增强体质，提高机体抵抗力。

（3）肺炎

①病因

可由病毒或细菌感染引起，是3岁以下婴幼儿冬春季节的常见病。亦可由上感、支气管炎向下蔓延所致。

②症状

临床表现轻重不等。一般有发烧、咳嗽、气喘等症状。由上感和支气管炎蔓延所致肺炎，初起时常有鼻塞、打喷嚏、流鼻涕、咳嗽、咽痛、吞咽困难，发展至肺炎阶段上述症状加重，发热可高达39℃～40℃，部分患儿可伴呕吐、腹泻。患儿烦躁不安，重者可见呼吸困难、鼻翼翕动，口唇青紫，呼吸困难，精神极差，甚至会抽风、昏迷。

③预防

居室内要保持空气新鲜。开窗通风时要关门，避免对流风。冬天，保持室内适当的湿度，以防干燥空气对呼吸道的刺激。室温最好维持在18℃～22℃，要有充足的日照。

④护理

穿衣盖被均不宜太厚，过热会使患儿烦躁而加重气喘。一般可平卧，但需经常变换体位，以减少肺淤血，并防止痰液积存一处，有利于炎症消散。如有气喘，可用枕头将背部垫高，取半坐姿势，以利呼吸。

饮食宜清淡，年龄稍大的患儿可吃鸡蛋羹、面片、牛奶等好消化的食物。多喝水，免得痰液黏稠不好吐出。如果出现面色发灰、喘憋加重、烦躁不安、口唇发紫等现象，应立即送医院就诊。

肺炎一般经及时治疗，2～4周可好转。

【直通幼儿园】

某幼儿，男，6岁，在幼儿园活动时出现刺激性咳嗽，伴咽痛、胸痛，咳嗽带有黏痰，精神不振，食欲减退，烦躁不安，有轻度的腹泻、呕吐。当班教师立即联系了幼儿家长。家长带幼儿去医院检查确诊为急性肺炎。

幼儿的肺炎多由急性上呼吸道感染迁延不愈向下蔓延所致，所以如幼儿出现感冒等急性上呼吸道感染症状时，要及时治疗，减少引起肺炎的概率。

2.消化系统疾病

（1）腹泻

腹泻是婴幼儿的常见病，因为其消化系统发育不成熟，防御感染能力差，生长发育快，消化道负担重；某些幼儿在上呼吸道感染时，肠蠕动功能会不规则。腹泻也是婴幼儿营养不良的主要原因。

①病因

感染。因进食受污染的食物或者使用受污染的食具而被感染，夏秋季节生吃食物多，发病率较高。

饮食不当。比如婴幼儿对牛奶过敏，可发生腹泻。

腹部受凉。婴幼儿出去玩腹部受凉，或者贪吃冷饮冷食，也可引起腹泻。

②症状

一般分为轻度腹泻和重度腹泻，饮食不当和受凉引起的一般症状较轻，一日腹泻数次至十多次，大便呈蛋花汤样。感染引起的症状较重，起病急，一日十次至几十次，水样便，甚至因失水过多导致尿量减少或无尿，机体脱水严重和电解质紊乱，严重者会危及生命。

③护理

第一，合理调整饮食。不宜马上禁食，在腹泻大量丢失水分的情况下，禁食会加重脱水和酸中毒，如进食少，婴幼儿处于饥饿状态会引起肠蠕动增快和肠壁消化液分泌过多，从而加重腹泻。母乳喂养的可暂停添加辅食，人工喂养的可改喂脱脂或稀释的牛奶或米汤，好转后再过渡到正常饮食。

第二，注意腹部保暖，以减少肠蠕动。可用毛巾包裹腹部或热水袋热敷腹部，同时让婴幼儿多休息。

第三，不滥用抗生素。水样大便多为病毒或非侵袭性细菌所致，不必服用抗生素，可选用双歧杆菌制剂、乳酸菌素片等；黏液脓血便多为侵袭性细菌感染所致，应针对病原选用抗生素。

第四，保持肛门清洁。每次大便后用温水清洗臀部，如肛周发红，可涂抹鞣酸软膏，防止出现尿布疹及继发感染。

【直通幼儿园】

某幼儿园小班幼儿，入园当天下午开始发热，体温在37.5℃～38.5℃波动，呕吐，后出现腹泻。为蛋花汤样水便，无腥臭味，大便次数在十几次，精神差，食欲下降。根据症状、大便的次数和秋季的季节性，可诊断为小儿秋季腹泻。小儿秋季腹泻在婴幼儿中，40%～70%都是由轮状病毒感染引起，要及时进行补液。服药1天不缓解应及时就医，如得不到及时治疗，可并发很多疾病。

所以作为幼儿教师，要对幼儿大小便的次数和性状进行及时观察，特别是在夏秋季腹泻的高发期。

（2）肠套叠

肠套叠是指原本相邻的两节肠管，在一些因素的影响下，其中的一节进入了另一节的肠管内，导致肠道空间狭窄，该部分内容物难以有效循环。婴儿是高发人群，尤其以4～10个月的婴儿居多，2岁后这种疾病会伴随着成长慢慢消失，一般男孩的发病率高于女孩，春末夏初发病最多。

①病因

肠套叠属于消化道疾病，分为急性和慢性两种，急性最常见。该病症的起因主要有以下几点：

第一，饮食原因。

4～6个月左右，婴儿的肠道开始接触母乳以外的刺激物，大量的辅助食物会使得原有的肠道环境改变，引起功能紊乱，很容易引起婴儿肠套叠。

第二，肠道痉挛。

痉挛是婴儿肠道常见的现象，此时原本按照节律蠕动的肠道会失灵，可出现过快或逆蠕，很容易引起肠套叠。

②症状

第一，哭闹。婴儿哭闹具有阵发性，哭闹过后会恢复安静。肠蠕动是肠套叠的助力，它牵动肠管的移动，会产生疼痛感。一旦肠蠕动开始，婴儿就会哭闹，此时婴儿会用拒绝进食、手脚乱动等表达痛感，蠕动波结束后，婴儿便会停止哭闹。

第二，呕吐。消化系统失调，是肠套叠带来的恶果。起初呕吐物为进食的东西，可能伴有胆汁，病情加剧时，可出现奇臭的粪便类液状物。

第三，腹部肿块。部分肠道会因为肠套叠出现隆起，初期，肿块很容易在婴儿腹部被摸到，后期肿块变得不明显。

第四，大便异常。肠套叠6小时后，绝大部分婴儿会排便，此时粪便会有血，稀薄，呈现胶冻样，如果酱的颜色，少部分婴儿没有，只是肛门处会有血渍。肠套叠导致肠黏膜受损，供血不足，婴儿会出现出血、水肿。

第五，全身异常。肠套叠如果没有及时治疗，到了后期，婴儿的情况会异常危险。婴儿的神经受到损害，会出现嗜睡、反应迟钝、脱水等症状。其中腹膜炎是病变的先兆，婴儿会有休克甚至是死亡的危险。

③防治

第一，注意喂养方式和饮食卫生，不喝生水，不暴饮暴食。

第二，注意季节及气候的变化，防止婴幼儿受凉。

第三，为婴幼儿添加辅食要科学，添加过程中注意观察大小便情况。

第四，肠套叠出现后，及时进行灌肠复位，防止进一步发展出现肠梗阻。

3. 婴幼儿常见五官疾病

（1）龋齿

龋齿是因为牙齿经常受到口腔内酸的侵袭，使牙釉质受到腐蚀而变软变色，逐渐发展为实质缺损而形成龋洞。龋齿是学前儿童最常见的牙病。学前儿童会因牙痛而影响食欲、咀嚼，进而影响消化、吸收和生长发育，同时还会引起牙髓炎、齿槽脓肿等并发症。乳牙不仅龋患率高，而且龋齿发展迅速，龋洞易穿通牙髓，并发牙髓炎等疾病。龋齿是乳牙过早丢失的主要原因，乳牙早失，可使恒牙萌出异常。

①病因

目前认为，龋齿的发生与下列三个主要因素有关。

第一，口腔中细菌的破坏作用。变形链球菌和乳酸杆菌在口腔的残留食物上繁殖产酸，酸使牙釉质脱钙，形成龋洞。

第二，牙面牙缝中的食物残渣。学前儿童临睡前吃东西，或口含食物睡觉，滞留在牙面牙缝上的食物残渣，尤其是糖果、糕点等甜食残渣，是造成龋齿的重要因素之一。

第三，牙齿结构上的缺陷。牙齿排列不齐，不易刷净，使食物残渣和细菌存留，这也是造成龋齿的原因之一。

②症状

根据龋齿的严重程度，可以分为浅层龋齿、中度龋齿和深度龋齿。

第一，浅层龋齿：只破坏了牙釉质，表面出现黑色斑点或者斑块，无自觉症状。

第二，中度龋齿：腐蚀已经到了牙本质，开始出现牙洞，冷热刺激的时候可感到牙痛。

第三，深度龋齿：腐蚀已经接近牙髓或者影响到牙髓，冷热食物刺激或者食物进到牙洞压迫牙髓可引起剧烈疼痛。

③预防

第一，注意口腔卫生。

应从小培养学前儿童饭后漱口和早、晚刷牙的习惯，及时清除口腔内的食物残渣和细菌，否则细菌会在学前儿童睡眠时大量繁殖产酸，腐蚀牙齿。学前儿童睡前刷牙后切不可再吃零食。学前儿童刷牙要用顺着牙缝直刷的方法，以便彻底清除牙缝里的食物残渣。选用刷毛柔软、两排刷毛的儿童保健牙刷。

第二，多晒太阳，合理营养。

要保证学前儿童含钙食物的供给，合理营养，多晒太阳，以保证牙齿的正常钙化，增强牙釉质抗酸的能力。

第三，定期口腔检查。

至少每半年给学前儿童检查一次牙齿，最好每三个月检查一次，因为学前儿童牙齿发育很快，定期检查能够早期发现龋齿，及时治疗。

（2）急性化脓性中耳炎

急性化脓性中耳炎是中耳黏膜的急性化脓性炎症。病变主要位于鼓室，但中耳其他各部亦常受累。主要致病菌为肺炎球菌、流感嗜血杆菌、溶血性链球菌、葡萄球菌、变形杆菌等。因学前儿童咽鼓管短、宽且位置水平，基于其解剖生理特点，在上呼吸道感染的时候更容易并发中耳炎。

①病因

第一，急性上呼吸道感染时，如急性鼻炎、急性鼻咽炎等，炎症向咽鼓管蔓延。咽鼓管咽口及管腔黏膜充血、肿胀、纤毛运动障碍，致病菌乘虚侵入中耳。

第二，急性传染病，如猩红热、麻疹、百日咳等，可通过咽鼓管途径并发本病。急性化脓性中耳炎亦可为上述传染病的局部表现。

第三，外耳道鼓膜途径：鼓膜外伤、鼓膜穿刺、鼓膜置管时，致病菌可由外耳道直接侵入中耳。

②症状

主要症状为耳痛、耳漏和听力减退，全身症状轻重不一，学前儿童不能陈述病情，哭闹不安，可有畏寒、发热、怠倦、食欲减退等症状。体温可高达40℃。伴呕吐、腹泻等消化道症状，抓耳摇头，甚至出现惊厥等症状。一旦鼓膜穿孔引流通畅后，炎症逐渐消退，鼓室黏膜恢复正常，耳流脓逐渐消失，小的穿孔可自行修复。

③防治

第一，治疗原则为控制感染、通畅引流及病因治疗。及早应用足量抗生素或磺胺类药物控制感染，直至症状消退后5～7日停药，务求彻底治愈。

第二，积极治疗鼻部及咽部慢性疾病，如腺样体肥大、慢性鼻窦炎、慢性扁桃体炎等。

第三，掌握正确的擤鼻涕的方法，压住一侧的鼻翼擤鼻涕，不要大力同时擤两侧鼻孔。

第四，给学前儿童掏耳朵的时候注意不要划伤外耳道和鼓膜。

（3）弱视

弱视是眼科临床常见的发育障碍性眼病，一般指的是眼部无明显器质性改变，视力等于或低于0.8，用验光配镜不能达到矫正者，称为弱视。弱视主要发生在视觉尚未发育成熟的学前儿童中，危害较大。

①病因

第一，先天性弱视。原因不明，预后不佳。

第二，斜视性弱视。斜视与弱视二者相互影响，经研究发现，半数以上弱视病例与斜视有关。

第三，屈光参差性弱视。指的是两个眼睛的屈光状态在性质或程度上有显著差异，导致学前儿童两眼的清晰度和大小不等，从而形成弱视。

第四，形觉剥夺性弱视。由于种种原因不适当地遮住某只眼睛，该眼由于缺少光的刺激，导致视觉发育停顿从而形成弱视。

②症状

第一，立体视觉缺乏，走路容易摔跤、碰到树木桌椅，写字常出现重叠、不整齐、不成行等现象。

第二，动作明显变得笨拙、反应迟钝，比如较近的距离不能注意或认出事物及人。

第三，在并不强烈的阳光下，仍然会经常眯起眼睛看东西，对光线敏感。

第四，眼睛斜视，双眼不能协调活动。

③防治

第一，学龄前体检。有条件的托幼机构要对学前儿童视力每年进行一次普查筛选。家长也可自购一张标准视力表，挂在光线充足的墙上，在5m远处让其识别。检查时一定要分别遮眼检查，不可双眼同时看，防止单眼弱视被漏检。反复认真检查几次，若一眼视力多次检查均低于0.8，则需带到医院作进一步检查。一般认为检查最好不晚于4岁。

第二，及早发现异常苗头。弱视儿童往往除了视力低下以外的其他表现，如斜视、视物歪头、眯眼或贴得很近看电视和看书等。一旦发现孩子有斜视的现象，应尽早到医院眼科检查、确诊。

第三，对于婴儿和不能配合检查视力的幼儿，可作遮盖试验，大致了解双眼视力情况：有意遮盖一眼，让孩子单眼视物，若遮盖后孩子很安静而遮盖另一眼时却哭闹不安或撕抓遮盖物（激惹现象），那就提示未遮盖眼视力很差，应尽早到医院检查并采取必要的治疗。

弱视的早期发现需要靠家长、托幼机构、医院的紧密配合。

【直通幼儿园】

　　某幼儿园大班幼儿阳阳，上课时经常注意力不集中，不喜欢看书和画报，看黑板经常侧着头看，阅读时喜欢眯着眼睛，经常告诉老师眼睛难受、头痛。教师带幼儿到医务室检查视力，发现该幼儿视力差，看东西模糊不清，后到医院眼科检查，确诊为弱视。

　　在日常生活中，教师要注意观察幼儿行为，及时发现幼儿视力异常表现。

4. 婴幼儿常见营养性疾病

（1）维生素D缺乏性佝偻病

佝偻病是由于维生素D缺乏，引起体内钙、磷代谢紊乱，而使骨骼钙化不良的一种疾病，发病缓慢，不容易引起重视。它可使学前儿童抵抗力降低，容易合并肺炎及腹泻等疾病，影响学前儿童生长发育，因此，必须积极防治。

①病因

第一，日光照射不足。维生素D_3是由皮肤7-脱氢胆固醇在紫外线作用下转变而来的，若皮肤照射紫外线不足，身体就缺乏内源性维生素D_3。

第二，维生素D摄入不足或吸收不良。学前儿童的食品中含维生素D普遍不足。另外，慢性腹泻时，肠道对钙、磷吸收减少，肝、胆疾病亦会影响维生素D的吸收利用。

第三，维生素D需要量增加。学前儿童生长发育快，对维生素D需求量较多，但又未能及时补充。如双胎儿、多胎儿、早产儿等对维生素D的需求量增加。

②症状

佝偻病的早期症状常在出生后2～5个月时渐渐出现，常见症状为夜惊、睡眠不安、多汗（与室温、季节无关），易烦躁。病情较严重者，肌张力降低、关节松懈、腹部膨大，生长发育也受影响。骨骼的改变是佝偻病的主要表现，头部早期只是颅骨软化，7～8个月后出现方颅，囟门关闭晚；胸部可见肋串珠、鸡胸或漏斗胸；腕部和踝部骨骼粗大，形成手镯、脚镯样变化；由于骨质软化，可出现膝内翻（O形）或膝外翻（X形），即俗称的罗圈腿。

③预防

第一，妊娠中期（怀孕后3个月）开始给孕妇服维生素D 400IU/天。

第二，孕妇及乳母应注意摄入富含维生素D的食物。

第三，大力提倡母乳喂养。

第四，学前儿童出生后1个月，即应每日抱到户外晒太阳。

第五，凡利用日光有困难者，都应尽可能补充维生素D制剂，学前儿童出生后1个月即可开始补充，若早产及双胎，因其生长快，可提早到第2周开始补充，具体服用量遵医嘱。

第六，合理喂养，按时添加辅食。

（2）婴幼儿肥胖症

肥胖症是指体内脂肪积聚过多，体重超过按身长计算的平均标准体重20%者。肥胖症是常见的营养性疾病之一。

肥胖症分两大类，无明显病因者称单纯性肥胖症，婴幼儿大多属于此类；有明显病因者称继发性肥胖症，多由身心疾病、服用部分激素类药物引起。

肥胖症分三度。

轻度肥胖：超过婴幼儿身高对应标准体重的20%～30%。

中度肥胖：超过婴幼儿身高对应标准体重的30%～50%。

重度肥胖：超过婴幼儿身高对应标准体重的50%以上。

①病因

病因迄今尚未完全阐明，一般认为与下列因素有关。

第一，营养过度。

摄入热量超过消耗量，多余的热量以甘油三酯形式储存于体内致肥胖。婴幼儿喂养不当，或太早喂高热量的固体食物，都可引起。

第二，心理因素。

心理因素在肥胖症的发生上起重要作用。情绪创伤或心理障碍如父母离异、丧父或母、受虐待、被溺爱等，可诱发胆小、恐惧、孤独等，而造成不合群，少活动或以进食为自娱，导致肥胖症。

第三，缺乏活动。

活动过少，消耗热量减少，发生肥胖症。婴幼儿一旦肥胖形成，由于行动不便，更不愿意活动，以致体重日增，形成恶性循环。

第四，遗传因素。

肥胖症有一定家族遗传倾向。父母都胖，子代 70%～80% 出现肥胖。

②症状

肥胖症可见于任何年龄婴幼儿，以1岁以内和5～6岁为发病高峰，患儿食欲极好，喜食油腻、甜食、懒于活动，体态肥胖，皮下脂肪丰厚、分布均匀是与病理性肥胖的不同点，面颊、肩部、乳房、腹壁脂肪积聚明显。体重超过同龄婴幼儿，身高及骨龄皆在同龄婴幼儿的高限，智力正常。肥胖症的婴幼儿常有心理障碍如孤僻、自卑感等，可作为肥胖的起因或维持肥胖的因素之一。

③防治

防治小儿肥胖症，应重视科学喂养，培养良好饮食习惯，避免摄入过多甜食、淀粉类及高脂肪食物。加强体格锻炼，定期监测婴幼儿生长发育情况，并接受营养指导。

小儿肥胖症需要综合治疗，其内容包括以下两项。

第一，限制饮食。

限制饮食既要达到减肥目的，又要保证婴幼儿正常生长发育，因此，开始时不宜操之过急，使体重骤减，只要求控制体重增长，使其体重下降至超过按该身长计算的平均标准体重的 10%，即可不需要严格限制饮食。为满足婴幼儿食欲，消除饥饿感，可多进食热量少、体积大的食物如蔬菜及瓜果等。宜限制吃零食和甜食及高热量的食物如巧克力等。

第二，增加运动。

肥胖婴幼儿应每日坚持运动，养成习惯。可先从小运动量活动开始，而后逐步增加运动量与活动时间。应避免剧烈运动，以防增加食欲。

（3）缺铁性贫血

缺铁性贫血是婴幼儿时期最常见的疾病之一，主要发生在6个月到3岁的婴幼儿，是由于不同原因造成体内铁元素缺乏，致使血红蛋白合成减少，导致人体多器官功能异常的一种营养缺乏性疾病。起病较为隐匿，不少婴幼儿因其他疾病就诊时才被诊断，是影响婴幼儿生长发育的重要因素之一。

①病因

第一，生长发育快。

随着体重增长，血容量相应增加。生长速度越快，铁的需要量相对越大，越易发生缺铁。婴儿1岁时体重增至初生时的3倍，早产儿可增至5～6倍，故婴儿尤其是早产儿最易发生缺铁性贫血。

第二，体内贮铁不足。

胎儿期从母体所获得的铁以妊娠最后三个月为最多。如果贮铁不足，那么婴儿期易较早发生缺铁性贫血。母亲患严重缺铁性贫血、早产或双胎致婴儿出生体重过低，都是造成新生儿贮铁减少的原因。

第三，铁摄入量不足。

饮食中铁的供给不足为导致缺铁性贫血的重要原因。人奶和牛奶含铁量均低，不足婴幼儿所需，如单用奶类喂养又不及时添加含铁较多的辅食，则易发生缺铁性贫血。由于长期腹泻、消化道畸形、肠吸收不良，婴幼儿反复急慢性感染、食欲减退均影响铁质的吸收，也可导致缺铁性贫血。

第四，铁的丢失或消耗过多。

长期小量失血也是发生缺铁性贫血的重要原因，失血1mL就相当于失铁0.5mg。长期反复患感染性疾病，可因消耗增多而引起贫血。

②症状

发病多在6个月至3岁，大多起病缓慢，不为家长所注意，至就诊时多已为中度贫血。

一般表现：皮肤、黏膜逐渐苍白或苍黄，以口唇、口腔黏膜及甲床最为明显；易感疲乏无力，易烦躁哭闹或精神不振，不爱活动，食欲减退；年长儿可诉头晕、眼前发黑、耳鸣等。

可有食欲不振、恶心、呕吐、腹泻、腹胀或便秘等。部分患儿有异食癖（吃纸屑、煤渣等）。由于骨髓外造血反应，肝、脾、淋巴结常轻度肿大。

③治疗

第一，做好孕母保健工作，注意母亲孕期和哺乳期的营养和合理的饮食，有贫血及时治疗。提倡母乳喂养，宣传合理喂养的优越性和必要性。

第二，多数发病原因是饮食不当，故必须改善饮食，合理喂养，增加含铁丰富的食物，养成婴幼儿良好饮食习惯，合理搭配食物，满足生长发育需要。

第三，对肠道畸形、钩虫病等，在纠正贫血的同时应进行外科手术和驱虫治疗。

【对接资格证】

命题分析：学前儿童常见疾病的症状和预防是考查重点，一般以单选题形式考查，案例分析题也会涉及相关内容。

典型例题：深度龋齿的典型症状是（　　　）。

A.黑点　　　　　　B.黑洞　　　　　　C.剧烈疼痛　　　　　　D.出血

【答案】C

【解析】深度龋齿已经伤到了牙齿的牙髓，里面有牙神经，冷热刺激会引起剧烈的疼痛。

【复习巩固】

1. 婴幼儿发病初期会有哪些方面的变化？

2. 婴幼儿上呼吸道感染常见的病因是什么？

3. 幼儿园中如何做好沙眼的预防？

4. 婴幼儿肥胖症的饮食如何安排？

【学以致用】

1岁男婴，发热、呕吐、腹泻3天。婴儿3天前开始发热，达39℃，起病半天，即开始吐泻，每日呕吐3～5次，为胃内容物，非喷射性，大便10余次/日，为黄色稀水便，蛋花汤样，无黏液及脓血，无特殊臭味，偶有轻咳。发病后食欲差，尿少，曾用新霉素治疗好转。

问题：1. 该婴儿可能患哪种疾病？

2. 如何进行此病的防治？

【模拟练习】

1. 在患儿体温超过（　　　）时，需要给予退热药物。

A. 37.5℃　　　　　B. 38℃　　　　　C. 38.5℃　　　　　D. 39℃

2. 轻度腹泻大便样式多为（　　　）。

A. 水样便　　　　　B. 果酱样便　　　　C. 蛋花汤样便　　　D. 干硬便

3. 重度肥胖是指体重超过标准体重的（　　　）。

A. 20% 以上　　　　B. 30% 以上　　　　C. 40% 以上　　　　D. 50% 以上

第二讲

学前儿童传染病预防

在我们所生活的自然环境中，存在着许许多多我们肉眼能看到或看不到的致病微生物和寄生虫，这些能侵入机体引起疾病的微生物和寄生虫就是病原体。病原体通过各种渠道侵入机体，致人生病，对人类健康威胁极大。由于学前儿童免疫系统发育不完善，免疫机能差，易受病原体感染而致病，是传染病发生的高危人群。加之在托幼机构集体生活，学前儿童间朝夕相处、接触频繁，故传染病发生后极易流行。因此，传染病的预防和管理是托幼机构的一项重要工作。

一、免疫基础知识 ●●●

（一）免疫的概念和分类

免疫是机体的一种生理性保护反应，其主要作用是识别和排除进入人体内的抗原性异物（如病毒、细菌）等，以维持机体内环境的平衡和稳定。

托儿所、幼儿园、小学都是儿童集中的场所，儿童对疾病的抵抗力较差，为了防止传染病的发生和流行，保护儿童健康，儿童必须有群体免疫力。因此，儿童要凭有效的免疫接种证才能入托、入园和入学。儿童的免疫接种证证明儿童按国家规定的免疫程序进行了预防接种，对一些传染病已有了免疫力，即使这类传染病出现了，也不易被传染，有效降低传染病在托幼机构的流行。

免疫作用主要有两类：

1. 非特异性免疫（先天免疫）

非特异性免疫是生来就具有的免疫功能，是人类在种系进化中，长期与病原微生物斗争而发展、完善的一种生理功能。这种免疫能力不是针对某一种病原微生物的，而是对多种病原微生物都有防御作用。

2. 特异性免疫

抗原（细菌、病毒等）进入人体后可激发人体的免疫细胞产生一系列反应，最终产生抗体。特异性免疫有很强的针对性。

特异性免疫又分为自动免疫和被动免疫两类。

（1）自动免疫

自动免疫的特点是持续时间久，有时为终生的。自动免疫包括以下两个方面。

①自然自动免疫：是指患过某种传染病或隐性感染而获得对该病的免疫。例如感染上麻疹，发病后可获得终身免疫。

②人工自动免疫：是指接种疫苗、类毒素而获得的免疫。如接种麻疹疫苗，可获得对麻疹的免疫力。

（2）被动免疫

被动免疫的特点是持续时间短，为一时性的。被动免疫包括以下两个方面。

①自然被动免疫：是指通过自然生活途径获得的免疫。例如孕母的 IgG 抗体通过胎盘传递给胎儿；母亲哺乳，给新生儿提供了 IgA、IgG、IgM 等多种抗体。

②人工被动免疫：是指通过注射被动免疫制剂，如丙种球蛋白、抗毒素等，使接受者获得一定时期的免疫力。

（二）计划免疫

计划免疫就是按规定的免疫程序，有计划地对人群进行预防接种，以提高人群免疫力的一种方法。它是有效控制和消灭传染病的重要手段。1978年世界卫生组织宣告全世界消灭了天花，就是人类首次组织起来有计划地接种牛痘苗产生的结果。我国现在在儿童中开展的"四苗"（"四苗"指麻疹疫苗、卡介苗、百白破三联疫苗、小儿麻痹糖丸）及乙肝疫苗接种，可有效预防多种疾病。"四苗"中的卡介苗预防结核病，麻疹疫苗预防麻疹，百白破三联疫苗预防百日咳、白喉、破伤风，口服小儿麻痹糖丸预防小儿麻痹症。当前，我国规定儿童在1周岁以内要完成1次卡介苗、3次小儿麻痹糖丸疫苗、3次百白破混合制剂、1次麻疹疫苗的接种和3次乙肝疫苗接种。

计划免疫包括基础免疫和加强免疫两部分。

1. 基础免疫

出生6个月以后的婴幼儿，从母体获得的对一些传染病的抗体已经消失，容易感染疾病，选择几种对婴幼儿威胁较大的传染病的疫苗，在短期内，有计划地对婴幼儿进行预防接种，使婴幼儿获得对这些传染病的特异性免疫力，并为今后的免疫打下基础，称基础免疫。

因胎儿没有从母体获得乙肝和结核的抗体，所以一出生就要接种。

2. 加强免疫

进行基础免疫后，机体获得相当强的免疫力。经过一定时间，免疫力逐渐下降，当下降到一定程度时，重复接种一次，就很容易使免疫力再度提高，以巩固免疫效果。这种复种叫加强免疫。

（三）预防接种

预防接种又称人工免疫，是将疫苗通过适当的途径接种到人体内，使人体产生对该传染病的抵抗力，从而达到预防传染病的目的。

学前儿童由于免疫系统发育尚不完善，免疫力低下，是各种传染病的易感者，所以是预防接种的主要对象。对于学前儿童，在每次接种疫苗前都应询问既往疾病史、接种史、过敏史、近一个月内学前儿童的身体状况及有无疾病就诊史等。有下列情况的应暂缓或不宜接种相关疫苗：

第一，凡患有急性疾病、正在发热或伴有明显全身不适症状的。

第二，在急性传染病的潜伏期、前驱期、发病期及恢复期（指病后1个月内）。

第三，在慢性疾病的急性发作期，应暂缓接种，待好转后补种。

第四，一周内有腹泻症状的。

第五，严重营养不良的学前儿童，尤其是1周岁以下严重营养不良及消化功能紊乱者、佝偻病学前儿童，不宜接种疫苗。

第六，有过敏性喉头水肿、过敏性休克、阿瑟氏反应、过敏性血小板减少性紫癜、支气管哮喘、荨麻疹、食物过敏史等过敏体质者，在接种前应详细询问过敏源，如拟接种疫苗的成分中含有该过敏源，则不予接种。

第七，患有活动性肺结核、急慢性肾脏病变、心脏代偿功能不全、先天性心脏病、血液系统疾患等严重慢性疾病患者，和活动性风湿病、严重皮肤病患者等，应暂缓接种。

第八，凡有神经系统疾患和癫痫、癔症、脑炎后遗症、惊厥史等者，以及所患疾病已痊愈者，接种疫苗应持慎重态度，要与儿童家长进行深入交流与沟通。

第九，凡有血友病、凝血功能障碍者，也应慎种疫苗。

二、传染病基本理论知识 ●●●

拓展阅读

儿童计划免疫
程序表

传染病是由病原体感染引起的，能在人与人、人与动物、动物与动物之间相互传染的疾病。比如，麻疹是由麻疹病毒感染引起的，能在人与人之间相互传播；狂犬病是由狂犬病毒感染引起的，能在人与动物之间相互传播；禽流感是由禽类流感病毒感染引起的，能在禽类之间相互传播。它们都属于传染病。

（一）传染病的特性

因为传染病的致病因素是病原体，病原体在人体内引起的疾病与其他致病因素所引起的疾病有本质的区别，因此，传染病有它自己的特性。

1. 有特异的病原体

传染病的病原体包括细菌、病毒、真菌等微生物，也包括原虫、蠕虫等寄生虫。比如流感的病原体是流感病毒，结核的病原体是结核杆菌，疟疾的病原体是疟原虫等。

2. 有传染性和流行性

传染病的病原体需要经过一定的途径进入到人体内。当传染病的感染力超过人群免疫力的时候，就能发生群体流行。所有的传染病都具有传染性。引起传染病的病原体的种类和数量不同，感染的轻重和流行程度也不同。

3. 有感染后的免疫性

当人体所患的传染病痊愈后，人体就对该传染病有了抵抗能力，不同的传染病，病原体毒性不同，感染后获得的免疫程度也不一样。有的传染病痊愈后免疫时间很短，过段时间可能会再次感染，比如流感；有的传染病痊愈后会终身免疫，比如水痘、腮腺炎等；还有的传染病存在反复感染的情况，比如血吸虫病。

4.传染病的病程发展有一定的规律性

从感染上病原体一直到身体完全恢复，大概分为四个阶段。

（1）潜伏期

从病原体侵入机体至最初身体出现症状的这段时间，称为潜伏期。潜伏期的长短因病原体的不同也会有差异。有的很短，只有数小时，比如流感；有的数天，比如麻疹；有的数个月，比如狂犬病；也有可能长达数年的，比如麻风病。了解某种传染病的潜伏期就可确定该种传染病的检疫时间,如幼儿园某班发现一名水痘患者,自患儿离园之日起,该班需检疫24天（水痘的最长潜伏期）。

（2）前驱期

随着病原体不断地生长繁殖，感染者开始出现发热、乏力、头痛等全身反应，一般持续1～2日，这段时期称为前驱期。

（3）症状明显期

随着病情的发展，感染者逐渐表现出该传染病特有的症状，通过该症状可判断出感染者所患传染病的具体种类。如急性腮腺炎表现出腮腺肿胀和疼痛，乙脑患者表现出颈抵抗等。

（4）恢复期

随着药物的介入和感染者免疫力的增加，病原体逐渐被消灭，感染者生理功能和组织损伤逐渐恢复，该时期称为恢复期。

如果在恢复期结束以后，机体某些功能未能恢复，则被称为后遗症，如乙脑和脊髓灰质炎等都有可能产生后遗症。在此期间，病情有时候会恶化，甚至发生并发症。

（二）传染病发生和流行的基本环节

传染病能够传播和流行，必须同时具备三个基本环节，即传染源、传播途径和易感者。控制其中任何一个环节，就可达到有效控制传染病蔓延的目的。

1.传染源

指体内有病原体生长、繁殖并能排出病原体的人或动物。传染源分为以下三种：

（1）传染病患者

传染病患者指感染了病原体，表现出一定的症状，并能查出相应体征的人。患者是重要的传染源，其排出病原体的整个时期叫传染期。

（2）病原携带者

这是指无症状而能排出病原体的人或动物。病原携带者可分为健康携带者、潜伏期携带者和病后携带者。健康携带者指病原体虽已侵入机体，但未出现任何症状，却能排出病原体的健康的人；病后携带者指患病后，症状虽已消失，但仍能排出病原体的人。携带者由于未表现出明显的症状，人们对其戒备心较弱，往往是最危险和最主要的传染源。

（3）受感染的动物

由受感染的动物传播的疾病称为人畜共患病，如狂犬病。

> **温馨提示**：“无症状感染者”是非常危险的传染源，那么，什么是“无症状感染者”？点击央视网，搜索“什么是无症状感染者”，国家卫健委专家来告诉您。

2. 传播途径

传播途径指病原体由传染源体内侵入易感者体内所经历的路径。传染病的传播途径主要有以下七种：

（1）空气飞沫传播

这是呼吸道传染病常见的传播方式。病原体随着感染病人说话、咳嗽、打喷嚏、吐痰等产生的飞沫散布到空气中，他人吸入即可受感染。如肺结核、麻疹、流感等，即以该种方式进行传播。

（2）饮食传播

这是消化道传染病常见的传播方式，病原体污染了食物或饮水，污染的食物或饮水经口进入健康者体内，人体即被感染。疾病如菌痢、甲肝。

（3）虫媒传播

病原体通过媒介昆虫（如跳蚤或老鼠）直接或间接进入易感者体内造成感染，如蚊虫传播乙型脑炎。

（4）接触传播

它是指与易感者直接或间接接触造成的传播。如公用毛巾可传播沙眼、红眼病等。

（5）医源性传播

这是指医务人员在检查、治疗、预防疾病或实验室操作过程中造成的传播。如注射针头消毒不严格可造成乙肝传播。

（6）母婴传播

这是指母婴之间，经胎盘、分娩损伤、哺乳等途径由母亲直接传染给婴儿的传播方式。如乙肝母亲通过分娩将乙肝传染给新生儿。

（7）土壤传播

寄生虫卵和细菌可随人的粪便进入土壤，再由土壤污染伤口致病（如破伤风）；或在土壤中的寄生虫幼虫，从人的皮肤钻入人体致病（如钩虫病）。

3. 易感者

对某种传染病缺乏特异性免疫力，受感染后容易发生该病的人，称为该种传染病的易感者。人群中对某种传染病的易感者越多，则发生该传染病流行的可能就越大。通过有计划地预防接种，可降低人群对该种传染病的易感率。

三、学前儿童常见传染病预防 ●●●

托幼机构是学前儿童集聚的地方，是传染病高发的区域。这里主要介绍几种学前儿童多发的传染病。

（一）手足口病

手足口病是学前儿童常见的传染性疾病，主要由肠道病毒引起，传染性强，由飞沫通过呼吸道、不洁净的玩具或手经口进行传播。主要症状为手心、脚心、口腔等部位出现皮疹或疱疹，伴有发热、咳嗽、流涕、流口水、食欲不振等现象。多数症状较轻可自愈，病症严重者会出现脑膜炎、心肌炎等并发症，需及时送院治疗。

护理主要做到以下几点。

第一，如果在夏季得病，患儿容易引起脱水和电解质紊乱，需要适当补水和营养。

第二，患儿宜卧床休息1周，多喝温开水。

第三，若患儿因发热、口腔疱疹，胃口较差，不愿进食，宜给患儿吃清淡、温性、可口、易消化、柔软的流质或半流质食物，禁食冰冷、辛辣、咸等刺激性食物；要保持患儿口腔清洁，饭前饭后用盐水漱口，对不会漱口的患儿，可用棉棒蘸盐水清洁口腔。

预防要做到以下几点。

第一，发病期间不去人流量大的地方、不接触发病人群。

第二，保持室内通风，饭前便后勤洗手。

第三，饮食应清淡、可口、卫生、易消化。

【直通幼儿园】

　　某幼儿园晨检过程中，发现小班幼儿玲玲手掌心出现疱疹，手背也有十几个，疹子周围发红，口腔黏膜出现疱疹，舌头上也能明显看到。经过问询，玲玲自述疼痛，体温测量38.5℃，伴有咳嗽、流涕、恶心、头疼等症状。保健医生初步判断玲玲为传染病，随即通知了家长。经医院检查，玲玲被确诊为手足口病。幼儿园随即对玲玲所在班级幼儿进行隔离观察，所在班级教室和用品进行消毒。

手足口病一年四季均可发病，通过饮食、飞沫、接触等传播，4～7月是手足口病高发期，幼儿园教师应该熟悉常见传染病的症状，做到早发现、早治疗，防止群体感染。

（二）水痘

水痘是由水痘—带状疱疹病毒感染引起的一种常见急性传染病，一年四季均可发病，冬春季多发，通过接触或飞沫传染，且传染性极强。多发人群以学前儿童为主，主要症状为发热、周身性皮疹、疱疹、痂疹等。此病为自限性疾病，可自愈，病后可获终身免疫。此病严重者或治疗不及时，容易并发水痘脑炎、原发性水痘肺炎等严重并发症。所以，如发现患儿出疹后持续高热不退、呕吐、头痛、烦躁不安或嗜睡，需及时送院治疗。

水痘的护理：患儿因皮肤瘙痒，会经常抓挠皮肤，如抓破有可能导致皮肤感染，要勤给患儿剪指甲，避免其抓破皮肤。

具体来说，要做到以下几点：

第一，患儿需隔离。居室内保持通风，光线充足。但通风时需注意防止受凉。

第二，发热时多喝水，饮食上忌食辛辣食物。应供给易消化、富含维生素的食物，如水果蔬菜等。

第三，衣被等不宜过厚过紧，保持接触物品的清洁卫生。

第四，保持双手指甲卫生，避免用手接触抓破疱疹，以免化脓感染留下疤痕。

（三）腮腺炎

腮腺炎是由腮腺炎病毒感染引起的急性呼吸系统传染病，易发于冬春季，多见于5～15岁儿童和青少年，通过接触患者或飞沫吸入传染，且传染性极强。接触患者后2～3周发病，前期主要表现为发热、头痛、乏力，继而出现以耳垂为中心的腮腺肿大，局部皮肤会灼热触痛，腮腺肿胀后2～3日，病情达到高峰，伴有张口困难、流口水等症状。若治疗不及时或者治疗措施不得当，可能发生化脓性腮腺炎或转化为复发性腮腺炎，严重者会侵犯中枢神经系统，引起脑膜炎、儿童后天性获得性耳聋等严重的并发症。

护理：应保持口腔卫生，选择流质食物，忌食酸、辣食物，饭后漱口。

具体要做到以下几点：

第一，患者需隔离，卧床休息，尽量减少外出，避免去人流量大的公共场所，出门戴口罩。

第二，饮食应富含营养、易消化，多喝水，忌食辛辣酸辣、甜味、干性食品。

第三，养成良好个人卫生习惯，勤洗手、勤通风、勤晒衣被、勤锻炼身体，坚持每天用温盐水漱口，保持口腔卫生。

（四）急性结膜炎

急性结膜炎俗称"红眼病"，是一种由于细菌或病毒感染造成的急性传染性眼病。此病全年均可发生，易发于春末夏初，传染性强、传播途径多。一般是通过接触患者使用过的毛巾、洗漱用品、电脑键盘、泳池等造成传染，最常见为眼—手—眼的传播路径，此病可重复感染。发病多在感染细菌1～2天内，且多数为双眼发病。患病早期双眼发烫、烧灼、畏光、眼红等，接着会出现怕光、易流泪及分泌物增多眼皮不易睁开等症状，严重者会出现头痛、发热、疲劳、耳前淋巴结肿大等全身症状。

预防及护理要做到以下几点：

第一，保持良好的个人卫生习惯，饭前便后、外出回家后及时洗手，避免用手直接接触眼睛，勤剪指甲，对个人物品注意消毒。

第二，避免光和热，不勉强看书看电视等。出门可戴上太阳镜来避免阳光、风尘等刺激。

第三，不可包扎眼部或者戴眼罩，及时清洁眼睛分泌物，保持眼部清洁。

第四，饮食忌酒、辛辣腥膻食物，忌食生姜等。

【直通幼儿园】

幼儿博远入园之后，突感双眼疼痛，畏光，自觉眼睛磨痛，像进了沙子，还有流泪的现象，老师检查之后发现博远的眼睛眼白有红血丝，看东西不受明显影响。午睡过后，还有头痛发热的情况，通知家长接其回家诊治。第二天，班中有两名幼儿表现出同样的症状，经医院诊治，诊断为急性结膜炎，班里幼儿属交叉感染。所以，在幼儿园，做好传染病的早期发现、常规预防、消毒隔离工作非常重要。

（五）沙眼

沙眼是一种常见的感染性眼病，是由微生物沙眼衣原体引起的一种慢性传染性结膜角膜炎。因其在睑结膜表面形成粗糙不平的外观，形似沙粒，故名沙眼。

1.病因

沙眼是沙眼衣原体所致的慢性传染性眼病，沙眼的病原体具有与病毒不同的分子生物学特征，称为沙眼衣原体。沙眼主要通过接触传染。凡是被沙眼衣原体污染了的手、毛巾、手帕、脸盆、水及其他公用物品都可以传播沙眼。学前儿童沙眼大多由父母或其他家庭成员传染。

2. 症状

学前儿童多见，常双眼急性或亚急性发病。学前儿童有流泪、怕光、异物感、眼分泌物多而黏稠等症状。结膜充血，表面有许多隆起的乳头状增生颗粒和滤泡，1～2个月后，睑结膜变厚，乳头和滤泡逐渐被瘢痕组织代替。

在急性期、亚急性期及完全形成瘢痕之前，沙眼有很强的传染性。随着病情的进展，角膜可出现新生血管，像垂帘状长入角膜，称为沙眼角膜血管翳。沙眼的严重危害在其并发症和后遗症，迁延不愈的重症沙眼可引起睑内翻倒睫、实质性结膜干燥症、角膜溃疡、慢性泪囊炎等，并常引起视力障碍。

3. 防治

教育学前儿童从小养成爱清洁、讲卫生的习惯，坚持一人一巾一帕，使用的手帕、毛巾要干净。勤洗手，尽可能采用流动水洗手、洗脸，不用脏手、衣服或不干净的手帕擦眼睛，不用别人的毛巾等。托幼机构要认真培养学前儿童卫生习惯，加强卫生宣传教育，检查发现并治疗已有沙眼的学前儿童。

沙眼治疗，可用 0.1% 利福平滴眼液、0.3% 氧氟沙星滴眼液点眼，每日 4～8 次，每次 1～2 滴。晚间临睡前可涂金霉素或氧氟沙星、环丙沙星眼膏。重症者口服螺旋霉素、多西环素可收到较好的效果。对沙眼并发症和后遗症应施行相应的药物治疗或手术治疗。

（六）风疹

风疹是由风疹病毒感染引起的呼吸道传染病。风疹病毒在体外生存能力很弱，因此，传染性较小，本病多发生于冬春季。

症状随发病时间不同而不同。潜伏期 10～21 天。前驱症状较轻，表现为低热、咳嗽、流鼻涕、乏力、咽痛、眼发红等类似感冒的症状，同时，耳后、枕部淋巴结肿大。发热 1～2 天内开始出现皮疹，皮疹从面部、颈部开始，24 小时内遍及全身，但手掌、足底没有皮疹。皮疹一般在 3 天内消退，出疹期间患儿精神良好。

预防和护理：

第一，发现风疹患儿，应立即隔离，隔离至出疹后大约 5 天。

第二，患儿应卧床休息，避免吹风，避免受凉后病情加重，饮食宜清淡易消化，避免吃辛辣油腻刺激食物，多喝水。

第三，避免患儿抓破皮肤引起感染，勤剪指甲。

第四，风疹流行期间，尽量避免带学前儿童去公共场所人流密集的地方。

（七）流行性感冒（流感）

流感是由流感病毒引起的呼吸道传染病。病毒经飞沫传播，人群对流感普遍易感。

症状不同于普通感冒。潜伏期为数小时至数日。发病急，寒战、发热、体温可达39℃，伴有头痛、倦怠乏力、关节酸痛等，还可出现恶心呕吐、腹泻等消化道症状。流感的全身症状明显，而呼吸道症状较轻。学前儿童患流感容易并发肺炎。发热3～4天后逐渐退热、症状缓解，乏力可持续1～2周。

预防和护理要做到以下几点：

第一，保证室内空气流通，温度湿度适宜。多带学前儿童参加户外活动和体育锻炼，增强对疾病的抵抗力。

第二，流感流行季节，尽量少去人多的公共场所。

第三，学前儿童应卧床休息，多喝水，饮食富营养易消化，少食辛辣、油腻刺激性食物。

（八）细菌性痢疾

细菌性痢疾是由痢疾杆菌引起的肠道传染病，多发生于夏秋季。病人及带菌者是主要的传染源，被病原体污染的食物经手、口进入人体传播。

症状明显。潜伏期为1～3天。起病急，高热、寒战、腹痛、腹泻。一日可泻十到数十次，为脓血便。排便有明显的里急后重感。少数患儿中毒症状严重，表现为高热、精神萎靡或烦躁不安，很快抽风、昏迷。

预防和护理：

第一，对患儿早发现、早隔离、早治疗，控制好传染源。

第二，注意个人卫生、饮食卫生、环境卫生，做好清洁消毒工作，切断传播途径。

第三，患儿饮食以流质半流质和清淡饮食为主，排便后及时用温水清洗臀部，坚持治疗，注意隔离。

（九）麻疹

麻疹是由麻疹病毒引起的急性传染病，通过呼吸道飞沫途径传播，病人是唯一的传染源，患病后可获得持久免疫力，第二次发病者极少见。未患过麻疹又未接种过麻疹疫苗者普遍具有易感性，尤其是6个月至5岁学前儿童发病率最高（占90%）。

潜伏期8～12天，典型的临床症状可概括为"三、三、三"，即前驱期3天，出疹前3天出现38℃左右的发热，伴有咳嗽、流涕、流泪、畏光，口腔颊黏膜出现灰白色小点（麻疹黏膜斑）；出疹期3天，病程第4～5天体温升高达40℃，红色斑丘疹从头而始渐及躯干、上肢、下肢；恢复期3天，出疹3～4天后，体温逐渐恢复正常，皮疹开始消退，皮肤留有糠麸状脱屑及棕色色素沉着。

预防措施包括：

第一，净化室内环境，保持空气清新。班级老师应每天定时开窗适度通风，保持空气流通，让阳光射入室内。早晨来园后，先用有效浓度消毒液擦玩具柜及室内家具、门把手等处，然后用清水擦拭一遍。

第二，做好晨检工作。教师应注意观察幼儿的精神状况，对发热、精神状况不佳的幼儿进行密切观察，若发现有3名以上幼儿出现相同症状时，应及时采取消毒隔离措施，迅速上报疫情。

第三，教师每天要对缺席幼儿做好统计，及时查明缺席原因。如因患传染病请假，则要上报幼儿园，保健老师对园内幼儿及时采取预防措施；如幼儿在家庭内部接触传染病人，家长要及时通知幼儿园。

第四，完善消毒措施，对幼儿的生活、活动空间开窗通风并每日采用紫外线灯消毒，用消毒水拖地，幼儿餐具、餐桌、毛巾、水杯等生活用具严格消毒，严把食物的采购、储存、加工、烹调制作关，不购买三无食品和变质食品，做到生熟分开、每餐有留样，要求各班用温开水给幼儿漱口，防止幼儿喝生水等。

第五，教育幼儿养成良好的卫生习惯，督促幼儿勤洗手、喝开水、吃熟食、常剪指甲、勤换衣服。

第六，传染病流行期间，尽量少去人群集中的公共场所。幼儿园宜开展丰富多彩的户外体育活动，增强幼儿体质；在膳食方面要加强营养，让幼儿多吃蔬菜、水果；保证幼儿充足的睡眠；根据气候变化，随时注意为幼儿增减衣服；鼓励幼儿做好个人防护；作为家长，要为幼儿做好相应的预防接种，如接种流感、肺炎等疫苗。

（十）COVID-19（新型冠状病毒肺炎）

COVID-19（新型冠状病毒肺炎），简称新冠肺炎，是由新型冠状病毒感染引起的新发传染病。2020年1月20日，经中华人民共和国国务院批准，新冠肺炎被纳入《中华人民共和国传染病防治法》规定的乙类传染病，采取甲类传染病的防控措施进行管理。目前认为，新冠肺炎的传染源主要是新冠肺炎患者，无症状感染者也可能成为传染源。主要通过呼吸道飞沫和密切接触进行传播，在相对封闭环境中长时间暴露于高浓度气溶胶情况下存在经气溶胶传播的可能。此外，还应注意粪便及尿对环境污染造成的气溶胶或接触传播。

目前的调查研究结果显示，人从感染到发病，潜伏期为1～14天，大多在3～7天。

新型冠状病毒肺炎患者以发热、干咳、乏力为主要表现，少数患者伴有鼻塞、流涕、咽痛、肌痛和腹泻等症状。重型病例多在发病一周后出现呼吸困难和／或低氧血症，严重者可快速进展为急性呼吸窘迫综合征、休克、难以纠正的代谢性酸中毒和出凝血功能障碍及多器官功能衰竭。值得注意的是重型、危重型患者病程中可表现为中低热，甚至无明显发热。部分儿童病例症状不典型，表现为呕吐、腹泻等消化道症状或仅表现为精神差、呼吸急促。轻型患者仅表现为低热、轻微乏力等，无肺炎表现。从目前收治的病例看，多数患者预后良好，儿童病例症状较轻。

预防措施包括：

1. 做好清洁与消毒工作

做好物体表面的清洁消毒工作。经常接触的物体表面，可用含氯消毒剂或消毒湿巾进行喷洒或擦拭。

加强餐（饮）具的清洁消毒。餐（饮）具应一人一具一用一消毒。

保持衣服、被褥、座椅套等纺织物清洁，定期洗涤和消毒。

卫生洁具可用含氯消毒剂浸泡或擦拭消毒。

2. 注意经常通风换气

经常打开门窗，通风换气，保持室内空气流通，正常天气条件下，每日通风不少于3次，每次不少于30分钟，也可采用机械排风。如使用空调，应保证空调系统供风安全，保证充足的新风输入，所有排风直接排到室外。

3. 科学洗手

饭前便后、接触公共设施后，用流动水，采用七步洗手法洗手，避免手部污染引起感染。

4. 做好垃圾分类管理

加强垃圾的分类管理，及时收集并清运。做好垃圾桶等垃圾盛装容器的清洁，可定期对其进行消毒处理。

5. 注意佩戴口罩

去人员密集的公共场合，科学佩戴口罩，做好个人防护。

6. 发现问题及时就医

当出现发热、咳嗽等症状时，及时按规定去定点医院就医，尽量避免乘坐公交、地铁等公共交通工具，前往医院路上和医院内应全程佩戴医用外科口罩（或其他更高级别的口罩）。

第三讲

学前儿童寄生虫病预防

学前儿童时期常见的寄生虫病共有9种，最常见的就是蛔虫病和蛲虫病。

一、蛔虫病 ●●●

蛔虫病是由似蚓蛔线虫寄生于人体小肠或其他器官所引起的常见疾病，患者以儿童居多，多数无明显自觉症状，临床上常见的并发症是胆道蛔虫病、肠梗阻、胆管炎、胆囊炎、胆结石症、胰腺炎、肝脓肿、阑尾炎、肠穿孔和腹膜炎等。

蛔虫进入人体后，多数情况下小儿无明显感觉，但有时会出现脐周疼痛和食欲不好，腹痛大多不重，但反复发作，小儿因不会诉说常常会阵阵哭闹；年长儿在腹痛发作时常喜按压腹部，发作停止后嬉戏如常；患儿常有异食癖，喜吃煤渣、石灰、土块等，有的可影响患儿的肠胃功能，出现恶心、呕吐、轻度腹泻或便秘，大便中可夹有不消化食物，并能排出蛔虫。若体内蛔虫数量较多，不仅消耗体内营养，妨碍患儿的正常消化与吸收功能，导致患儿营养不良和贫血，而且影响患儿的身体和智力发育。蛔虫产生的毒素，还可引起患儿精神萎靡或兴奋不安、头痛、易怒、睡眠不好、夜惊、磨牙等症状。

由于蛔虫有游走钻孔的习性，特别是当其寄生的环境发生改变，如患儿感冒、发热或不适当的驱虫治疗，可刺激蛔虫活动增强，钻入胆道引起胆道蛔虫症，患儿突然出现剧烈腹痛，常伴恶心、呕吐；或大量成虫在肠道内扭曲成团导致肠梗阻，这种情况下如果延误治疗则可危及生命；而在幼虫移行时又可引起蛔虫性哮喘，出现咳嗽、咯痰或血痰、哮喘、呼吸困难、发热等症状；也有的出现荨麻疹、皮肤瘙痒、急性结膜炎等过敏症状。

蛔虫病的治疗多不困难，药物种类也很多，如左旋咪唑、甲苯达唑、阿苯达唑（肠虫清）等都有较好的疗效。但是，一次驱虫不一定能根治，因此治疗后2周应再复查大便，必要时再服驱虫药。对有并发症的患儿，应立即送医院治疗。

【直通幼儿园】

某幼儿园幼儿铭铭最近一段时间，总感觉皮肤瘙痒，睡觉也不老实，总说自己肚脐周围疼，饭量明明很大，体重就是上不去，身体很瘦，有的时候还会有恶心、呕吐甚至腹胀的感觉，经过与家长沟通，由家长带到医院检查，确定该幼儿患上蛔虫病。蛔虫病是一种常见的寄生虫病，多发生在幼儿身上，容易影响幼儿的食欲，以及肠道的消化吸收，甚至还会影响幼儿的生长发育。所以家长和教师一定要做好学前儿童的防护工作，让学前儿童养成良好的卫生习惯，远离蛔虫感染。

二、蛲虫病 ●●●

蛲虫病为学前儿童常见的肠道寄生虫病，可通过接触传染，易在家庭及托幼机构中引发流行，临床以肛门、会阴部瘙痒及睡眠不安为特征。

大多数患儿无明显症状，仅在雌虫移行到肛门周围产卵时，出现会阴部瘙痒，尤以夜间为甚，往往导致患儿失眠、烦躁不安、夜惊和遗尿等；重度感染者，由于蛲虫对肠壁的刺激和毒性作用，可出现食欲减低、恶心、呕吐、腹痛、腹泻等症状；雌虫亦可爬入女孩外阴部，引起尿频、尿急等症状或致外阴炎，由蛲虫侵入阑尾所引起的阑尾炎，亦不少见。

学前儿童如有上述肛周瘙痒表现，应首先疑及本病，并积极寻找成虫或查找虫卵以确定诊断。一般在学前儿童入睡后1～3小时检查肛门，可发现有成虫爬出，有时粪便外面亦可见到爬动的成虫；查找蛲虫卵，宜刮取或粘取肛门周围皮肤皱襞内的污秽物涂片检查，阳性率较高。

特别提示：

第一，在有蛲虫病的家庭、托幼机构中，应对儿童的内衣、内裤、床单等进行蒸、煮或在日光下暴晒消毒，公共玩具必须消毒，不许学前儿童将玩具放入口中。

第二，睡觉时给学前儿童穿满裆裤，裤脚缝上松紧带，避免学前儿童用手直抓肛门，也避免虫卵散落在床上污染衣被，第二天早晨再用肥皂及温水洗肛门周围，并注意女孩的阴道口有无蛲虫。

第三，勤剪指甲，饭前便后要洗手，纠正吮指习惯，勤洗澡。

第四，蛲虫在人体内寿命一般仅20～30天，如能避免重复感染，不用药治疗亦可自愈，因此，避免重复感染十分重要。

> **温馨提示**：生活中如何预防寄生虫感染？点击国家应急广播，搜索"如何预防寄生虫感染？"，专家来为您支招。

【对接资格证】

命题分析：学前儿童常见传染病的预防是考查重点，一般以单选题形式考查，简答和案例分析题也会涉及相关内容。

典型例题：诊断麻疹最重要的依据是（　　　）。

A.皮疹　　　　　　　　　　　B.脓水

C.麻疹黏膜斑　　　　　　　　D.皮肤结痂

【答案】C

【解析】在麻疹初期，患儿口腔两侧的颊黏膜上会有灰白色的小点，被称为麻疹黏膜斑。

【复习巩固】

1.学前儿童水痘的传播途径是什么?

2.学前儿童得了蛔虫病会有哪些症状?

3.什么是基础免疫和加强免疫?

4.麻疹和风疹如何鉴别诊断?

【学以致用】

2015 年,新型冠状病毒 MERS(呼吸系统传染病)在韩国肆虐。韩国感染此病毒后引发中东呼吸综合征总人数达 138 人,其中 14 人死亡,此外,韩国国内被隔离人数已超过 3600 人。

中东呼吸综合征最常见的临床表现是发热、发热伴畏寒寒战、咳嗽、气短、肌肉酸痛。腹泻、恶心呕吐、腹痛等胃肠道表现也较为常见。该疾病主要通过直接接触分泌物,飞沫传播,也可经粪口传播。

(1)传染病能够传播的三个环节是什么? 预防措施是什么?

(2)如果你是韩国某幼儿园的老师,对该疾病应做何预防工作?

【模拟练习】

1.水痘的症状中具有代表性的是(　　　)。

A. 水疱　　　　　　　　　　B. 疹子

C. 结痂　　　　　　　　　　D. "四世同堂"

2.手足口病的传播途径有(　　　)。

A. 患病幼儿及潜伏期幼儿的粪便

B. 病儿接触过的食物、食具、水龙头等

C. 空气飞沫

D. 被污染的玩具

3.下列哪项不是传染病流行的三个环节之一? (　　　)

A. 传染源　　　　　　　　　B. 传播途径

C. 易感人群　　　　　　　　D. 流行特征

■ 第四讲
■ 托幼机构的健康管理制度

托幼机构卫生保健应贯彻预防为主的卫生工作方针，在上级卫生部门的指导下，建立托幼机构疾病预防制度，做好学前儿童疾病的防治和预防保健工作，有效防止传染病在托幼机构内传播流行，保证学前儿童和幼教人员的身心健康。

一、托幼机构的健康检查制度 ●●●

托幼机构应该健全健康检查制度，健康检查的对象应该包括新入园的幼儿、在园的幼儿以及托幼机构中的全体工作人员。

（一）学前儿童入托入园体检

学前儿童入托入园前必须到指定的妇幼保健机构进行健康检查，检查合格后方能入园。健康检查表上的项目应填写完整正确，体检一个月内有效。学前儿童入园时应将母子健康手册或健康检查表和预防接种卡交给幼儿园。学前儿童离开托幼园所两个月以上，再入园必须重新体检，入托入园前体检率应达到100%。

（二）在园学前儿童应按年龄定期体检

第一，1岁以内婴儿每季度体检一次，1～3岁幼儿每半年体检一次，3岁以上儿童每年体检一次。定期体检后要进行学前儿童健康状况分析评价和疾病统计，发现疾病及时矫治。定期体检率的计算按每年"六月一日"前后的体检为准，新入园未满一个月者不可列入应查人数之内。

第二，身高、体重、视力检查：身高、体重检查示范园每季度一次，一级园每半年一次；视力检查每半年一次；所有在园的学前儿童每年查血红蛋白一次。

第三，严格执行晨间检查及全日观察制度，发现异常及时处理。

（1）晨检工作可根据本园实际情况，采取保健医检查、班上教师检查或两者相结合的方式，不论选择哪种方式，均由保健医生负责确诊，发现问题及时处理。

（2）检查步骤及内容包括：一摸二看三问四查，观察学前儿童精神、脸色、体温，询问在家的健康状况，根据学前儿童的年龄、健康状况、传染病发病季节作有重点的检查，如咽喉是否红肿、腮部有无肿大、皮肤有无皮疹、是否携带不安全物品等。

（3）发现异常情况要及时处理并记录，对有传染病或其他疾病可疑者，可由家长带学前儿童去医院就诊，或留在观察室临时隔离观察。

（4）学前儿童带来的药品，要核对姓名、药名、剂量、用药时间和方法，作好登记，并由家长签字，按时按要求给学前儿童用药。

（5）保健人员应每日午后、学前儿童离园前巡视各班级，向班上老师、保育员了解学前儿童的健康状况，如有可疑或异常及时处理。

（6）保教人员应全日观察学前儿童的精神、饮食、睡眠、大小便等情况，对有病和体弱学前儿童加强生活护理，发现异常情况立即与保健人员联系并作好全日观察记录。

（三）工作人员健康检查

第一，托幼机构工作人员上岗前必须进行健康检查，同时要接受每年一次的定期检查。

第二，患有国家法定传染病、性病、性传播疾病、化脓性皮肤病、精神病等有碍学前儿童身体健康的保教人员、炊事员，患病期间不得从事保教、炊事工作，要及时隔离、治疗。单纯乙肝表面抗原阳性的人员不得从事直接接触学前儿童的保教工作。

二、托幼机构的隔离制度 ●●●

托幼机构内，学前儿童交叉感染的概率高，因为学前儿童免疫力不如成人，容易发生传染病流行，所以要切实做好托幼机构的传染病预防工作，一旦发生传染病疫情，要早报告，对学前儿童早隔离，早治疗，对班级其他相关学前儿童采取消毒隔离措施，减少传染病续发人数，切断传播途径。托幼机构的隔离制度主要包含以下内容：

（一）日常生活隔离制度

第一，有专用保健室、观察室、隔离室，保健用品专用。

第二，托幼机构内的餐具、毛巾、玩具、便器和室内空气等必须定期进行消毒处理，毛巾之间保持安全距离，减少病原体传播。

第三，儿童活动室要有足够面积，卧室床铺之间按疾病防控要求保持适当距离，减少病原体传播，厕所、营养室、隔离室、观察室，应采用含氯消毒剂每日一次预防性消毒。

第四，托幼机构发生传染病或在医学观察期间，应根据不同病种及时严格地做好消毒隔离工作，消毒方法按"消毒隔离常规"要求进行。

第五，学前儿童一人一巾一杯一餐具，一用一消毒，大便便盆亦一用一消毒。

第六，托幼机构的环境、物体表面、空气等消毒均应符合卫生标准。

（二）传染病流行期隔离制度

第一，传染病流行期，应该做到早发现、早报告、早隔离、早诊断、早治疗，并应根据不同病种，做好隔离和消毒工作；

第二，幼儿及工作人员患传染病应立即隔离，所在班级和室内外活动场所、用具彻底消毒，接触者检疫并隔离。接触者检疫期满无异常，患者经医生证明彻底痊愈，无传染性后方可回园；

第三，控制传染源。

1.根据传染病流行病史、临床表现和实验室检查对病人及早做出正确诊断和及时治疗，采取有效措施隔离病人，及时登记上报。病原携带者亦应及时隔离并治疗。

2.对接触者进行医学观察及适当管理，在观察期内不并班、不升班、不收新生、不转园。

第四，早期切断传播途径。

1.配合防疫部门对托幼机构的环境及各种物品进行终末消毒或随时消毒，以杀灭可能存在于外界环境中的病原体。

2.针对传染病的传播途径，采取有效措施，如加强饮食卫生以预防消化道传染病，消灭蚊子等媒介昆虫以预防虫媒传染病，保持室内空气流通或进行空气消毒以预防呼吸道传染病等。

第五，保护易感儿童。

1.掌握易感儿童名单，传染病流行季节加强晨间检查及全日观察，并采取必要的预防措施，如被动免疫或药物预防。

2.合理安排生活，提供平衡膳食，加强户外锻炼，提高对疾病的抵抗力。

拓展阅读
幼儿常见传染病 潜伏期

三、托幼机构的消毒制度 ●●●

托幼机构是学前儿童集中的场所。学前儿童对疾病抵抗力差，个人卫生习惯又没有形成，相互之间的接触又比较密切，因此，托幼机构坚持做好经常性卫生消毒工作，对保证学前儿童健康至关重要。托幼机构要有专职卫生人员和切实可行的卫生制度，经常做好环境卫生、学前儿童和工作人员的个人卫生以及饮食卫生，并培养学前儿童讲卫生的良好习惯，也是贯彻预防为主方针，保护学前儿童健康成长的一项很重要的工作。

现行卫生法规和防疫卫生工作规范都着重强调了托幼机构消毒工作在疾病预防中的不可替代性。

（一）托幼机构日常消毒

原则：以清洁卫生为主，结合开展预防性消毒。集中式消毒应在学前儿童离园（所）后进行。

日常卫生工作主要有两方面。

1. 环境卫生

第一，保持室内空气清新、阳光充足。采取湿式清扫方式清洁地面。厕所做到清洁通风、无异味，每日定时打扫，保持地面干燥。便器每次用后及时清洗干净。每周全面检查1次并记录。

第二，学前儿童食堂应当每日清扫、消毒，保持内外环境整洁。

第三，卫生洁具各班专用专放并有标记。抹布用后及时清洗干净，晾晒、干燥后存放；拖布清洗后应当晾晒或控干后存放。

第四，枕席、凉席每日用温水擦拭，被褥每月曝晒1～2次，床上用品每月清洗1～2次。

第五，保持玩具、图书表面的清洁卫生，每周至少进行1次玩具清洗，每2周图书翻晒1次。

2. 个人卫生

第一，学前儿童日常生活用品专人专用，保持清洁。要求每人每日1巾1杯专用，每人1床位1被。

第二，培养学前儿童良好卫生习惯。要求学前儿童饭前便后应当用肥皂、流动水洗手，早晚洗脸、刷牙，饭后漱口，做到勤洗头洗澡换衣、勤剪指（趾）甲，保持服装整洁。

第三，工作人员应当保持仪表整洁，注意个人卫生。饭前便后和护理学前儿童前应用肥皂、流动水洗手；上班时不戴戒指，不留长指甲；不在园（所）内吸烟。

（二）预防性消毒

第一，儿童活动室、卧室应当经常开窗通风，保持室内空气清新。每日至少开窗通风2次，每次至少10分钟。在不适宜开窗通风时，每日应当采取其他方法对室内空气消毒2次。

第二，餐桌每餐使用前消毒。反复使用的餐巾每次使用后消毒。擦手毛巾每日消毒1次。

第三，门把手、水龙头、床围栏等学前儿童易触摸的物体表面每日消毒1次。坐便器每次使用后及时冲洗，接触皮肤部位及时消毒。

第四，使用符合国家标准或规定的消毒器械和消毒剂。环境和物品的预防性消毒方法应当符合要求。

第五，饮食卫生与餐饮具消毒。餐具、饮具和盛放直接入口食品的容器，使用前必须洗净、消毒，严格执行"一洗、二冲、三消毒、四保洁"制度。餐饮具消毒主要采用煮沸消毒、流通蒸汽消毒和远红外线消毒，做到一人一具一用一消毒。

餐具、炊具、水杯，煮沸消毒 15 分钟或蒸汽消毒 10 分钟。对食具必须先去残渣，清洗后再进行消毒。被煮物品应全部淹没水中；蒸汽消毒时，物品应疏松放置。水沸开始计时。

餐具消毒柜、消毒碗柜，按产品说明使用消毒。

注意：

第一，使用符合国家标准规定的产品。

第二，保洁柜无消毒作用。不得用保洁柜代替消毒柜进行消毒。

> **温馨提示：** 如何正确使用消毒剂？中国疾控中心专家来教您！点击中国疾病预防控制中心网站，搜索"中国疾控中心专家教您正确使用消毒剂"，观看动画视频，您一定会收获满满。

四、托幼机构的疾病预防制度 ●●●

第一，托幼机构卫生保健应贯彻"预防为主"的卫生工作方针，在上级卫生部门的指导下，做好幼儿的疾病防治和预防保健工作。

第二，搞好预防接种，托幼机构应密切与当地防疫部门联系，及时了解疫情动态，按年龄、季节，适时、全程、足量、规范化地为幼儿实施预防接种，以提高整体人群的免疫水平，各种预防接种率要求达 95% 以上。

第三，加强传染病的防治。通过晨间检查和全日健康检查等形式，及时了解全托幼机构幼儿发病情况。做到早预防、早发现、早隔离、早治疗。尽快消除传染源，切断传播途径，保护易感儿童。

第四，对已发现的传染病患儿或可疑者，应立即送隔离室观察，或通知家长带到医院去诊治。对患儿所在班级要进行彻底的终末消毒。与患儿有密切接触的人群应进行医学检疫，并用药物进行预防。

第五，加强学前儿童常见疾病的防治。通过采取综合性措施（营养、锻炼、疾病预防、诊治护理等）来降低发病率。注意做好体弱幼儿（经常反复发作呼吸道、消化道感染、佝偻病、营养不良、早产儿、小样儿、哮喘病、先天性心脏病等）的专案管理，加强个体重点保健。

第六，开展健康教育，运用多种形式宣传卫生知识，传授传染病的防治常识，增进学前儿童教养人员对卫生科学的了解，提高卫生育儿水平。还要加强家园联系，争取家长的理解和支持，共同促进学前儿童身心健康，减少疾病。

【对接资格证】

命题分析：学前儿童的健康检查制度是考查重点，晨检制度和全日观察也会涉及，一般以单选题形式考查，案例分析题也会涉及相关内容。

典型例题：幼儿园应建立幼儿健康检查制度和幼儿健康卡或档案，示范园每（　　　）量体重一次。

A. 年　　　　　　B. 半年　　　　　　C. 月　　　　　　D. 季度

【答案】D

【解析】幼儿入园后每年要进行一次全面的健康检查，每半年测量一次身高、视力，每季度测量体重一次，并做好记录。

【复习巩固】

1. 托幼机构如何做好幼儿常见传染病的预防工作？

2. 托幼机构场地消毒的基本措施有哪些？

3. 托幼机构与幼儿家庭如何共同预防疾病？可以采取的措施有哪些？

【学以致用】

1. 新星幼儿园在某日晨检时发现一例水痘疑似病例，立即采取了以下措施：

（1）将患儿进行隔离，时间为 30 天；

（2）对患儿使用过的玩具、食具进行消毒；

（3）对同班幼儿进行医学观察。

请分析以下问题：

（1）该园采取的措施哪些是恰当的？哪些不够明确？

（2）还应采取哪些措施？

2. 亮亮近来夜里常惊醒。已经是冬天了，睡觉还老是不停地出汗，头后也有一圈毛发变得越来越稀疏。妈妈听朋友说，这是由于亮亮缺钙造成的，于是，去给亮亮买来了钙片，还每天订了一斤牛奶，想给他好好补钙。但是，半个月过去了，亮亮的症状丝毫没有减轻。请你帮亮亮妈妈分析一下原因，并对她进行科学指导。

【模拟练习】

某园中班发生一例甲型肝炎病人，该园立即采取了以下措施：（1）将患儿进行隔离，时间为 30 天；（2）对患儿使用过的玩具、食具进行消毒；（3）对该中班幼儿进行医学观察。

请分析以下问题：（1）该园采取的措施哪些是恰当的？哪些不够明确？（2）还应采取哪些措施？

【单元小结】

本单元内容对应幼儿教师资格证考试标准中的学前儿童疾病预防部分。出生缺陷的预防，从优生学角度，详细介绍了日常优生优育措施，以提高我国的人口质量；新生儿常见疾病预防，全方位介绍了新生儿的生理特点、常见疾病和日常护理，为新生儿的健康保驾护航；婴幼儿常见疾病与传染病的特点与保健、常见寄生虫病的特点和防治，详细介绍了学前儿童发病率较高、托幼机构容易流行的疾病及预防措施，希望带给大家"治未病"的全新保健观念；托幼机构的疾病预防制度，是托幼机构早期发现疾病、有效预防传染病、维护幼儿健康的基本制度保障。上述内容是学生未来从事保教工作、长远发展的知识基础和能力来源，也是幼儿教师资格证考试保教知识与能力知识的重要组成部分。

【课外拓展】

1. 邝贺玲主编：《内科疾病鉴别诊断学》，北京，人民卫生出版社，2006。

2. 罗萍主编：《基础护理学》（第五版），北京，北京大学医学出版社，2008。

3. 马军主编：《幼儿园新型冠状病毒肺炎防控指南》，北京，人民卫生出版社，2020。

4. 国家卫生健康委员会发布：《学校传染病症状监测预警技术指南》。

· 第五单元过关检测题 ·

▶ 第六单元

▶ 学前儿童意外事故的急救与安全教育

▶ 思维导图

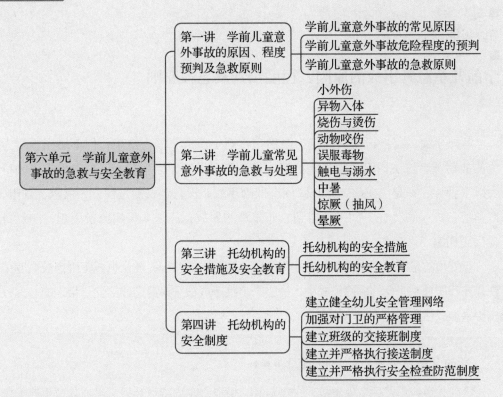

第六单元　学前儿童意外事故的急救与安全教育
- 第一讲　学前儿童意外事故的原因、程度预判及急救原则
  - 学前儿童意外事故的常见原因
  - 学前儿童意外事故危险程度的预判
  - 学前儿童意外事故的急救原则
- 第二讲　学前儿童常见意外事故的急救与处理
  - 小外伤
  - 异物入体
  - 烧伤与烫伤
  - 动物咬伤
  - 误服毒物
  - 触电与溺水
  - 中暑
  - 惊厥（抽风）
  - 晕厥
- 第三讲　托幼机构的安全措施及安全教育
  - 托幼机构的安全措施
  - 托幼机构的安全教育
- 第四讲　托幼机构的安全制度
  - 建立健全幼儿安全管理网络
  - 加强对门卫的严格管理
  - 建立班级的交接班制度
  - 建立并严格执行接送制度
  - 建立并严格执行安全检查防范制度

▶ 学习目标

1. 敬畏生命，牢固树立安全意识和责任意识，能够把安全放在一切工作之首。

2. 初步了解幼儿意外事故的种类及特点，了解幼儿意外事故发生的常见原因。

3. 明确托幼机构安全管理的内容和制度，知道如何对幼儿进行安全教育。

4. 能对幼儿园常见的意外事故做出基本的判断并进行初步处理。

5. 掌握学前儿童意外事故的急救原则，并学会常用的急救方法和处理技术。

2008年10月14日晚上，3岁男孩小志的父母突然接到幼儿园电话，说孩子被烫到了。据幼儿园的老师介绍，那天晚上7点钟左右，老师提着一桶开水准备帮小朋友洗澡，不提防小志从旁边跑过来，撞洒了开水桶。小志被烫伤后一度休克，胸、腹、背、腰、左上臂、双臀、会阴、右大腿均被热水烫伤，全身烫伤面积达38%。

学前儿童意外事故是一个不容忽视的问题，全面了解、有效预防、及时有效地救护是降低伤害程度的关键。

■
第一讲
■
学前儿童意外事故的原因、程度预判及急救原则

意外事故，是指行为人的行为虽然在客观上造成了损害结果，但不是出于行为人的故意或者过失，而是由不能抗拒或者不能预见的原因引起的。意外事故必须符合以下要件：一是突发性，即在瞬间造成的事故，没有较长的过程，如落水、触电、跌落等；二是意外性，即未预料到、非本意的事故；三是非疾病因素引起；四是身体受到伤害。

意外事故是发达国家和多数发展中国家儿童死亡的首因，在全世界范围内被高度关注。在我国独生子女的家庭模式中，失去一个孩子或孩子终身伤残给父母带来的心理打击更是难以估量。

一、学前儿童意外事故的常见原因 ●●●

学前儿童容易发生意外事故，主要与其自身身心发育特点有关。学前儿童正处于身体生长发育和心理迅速发展时期，身体各器官系统发育不成熟，知识水平低，缺乏生活经验和安全意识，缺乏自我保护和自救能力，学前儿童生活环境中又存在着许多不安全因素，因此，学前儿童更容易发生意外事故。

（一）危险意识差

有这样一个案例。2005年3月2日上午，某幼儿园大班的两位老师，在教室里分组组织孩子们进行教学活动时，突然听到男孩小欢一声痛苦的尖叫。老师马上赶过去查看，小欢哭着说是小乐挥动铅笔把他的右眼扎了。老师立即把小欢送到市眼科医院医治。经

8天住院治疗，小欢的右眼后囊被切除，同时植入人工晶体。后又经医院诊断，小欢为右眼角膜穿透伤及外伤后白内障。

身心处于发育阶段的学前儿童，缺乏对危险的认知和防范能力，应对伤害的反应能力欠缺，学前儿童本身神经运动发育程度还不完善，这些因素均会增加对伤害的易感性。学前儿童认知水平低，缺乏对外界事物的理解和判断，更不会推理事物之间的因果关系。因此，经常由茫然无知的行为引来意外伤害事故。由于没有经历意外伤害的痛苦，也没有接受间接教训的可能，所以，学前儿童缺乏对危险及其后果的认识。如学前儿童突然从跷跷板上跳下；挥舞木棍玩耍时，丝毫不考虑对别人有什么危害；玩打火机容易造成火灾、容易烫伤等。

【直通幼儿园】

萌萌和飞飞是某幼儿园大班的同班小朋友。一日，教师王某带领幼儿到户外活动，在排队时，王老师一再交代："小朋友排队下楼梯时，不要拥挤、打闹。"下楼梯时，飞飞站在萌萌的背后，两人均在队尾，趁队伍行走拉开距离时，二人嬉闹，萌萌背飞飞时摔倒，导致飞飞的左股骨中段发生斜形闭合性骨折。

学前儿童危险意识差，经常由茫然无知的行为引来意外伤害事故，教师组织活动时要格外注意。

（二）好奇、好模仿

儿童有强烈的好奇心和探索欲望，低龄儿童可能会在无意中尝试冒险行为，而较大儿童和青少年则可能会主动寻求冒险行为，并以此体验冒险成功后带来的快乐。适当的冒险行为属于正常的生理特性，对于儿童的生长发育是必需的。但是，在危险环境中的冒险行为很容易造成伤害的发生。男童的冒险行为比女童更普遍。因此，在多数伤害中，男童伤害的发生率远高于女童。

学前儿童喜欢模仿和尝试成人的行为，对于成人阻止的事情有强烈的好奇心，这些都有可能使他们忽略了周围的环境因素从而出现各种事故。如想看窗台上的东西或窗外的情景，结果就站在小椅子上不慎摔倒。

（三）学前儿童骨骼和皮肤脆弱，躲避危险和自救的能力差

学前儿童的颅骨骨质比成人薄，成人从床上摔下一般不会有严重后果，学前儿童则容易发生颅骨骨折，颅脑损伤。60℃的水，对成人来说最多烫伤Ⅰ度，而对学前儿童则造成烫伤Ⅱ度，表皮脱落，甚至深入皮下组织。

自学前儿童学会独自走路时起，意外伤害事故便相伴而生。学前儿童运动能力发育

不完善，动作不协调，平衡能力较差。发生水灾、火灾时，无法靠自身能力逃避。

二、学前儿童意外事故危险程度的预判 ●●●

学前儿童最常见的意外伤害类型有车祸、跌落、烧烫伤、溺水、窒息、中毒等。在我国，学前儿童意外事故发生率居前 3 位的依次是跌伤、烧烫伤、动物咬伤。男童最常见类型为跌伤、动物咬伤、烧烫伤，女童最常见为烧烫伤、动物咬伤和切割伤。

【对接资格证】

命题分析：学前儿童常见的意外事故类型是考查知识点，一般以单选题或简答题形式考查。

典型例题：下列哪一项不是学前儿童意外事故最常见的类型？（   ）

A.车祸　　　　B.溺水　　　　C.触电　　　　D.中毒

【答案】C

【解析】在我国，学前儿童意外事故以车祸、跌落、烧烫伤、溺水、窒息、中毒等最为常见。

根据事故轻重程度，可把学前儿童意外事故分为三类。

（一）迅速危及生命的事故

如窒息、触电、溺水、外伤大出血、气管异物、误食毒物、车祸等，这一类意外事故必须在现场争分夺秒实行急救，以避免死亡。

（二）事故虽不会顷刻致命，但也十分严重

如各种烧烫伤、骨折、毒蛇咬伤、疯狗咬伤等，也要在规定的时间采取正确的处理措施，如迟迟不作处理或处理不当，也可造成死亡或终身残疾。

（三）轻微的意外伤害

如表皮擦伤、轻度烫伤等，可以在家中或幼儿园进行简单处理。

三、学前儿童意外事故的急救原则 ●●●

（一）抢救生命

意外事故发生后，首先要关注受伤儿童的呼吸、心跳是否正常。当呼吸、心搏骤停或出现严重障碍时，必须立即进行人工呼吸和胸外心脏按压，同时拨打120，紧急救护，为医院的正规治疗打基础、做准备。

（二）防止残疾

有些危及儿童生命的意外伤害，如果抢救方式不正确，儿童日后会留下残疾。如儿童发生严重摔伤时，有可能造成腰椎骨折，施救时就不能用绳索、帆布等担架抬送，也不能背或抱，这样会损伤脊髓，造成终生残疾。

（三）减少痛苦

各种烧烫伤、骨折会带来剧烈疼痛，甚至出现疼痛性休克，因此在处理包扎、固定、搬运时，动作要轻柔，位置要适当，语言要温和，必要时可用镇痛药。

（四）预防并发症

抢救措施要规范，尽量减少和预防并发症的出现，如出血之后的伤口感染，骨折时韧带和血管的再损伤等。

拓展阅读

意外事故的应急
预案

【复习巩固】

1. 简述学前儿童意外事故的常见原因。

2. 学前儿童意外事故最常见的类型有哪些？

3. 迅速危及生命的事故有哪些？

4. 发生意外伤害事故后，首先要关注受伤儿童的哪些情况是否正常？

5. 根据事故轻重程度，可把学前儿童意外事故分为哪几类？

【学以致用】

1. 某幼儿，3岁，一次随母亲上街，在百货商店里买了一个彩色的小足球。他一出店门就踢了起来，玩着玩着，球从人行道滚向了路中央，孩子不顾一切地奔向大街。这时，一辆助动车迎面驶来将他撞倒，经过抢救，孩子总算保住了性命，但股骨粉碎性骨折，留下了终身残疾。根据一项全国性调查，儿童1～4岁是发生意外伤害最多的年龄段，发生率为21.1%，即五个儿童中就有一个发生了意外伤害。结合案例分析，学前儿童意外事故的常见原因有哪些？

2. 某天上午8点半，几名儿童在走廊里追跑，某儿童摔倒碰到阳台的栏杆上，额头上碰破了一道很深的口子。教师问清情况后赶紧把受伤儿童送到医院包扎，放学后还到该儿童家中做家访，说明事情发生的经过，并诚恳地向家长道了歉。请结合案例分析，学前儿童意外事故的急救原则有哪些？

【模拟练习】

1. 下列哪一项行为能说明学前儿童的危险意识差？（　　　）

A. 突然从跷跷板上跳下

B. 挥舞木棍玩耍时，丝毫不考虑对别人有什么危害

C. 玩打火机造成火灾

D. 以上都是

2. 在我国，学前儿童意外事故以跌伤、烧烫伤、交通事故和（　　）为主。

A. 触电　　　　　　B. 中毒　　　　　　C. 中暑　　　　　　D. 呼吸道异物

3. 60℃的水，对成人来说最多烫伤 I 度，而学前儿童则可能为（　　），表皮脱落，甚至深入皮下组织。

A. I 度　　　　　　B. II 度　　　　　　C. III 度　　　　　　D. 没有伤害

4. 伤员较多时，根据伤情对伤员分类抢救，下列哪一项不是处理的原则？（　　）

A. 先重后轻　　　　B. 先急后缓　　　　C. 先小后大　　　　D. 先近后远

5. 请你按照危险程度对学前儿童常见的意外事故进行分类。

6. 学前儿童意外事故的急救原则有哪些？

第二讲

学前儿童常见意外事故的急救与处理

萧萧吃饭的时候特别开心。平日难得凑在一起的爷爷、奶奶、爸爸、妈妈都陪着他一起吃饭，还给他买了颜色鲜艳、酸甜可口的果冻。刚一吃完饭，他就迫不及待地催着爸爸帮他打开果冻，迅速吸食，结果卡在喉咙里，憋得小脸通红。这可吓坏了大人，又是拍又是抠，一阵忙乱，果冻掏出来了，萧萧终于缓过气来。

学前儿童在托幼机构、家庭生活、社会生活中都有可能遇到某些意外事故。作为成人，必须掌握一些紧急处理意外伤害的技能，才能减轻伤害并有助于医生的救治。

一、小外伤 ●●●

小外伤在幼儿园保健工作中经常遇到，创伤局限于直接受伤处。按创伤性质分为擦伤、扎伤、划伤与切伤、挤压伤、钝挫伤和扭伤等。

（一）擦伤

学前儿童奔跑、跳跃时不慎摔倒而蹭破皮肤是常事，尤其在夏季更常见。若伤口较

浅，仅仅蹭破了表皮，只需将伤口处的泥沙等杂物清洗干净即可；若伤口较深或有出血，应先用自来水或生理盐水清洗伤口，然后用酒精消毒，处理后无须包扎。

（二）扎伤

铁皮、塑料制成的玩具易变形或缺损，锋利的边缘会造成扎伤、戳伤；床席、枕席、床板等的竹刺、木刺有时也会扎入学前儿童体内。

处理方法：用消毒过的针或镊子顺着刺的方向把刺全部挑拨出来，不应有残留，并挤出淤血，随后用酒精消毒。如果刺扎入指甲等难以拔出，应送医院处理。

（三）划伤与切伤

学前儿童使用剪刀、小刀等或触摸破碎的玻璃器具时，常可能发生划伤或切割伤。

处理方法：用干净的纱布按压伤口止血，血止后，在伤口周围用 75% 的酒精由里向外消毒，敷上消毒纱布，用绷带包扎；如果是玻璃器皿扎伤，应先用清水清洗伤口，用镊子清除碎玻璃片，消毒后进行包扎。

（四）挤压伤

学前儿童的手指常被门、抽屉挤伤，造成痛苦，严重时可出现淤血甚至指甲脱落的现象。对此，应及时发现并处理。若无破损，可用水冲洗，进行冷敷，以减轻痛苦；疼痛难忍时，可将受伤的手指高举过心脏，缓解痛苦。若有出血，应消毒、包扎。若指甲掀开或脱落，应立即去医院。

（五）钝挫伤

学前儿童玩沙包等游戏时，沙包等物体击中皮肤或身体撞击在坚硬圆滑的物体上，皮肤未破，伤处发青发肿，内部出血，造成钝挫伤。

处理办法：

第一，不宜揉搓伤处，宜局部冷敷止血，一天后改为热敷，改善伤处血液循环，促进局部淤血吸收，减轻表面肿胀。

第二，受伤部位限制活动。

第三，头、胸、腹部钝挫伤，可依伤者神志、面色、表情判断病情轻重，疑有颅脑和内脏损伤，应立即送医院治疗。

（六）扭伤

轻微的扭伤可用冷水浸湿的毛巾或冰块敷于伤处，一天后改为热敷。若扭伤严重出现肿胀或淤血时，不可让学前儿童走动，要立即将其送往医院治疗。若四肢某个部位严重扭伤，可先用绷带等在扭伤的上下部做固定包扎处理。

【直通幼儿园】

小班幼儿琪琪在晨间活动时，不小心摔了一跤，膝盖擦破了皮，而且头上鼓起了一个包，出现瘀青现象。

小外伤是幼儿园保健工作中经常遇到的急诊状况之一。创伤局限于直接受伤处。此案例中的儿童创伤，就属于擦伤和钝挫伤，需要及时正确地进行处理。

二、异物入体 ●●●

（一）鼻腔异物

学前儿童无意中将小物件塞入鼻孔，如豆粒、果核、橡皮等。异物造成鼻塞，影响呼吸，还会引起鼻腔炎症，甚至异物下行引起咽喉、气管堵塞。发现后应及时取出，否则危害甚大。

取出异物的方法：嘱咐学前儿童深吸一口气，保教人员用手堵住无异物的一侧鼻孔，用力擤鼻，异物即可排出；或者用羽毛刺激孩子的鼻孔，促使其打喷嚏而使异物排出。若异物未取出，切不可擅自用镊子夹取，可能会将异物捅向深处，甚至落入气管，危及生命。出现该种情况应马上去医院处理。

（二）咽部异物

咽部异物以鱼刺、骨头渣、枣核等较为多见。异物大多扎在扁桃体或其周围，引起疼痛，吞咽时疼痛加剧。

学前儿童被异物卡住后，让他张大嘴，将舌头压下，用镊子轻轻夹出异物，若无法夹出，立即送医院处理。

注意：被鱼刺卡住后，不要给学前儿童吃馒头、饭团等，因为这样做有可能让刺扎入更深，更不易取出。较大异物卡在咽部，可造成呼吸困难，如发现有声音嘶哑、呼吸困难等症状，应立即将学前儿童倒转，低头拍背使异物咳出或改变位置，并急送医院处理。

（三）喉、气管异物

为什么学前儿童容易发生气管异物阻塞？这是因为学前儿童的气管与食管交叉处的"会厌软骨"发育不成熟，当学前儿童口中含着食物说话、哭闹或剧烈运动时，容易将口内含物吸入气管，引起阻塞甚至窒息。

当学前儿童边吃边玩或进食后突然停止活动，开始哭闹并有阵发性高声呛咳、喘鸣以及面色发绀、呼吸困难，继而神志不清和昏迷等，应怀疑吸入气管异物。如果异物完全堵塞气管，超过4分钟便会危及生命，即使抢救成功，也常会留下失语、瘫痪等严重后遗症。因此，发现学前儿童发生气管异物阻塞时必须争分夺秒地进行现场急救。

1. 拍背法

此法适用于1岁以下的婴儿。让婴儿脸朝下趴在救护者的前臂上，并把前臂放在大腿上以支撑婴儿，婴儿的头部应低于躯干，在婴儿两肩胛角连线的中点处，用手掌根部用力叩击5次（见图6-1），这样可以通过异物的自身重力和叩击时胸腔内气体的冲力，迫使异物向外咳出。

2. 催吐法

用手指伸入学前儿童口腔以便刺激舌根催吐，催吐法适用于较近喉部的气管异物。

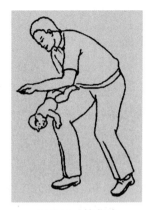

图6-1　拍背法

3. 胃部迫挤法（海姆立克急救法）（见图6-2）

这适用于1岁以上的学前儿童。站在学前儿童背后，手臂直接从学前儿童的腋下环抱学前儿童的躯干,将一手握拳，并用该手大拇指侧的平坦处对准学前儿童腹部的中线处，正好在剑突的尖端下和脐部稍上方（大约在剑突与脐部之间的中点处），用另一手握在拳头外，尽力有节奏地使劲向上向内催压，以促使横膈抬起，压迫肺底让其肺内产生一股强大的气流，从气管内向外冲出，迫使气管内异物随气流直达口腔并排出。

若以上方法无效或情况紧急，应立即将学前儿童送往医院，医生会根据病情施行喉镜或气管镜取出异物，切不可拖延。如果学前儿童发生心跳停止，就要进行心肺复苏。

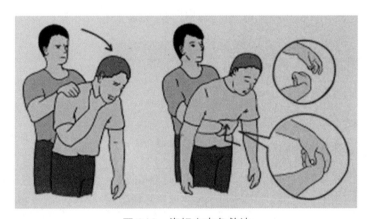

图6-2　海姆立克急救法

（四）眼内异物

大风天气，常有沙子或小飞虫入眼，造成眼内异物。

取出眼内异物的具体方法：让学前儿童轻轻闭上眼睛，切不可揉搓眼睛，以免损伤角膜；操作者清洁双手，若异物粘在睑结膜表面，可用干净柔软的手绢或棉签轻轻拭去；若嵌入睑结膜囊内，须翻开眼皮方能拭去。

若运用上述方法不能取出，学前儿童仍感极度不适，有可能是角膜异物，应立即去医院治疗。

（五）外耳道异物

外耳道异物一般分为两种：一种是生物异物，如小飞虫；另一种是非生物异物，如幼儿玩耍时塞入的纽扣、豆类、石块等。外耳道异物可引起耳鸣、耳痛、外耳道炎症及听力障碍，应及时取出。

取出的方法分两类。

其一，若外耳道异物为生物异物，可用手电筒照射幼儿外耳道，或吹入香烟烟雾将小虫引出来。若不见效，速上医院。

其二，若外耳道异物为非生物异物，可用倾斜头、单脚跳跃的方式，将异物弹出。若无效，应去医院处理。切不可用小棍捅、用镊子夹，以免造成外耳道和鼓膜损伤。

三、烧伤与烫伤 ●●●

烧烫伤是幼儿经常遇到的意外事故。烧烫伤对人体的损害程度主要与热源温度及与之接触的时间相关，但由于幼儿的皮肤特别娇嫩，尚不具备及时消除致伤因素的能力，故往往遭受到比成年人更为严重的机体损害，感染机会多，并发症也多。

（一）烧烫伤的分类

根据烧烫伤的深浅，可将烧烫伤作如下分类（见表6-1）。

表6-1　烧烫伤的分类

深度	局部体征	局部感觉	预后
Ⅰ度（红斑）	仅伤及表皮，局部红肿，干燥，无水疱	灼痛感	3～5天愈合，不留瘢痕
Ⅱ度（浅Ⅱ度）	伤及真皮浅层，有水疱，创面肿胀发红	感觉过敏	两周可愈合，不留瘢痕
深Ⅱ度	伤及真皮，可达深层，水疱较小，皮温稍低，创面呈浅红或红白相间，可见网状栓塞血管	迟钝	3～4周愈合，留有瘢痕
Ⅲ度	伤及皮肤全层，甚至可达皮下、肌肉、骨等；形成焦痂；创面无水疱、呈蜡白或焦黄色，可见树枝状栓塞血管，皮温低	消失	肉芽组织生长后形成瘢痕

（二）烧烫伤的处理办法

第一，迅速去除被烫伤物浸透的衣物，如身上还粘有热粥、热菜和生石灰等，要轻轻拭去。

第二，Ⅰ度烫伤，可在局部涂烫伤药膏如獾油、清凉油等。3～5天可痊愈，不留瘢痕，有轻度色素沉着，可吸收。

第三，Ⅱ度烫伤，用干净的纱布、毛巾覆盖创面，切勿弄破和挤压水疱，也不可在创面涂草木灰等不洁之物，应将病人平稳送入医院治疗。

第四，Ⅲ度烫伤，除用干净的毛巾、纱布覆盖创面，不能弄破和挤压水疱外，若烫伤面积大，病人烦躁口渴，可少量多次饮用淡盐水，并速送医院处理。

> **温馨提示：** 突发事件总是不期而至！烧伤烫伤无处不在！点击国家应急广播网站，搜索"被烫伤后的紧急救助措施"，国家应急广播贴心的实操方案教你科学应对。

四、动物咬伤 ●●●

动物咬伤主要包括猫、狗咬伤，蛇咬伤和蜂蜇伤等。

（一）猫、狗咬伤

现在不少家庭喜欢养小猫、小狗，由于宠物的增加，被猫、狗咬伤和抓伤的人数也在增多。特别是学前儿童喜欢与小动物玩耍、打逗，因此特别容易被猫、狗咬伤或抓伤。学前儿童若被狂犬咬伤，极易因狂犬病毒引发急性传染病，如不及时治疗，学前儿童可在几天内死亡，故必须引起高度重视。

咬伤后的处理：

第一，被狂犬咬伤后，应迅速处理伤口，可先用大量清水或20%的肥皂液反复冲洗伤口，并挤出污血，然后再用过氧化氢消毒。

第二，立即到当地疾病控制中心就诊，注射狂犬疫苗或高效免疫血清，即或是出现局部或全身反应，也要在对症治疗的同时继续注射，不应中止。

注意：

第一，局部伤口不做一期缝合，不包扎，不涂抹软膏，不用粉剂，以利于伤口排毒。

第二，被宠物撕咬污染的衣物，应及时换洗并煮沸消毒、日光暴晒或使用消毒剂清洗。

第三，被宠物咬伤或抓伤后，绝不要抱任何侥幸心理，不管宠物是否打过疫苗，不管是咬伤还是抓伤，只要有皮下渗血或出血点，就应及时注射狂犬疫苗。

第四，被猫、兔子、老鼠咬伤都按以上方法处理。

（二）蛇咬伤

蛇分为无毒蛇和有毒蛇两种。无毒蛇的头大多为椭圆形，且尾部细长；毒蛇头大多呈三角形，颈细，身粗，尾短，牙齿长。被无毒蛇咬伤后留一排整齐的小而浅的牙痕，伤口及周围不肿或仅轻度红肿，不疼痛，或仅有轻微疼痛而无全身症状，只需按一般损伤处理；但若被毒蛇咬伤，除了留下一般的齿痕外，另有两个明显成对齿痕，且大而深，伤口及周围皮肤常出现青紫色，大多疼痛剧烈，有全身症状，十分危险。被蛇咬伤时，常常难以辨别其是否有毒，所以生活中蛇咬伤均按毒蛇咬伤处理。

毒蛇咬伤后的应急处理办法主要有以下几种。

第一，减少肢体活动，避免因血液循环而加快对毒素的吸收。

第二，早期结扎。捆扎伤口上方（距伤口5厘米处），阻止蛇毒扩散。

第三，以伤口牙痕为中心，用刀片划个十字切口，用力挤压伤口，使毒液通畅流出，用淡盐水冲洗伤口。冲洗多次后，将结扎的带子放松，送医院进一步治疗。

第四，药物解毒。立即内服和外敷解蛇毒药。口服解毒药，同时将药片用温水溶化后涂于伤口周围。

（三）蜂蜇伤

蜂毒液主要含有蚁酸等酸性物质，或含有作用于神经系统的毒素，进入人体后会产生全身或局部的中毒症状。被蜂类蜇伤后，应立即采取以下紧急措施。

1. 黄蜂、马蜂蜇伤

先用橡皮膏将皮肤中的刺粘出来，再将食醋涂于患处（因黄蜂毒液为碱性）。

2. 蜜蜂蜇伤

同样先用橡皮膏粘出皮肤中的刺，再将肥皂水、淡碱水涂于患处（因蜜蜂毒液为酸性）。

【对接资格证】

命题分析：学前儿童意外伤害的处理是考查重点，一般以单选题或简答题形式考查，材料分析题也会涉及相关内容。

典型例题1：被黄蜂蜇伤后，正确的处理方法是（　　　）。

A. 涂肥皂水　　　　B. 用温水冲洗　　　C. 涂食用醋　　　　D. 冷敷

【答案】C

【解析】被黄蜂、马蜂蜇伤，先用橡皮膏将皮肤中的刺粘出来，再将食醋涂于患处（因黄蜂毒液为碱性）。

典型例题2：幼儿突然出现剧烈呛咳，伴有呼吸困难，面色青紫。这种情况有可能是（　　　）。

A. 急性肠胃炎　　　B. 异物落入气管　　C. 急性喉炎　　　　D. 支气管哮喘

【答案】B

【解析】当孩子边吃边玩时或进食后突然停止活动，开始哭闹并有阵发性高声呛咳、喘鸣以及面色发绀、呼吸困难，继而神志不清和昏迷等，应怀疑吸入气管异物。

五、误服毒物 ●●●

生活中存在着许多毒物，如清洁剂、杀虫剂、漂白水、汽油、樟脑丸等，误食皆会造成生命危险。尤其是家中有 5 岁以下的学前儿童，这些物品更需要妥善保存。

若发现学前儿童误服毒物，可进行以下处理。

第一，催吐。让学前儿童倒趴在大人腿上，然后用手刺激其咽部令其呕吐，提取呕吐物，了解毒物特性。

第二，保护胃黏膜。待学前儿童将胃内容物吐出后，可喝些牛奶或面汤，保护胃黏膜。

第三，特异性解毒。

上述措施施行后，应立即送学前儿童进医院抢救，对症解毒。

六、触电与溺水 ●●●

（一）触电

学前儿童玩弄带电电器、湿手触摸开关或雷电天气在树木或高大建筑物下避雨，均可造成电击伤。

触电后的处理办法有以下几种。

第一，切断电源。救护者应冷静分析现场情况，选择安全合理的办法，比如，戴上棉布手套，穿上皮鞋，踩在塑料或干木板上，拉下电闸或用竹竿、长木棍将伤者身上的电线挑开。

特别要注意的是，决不能在电源切断之前直接用手去推或拉触电学前儿童，也不能用潮湿的物品去分离电源，以免救护者自身触电。

第二，对呼吸、心搏骤停者进行现场急救（口对口人工呼吸、胸外心脏按压。具体操作要领见本节基本急救方法）。

第三，有烧伤者，保护创面，待伤者呼吸心跳恢复后送医院治疗。

第四，心肺复苏应在现场就地坚持进行，不要为方便而随意移动伤员，如确有需要移动时，抢救中断时间不应超过 30s。

> **温馨提示：** 看视频，学自救！点击中国国家应急广播，搜索"'电老虎'不好惹，发生触电怎么办？"，专家教你触电的紧急应对方法。

（二）溺水

溺水是学前儿童常见意外事故，每年夏秋季节更为多见。学前儿童在无监护状态下到水边游泳玩水，是造成溺水的最主要原因，另有学前儿童因失足落井、栽入大水缸、雨天掉入沟坑，以及冬季在薄冰上落水或坠入冰洞造成的溺水。

学前儿童溺水后，应立即采取处理办法（见图6-3）。

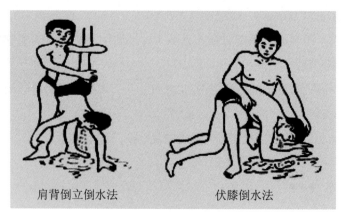

肩背倒立倒水法　　　伏膝倒水法

图6-3　溺水的处理

第一，利用现场一切条件，抓紧水上救护。

第二，溺水者上岸后，救护者观察其一般状况。若溺水者意识清楚，语言表达流畅，仅为体内进水，倒水就可以了。倒水时，救护者取半跪姿势，让溺水者趴在救护者的膝盖上，使其头部下垂，按压其腹、背部，帮助溺水者将进入体内的水排出。也可就地取材，借助木凳、牛、马等的帮助，促其排水。

第三，若溺水者意识不清，口内有淤泥杂草，则应迅速清除溺水者口鼻内的淤泥杂草，松解溺水者内衣、裤带、领口、袖口。若溺水者呼吸心跳已停，应迅速施行人工呼吸和胸外心脏挤压术。

　　温馨提示：看视频，学自救！点击中国国家应急广播网站，搜索"溺水时的紧急救助方法"，专家教你科学救助溺水患儿。

七、中暑 ●●●

中暑是指因长时间在烈日下活动或处于高温环境中，人体体温调节功能发生障碍而引发的急性疾病。

中暑的应急处理：立即将患儿移到凉爽的通风处，脱去多余的衣服，进行物理降温；同时让患儿饮用淡盐水。根据患儿情况，考虑是否送医院做进一步处理。

八、惊厥（抽风）●●●

惊厥是学前儿童的常见急症。惊厥发作时，轻者表现为眼球上翻，四肢略有抽动；重症者可突然不省人事，两眼紧闭或半开，眼球上翻或斜凝视，牙关紧闭，口吐白沫，口角抽动，口唇发紫，面部及四肢甚至全身肌肉持续性强直、变硬，每次发作数秒或数分钟，然后进入昏睡状态。有的患儿惊厥可反复发作或持续发作超过30分钟，如不及时抢救，可危及生命。

处理方法有以下几点：

第一，让患儿侧卧，便于及时排出分泌物，防止异物入气管。

第二，松开衣领、裤带，保持血液循环通畅。

第三，轻按患儿抽动的上下肢，避免其摔倒，但不可紧搂患儿。

第四，将毛巾或手绢拧成麻花状放于上下牙中间，以免咬伤舌头。若患儿牙关紧闭，不可硬撬。

第五，随时擦去痰涕。

第六，针刺或指压人中穴止抽。

第七，若患儿有高热或上述处理后抽风不止，救护者速送其到医院救治。

九、晕厥 ●●●

晕厥是指因短时间大脑供血不足而失去知觉。常因疼痛、精神过度紧张、闷热、站立时间过久等引起。

晕厥发生前，患儿多有头晕、恶心、心慌、眼前发黑等症状，然后晕倒，面色苍白、出冷汗，但很快能清醒过来。

处理方法：让患儿平卧，头部略放低、脚略抬高，以改善脑贫血状况，松开衣领、裤带。待其清醒后，让其喝些热饮料。一般经短时间休息即可恢复。

【复习巩固】

1. 简述擦伤、扎伤、划伤、切伤及挤伤、钝挫伤和扭伤的紧急处理方法。

2. 为什么学前儿童容易发生气管异物阻塞？

3. 简述胃部迫挤法的操作步骤。

4. 烧烫伤的处理办法有哪些？

5. 被猫、狗等动物咬伤，如何进行危险程度的判断？

6. 简述晕厥的处理方法。

7.触电急救时如何切断电源?

【学以致用】

1.一名2岁小儿,误将家人装在可乐瓶里的机油当成饮料喝下,被紧急送往某儿童医院。因抢救及时,小儿没有生命危险。这是该院一周来抢救的多例误服毒物小儿之一。因有毒物质严重威胁小儿的生命健康,为此该院专家特别提醒家长注意,要加强对小儿的看护,不要将毒物放在孩子看得见、触摸得到的地方,以免因误服造成孩子的生命损失。请结合案例谈谈,如何做好误服毒物后的急救。

2.在手足口病流行期间,家长接送孩子时不能入园,只能在园门口与老师交接孩子。由于晨间家长送孩子的时间不同,教师需要不断地往返接送孩子。小班的李老师在一次带着三四名孩子回班的途中,一个孩子在迈台阶时不慎摔倒,嘴角内侧被牙硌破了一个口子,血顿时流了下来。请结合案例分析,学前儿童跌倒擦伤或碰伤皮肤后的急救方法有哪些。

3.某孩子吃鱼被卡到喉咙,他的妈妈就用了老人们的处理方法,让孩子饮用食醋以软化鱼刺,还让孩子大口地吃饭,大人认为孩子卡鱼刺是小事情。可是后来去了医院,医生们说发现孩子的食道里有一个鱼刺状异物,鱼刺周边血肉模糊。经过全力抢救,最终也没能挽回这个孩子的生命。请结合案例分析,学前儿童咽部异物的急救方法有哪些。

【模拟练习】

判断对错:

1.对触电儿童进行急救,只要尽快帮助儿童脱离电源即可。(　　　)

2.被大的鱼刺扎在喉咙,可硬往下吞食以求将硬物咽下。(　　　)

选择题:

1.扭伤所导致的局部肿胀应在多长时间后采用热敷?(　　　)。

A.1 小时　　　　　B.12 小时　　　　　C.24 小时　　　　　D.2 天

2.被黄蜂蜇伤后,正确的处理方法是在患处(　　　)。

A.涂肥皂水　　　　B.用温水冲洗　　　　C.涂食用醋　　　　D.冷敷

3.下列关于惊厥处理方法不正确的是(　　　)。

A.让病儿侧卧,便于及时排出分泌物,防止异物入气管

B.松开衣领、裤带,保持血液循环通畅

C.轻按幼儿抽动的上下肢,避免其摔倒,但不可紧搂幼儿

D.将毛巾或手绢拧成麻花状放于上下牙中间，以免咬伤舌头。若病儿牙关紧闭，可硬撬开

案例分析：

小明是个三岁的小男孩，今年刚上幼儿园小班。今天上学的时候，小明从家里带了一把炒黄豆，上课的时候边吃边玩，不小心把黄豆塞进鼻孔里了。小明一边大哭，一边用手往外抠黄豆。小明的哭声吸引了班主任王老师，王老师取来一把镊子，也加入了抠鼻的行列。

问题：（1）王老师的做法对吗？

（2）如果你是王老师，该怎么办？说出正确的操作方法。

论述题：

简述婴幼儿喉、气管异物的处理方法。

实践操作：

早餐时，强强的手臂被面条烫伤了，在医生到来之前，陈老师给强强的手臂抹了点牙膏。请问：陈老师的处理方法是否得当？如果你是陈老师，会怎么处理？

第三讲

托幼机构的安全措施及安全教育

在中班幼儿的一次手工活动中，宋老师为了教育幼儿安全使用剪刀，着重强调："大家剪时要小心，今天这些剪刀都是新的，很锋利的，不能剪到小手，也不能剪到衣服。"结果一名幼儿悄悄在小手指的表皮上试了一下，虽不至于流血，但也很危险，另一名幼儿则把同桌女孩子的羽绒服剪了一个小口。

这位老师有基本的安全教育意识，却没能使用正确的安全教育策略。

一、托幼机构的安全措施 ●●●

如何让学前儿童远离意外伤害？曾任上海市红十字会会长的谢丽娟指出，学前儿童意外伤害多数是出于不当心、不留神、麻痹大意引起的，并非不可预防、无法控制。只要家长和老师们提高安全意识，加强安全管理和监护，许多学前儿童的意外伤害和死亡

就可以避免。

（一）创设安全的园内环境

2017年中国疾病预防控制中心慢性非传染性疾病预防控制中心和全球儿童安全组织在北京市发布的《中国青少年儿童伤害现状回顾报告》显示，在中国，意外伤害是青少年儿童死亡原因的第一位，已经成为威胁我国儿童生命健康和生活质量的重要因素之一，每年全国有超过54000名儿童死于意外，平均每天148人。溺水和交通事故仍然排在致死原因的前两位，排位第三的是跌落意外。发生伤害的地点，主要集中在家里。居家安全是首要防护要点。所以，除了成人对学前儿童精心照顾、规范操作外，及早发现学前儿童活动场所的安全隐患，及时检查，排除意外事故发生的可能，是有效预防和减少意外事故的必要环节。

1. 注意室内外设施设备的安全检查

案例：2004年7月5日下午2时许，5岁儿童韩某在某幼儿园大班教室内上课时，被突然坠落的电风扇砸伤，造成鼻骨骨折。

室内设施设备的安全，主要包括门窗安全、地板和楼梯安全、家具和家用电器检查等。具体要求如下。

门窗不可装弹簧，要能上锁；除大门外，房门可以被打开；各种门可以加装安全门挡；窗户栏杆的间隔应小于11厘米，窗下不放家具，以免学前儿童爬高；有阳台的应将通往阳台的门锁上；落地窗选用强化玻璃。

地板和楼梯都要防滑，以免学前儿童滑倒；卫生间地面应用防滑垫并在便器边装上扶手；楼梯栏杆的间隔不能过宽，应小于11厘米。

案例：2014年，信阳的一所幼儿园房顶倒塌，13名全托幼儿被覆没。附近群众和幼儿园人员紧急施救，在瓦砾中扒出13名幼儿，送往医院。1名幼儿在途中死亡，3名幼儿受伤。经调查，查明该亲子幼儿园系无证私自开设村分园。该园系租用民房改建。改建中，该园院长余某擅自拆除两间房子中间的山墙，致使房顶失去依托，结构不稳，最终垮塌。

家具应避免尖角和锐边、缺口、木刺等，有尖角的家具应套上塑料防护角；给抽屉等安装防脱落装置，给橱、柜门装上安全锁扣；经常检查电器、电线和插座，插座要安全，应安装在成人才能触到的位置；注意热水瓶、开水炉等放置在学前儿童拿不到的位置；暖气管、暖气片周围要用护栏隔离。

室外设施设备的安全，主要包括户外活动场地、大型器械等的安全检查。

2. 做好化学品及药品的管理工作

前者有各类消毒液、洗涤剂、皂粉、杀虫剂等化学制品。这些物品管理不善的话，可能被学前儿童误食，也可能被打开，接触皮肤造成化学灼伤。化学品及药品的管理，应该做到以下几点。

第一，设立的专用药箱应放在学前儿童取不到的位置，严禁在学前儿童活动场所或休息室内放置药品。

第二，严禁使用饮料瓶灌装杀虫剂、洗涤剂、消毒剂等，以免误食。

第三，严禁使用装有药的瓶子当玩具。

第四，各类消毒液、洗涤剂、皂粉、杀虫剂等化学制品应放入柜中并加锁。

幼儿一日生活各环节
安全注意事项

（二）要注意幼儿园外的安全

学前儿童活动的公共场所，主要包括居住地的物业小区、户外活动的公园、动物园、儿童游乐场、购物的商场或超市、就餐的饭店等。这些场所的设施设备并不单独为学前儿童提供，成人带学前儿童到这些场所时应注意，要照顾好学前儿童，避免意外发生。

第一，防止失散。

在人多拥挤的场合，如商场、公园、游乐场等，不要让学前儿童离开保教人员的视线，人多时拉住学前儿童的手避免学前儿童走失、挤伤。

第二，阻止学前儿童在有光滑的地面、台阶、玻璃等的场地嬉戏。

防止学前儿童滑倒和被玻璃柜台边角的锐边割伤，或撞到玻璃移门。

第三，阻止学前儿童攀爬自动扶梯和护栏，以免被撞倒、撞伤。

第四，安全乘坐各类运输设备。

注意避免过多的人集中挤在一个狭小的空间，注意学前儿童不要被运行中的电梯轧伤。

第五，严禁学前儿童在水池边逗留，以防溺水。

第六，注意周围的环境变化。

有泥坑或水井、窨井、粪坑等未加盖的，易发生学前儿童跌入，应告知学前儿童禁止走近危险地带。

（三）要注意交通安全

案例：2020年9月22日17时40分，在沧州市运河区某小学门前，老人王某驾驶一辆自南向北行驶的电动三轮车与吴某驾驶的白色轿车发生追尾事故。经了解，王某和吴某二人均为孩子家长，在接送孩子的过程中因操作失误发生追尾事故。当前，各中小学校、幼儿园均已开学，对很多父母来说，由于日常忙于工作，接送孩子上下学的任务就落到了爷爷奶奶或姥姥姥爷头上。但是，老人的交通安全意识、守法意识相对较弱，随意穿行、逆行、闯红灯等各类交通违法行为相当常见。

交通事故发生率上升极快，是近年来儿童意外死亡的重要原因之一。世界卫生组织发布的《2018年全球道路安全现状报告》显示，全球道路交通事故造成每年死亡135万人，交通事故是造成5～14岁儿童死亡的第一大杀手。资料显示，我国每年有超过1.85万名儿童死于交通事故，死亡率是欧洲的2.5倍，美国的2.6倍。所以，成人带领儿童外出时必须格外注意。

第一，遵守交通规则。

在人行道上行走时，成人要牵着学前儿童，没有人行道的靠路边行走。通过路口应走横道线，不闯红灯。不让学前儿童独自在马路上逗留。

第二，注意行车安全。

乘坐四轮机动车时，严禁学前儿童单独或被抱着在前排就座。宜在后排座位上，使用学前儿童专用的安全座椅，以免刹车时被撞伤。

第三，乘坐公交车时，切勿让学前儿童的头、手伸出窗口。

成人要抓牢扶手，避免急刹车时学前儿童突然被撞。

第四，骑自行车带学前儿童时，座位应放在成人前面，并注意脚的固定，防止脚被夹入车轮内。

第五，在黎明、黄昏以及其他能见度低的情况下，应当给学前儿童穿上有反光材料附着的衣物。

二、托幼机构的安全教育 ●●●

（一）托幼机构安全教育的任务

幼儿园安全教育的目标，主要是培养学前儿童的安全意识，让学前儿童了解造成危险的因素有哪些，知道如何维护自身的安全，并增进学前儿童的自我保护能力。

1. 学前儿童自我保护和安全意识的培养

学前儿童年龄小，自我保护意识差，每次活动前的安全教育都是必不可少的。因此，在原有的认识基础上，应适时、及时地提醒学前儿童，让其巩固已有的知识并获得更深层次的认识，让安全意识逐渐在学前儿童心里扎根。

对学前儿童进行安全教育，不能光靠说教，也不能靠吓唬。要抓住教育活动中可能发生危险的情况，也可以有意识地创设某些情境，对学前儿童进行教育，让他们了解什么是危险，什么是不可以做的，怎么做才是正确的。

2. 学前儿童安全知识与安全技能培养

幼儿园应有针对性地对学前儿童进行安全知识与技能方面的教育和培养，其内容主要包括以下几点。

第一，学会保护自己，不轻信陌生人的话，未经允许不跟陌生人走。

第二，能说清楚自己的姓名、园名、家长姓名、家庭住址和家长所在单位名称。

第三，不要随身携带玩具及锐利的器具，更不应把它放在口、鼻、耳中，以防伤害。懂得玩火、玩电、玩水的危害。

第四，没有成人看护不从高处往下跳或从低处往上蹦。不爬桌椅，不爬窗台，不扒窗户，不从楼梯扶手上往下滑。开门时要先推门，手不放在门缝中。不使用棍棒在室内外追打。过往楼道要轻声，走路有序。

第五，乘车外出时不在汽车上来回走动、打闹。

第六，不要捡拾小物件，不能将小钢珠、豆粒、碎玻璃等小东西放进鼻、耳中，或把玩具放在口中吸吮、咀嚼。不采食花草、种子，以免误食有毒植物。

第七，学会自救的粗浅知识和技能。

许多事实证明，当发生意外事故时，如果当事者具有救护、自救的知识，能冷静、沉着、迅速地采取急救的措施，往往能在很大程度上争取时间，减轻事故造成的损失，减少人员伤亡。因此，在幼儿园安全教育工作中，应提高学前儿童自我防备和救护的能力，教给他们自救的粗浅知识，如突遇火灾、煤气泄漏、烧烫伤、地震，以及迷路走失等情况的处理方法。还可以通过游戏、演习等方式让幼儿掌握一些自救的基本技能。

3. 学前儿童遵守安全规则习惯的养成

经常性、多渠道地教育学前儿童遵守幼儿园的各项规章制度。在公共场所、参加游览、外出散步或户外活动时，应教育儿童不得随便离开集体，有事告诉老师。教育学前儿童在运动或游戏时应按顺序，避免碰撞。

拓展阅读

学前儿童意外伤害的
影响因素分析

学前儿童常常因为不懂得或不遵守交通规则而发生车祸。要教育学前儿童遵守公共交通秩序。没有成人带领不能自己过马路，与成人一同过马路时，应走人行道，上街走路要靠右行，不能在马路上停留玩耍、追逐打闹等。

4. 开展保教人员安全教育

托幼机构要加强对全体保教人员的职业道德教育，提高安全意识，牢固树立"安全第一"的思想。通过学习安全管理文件精神、查阅安全教育相关网站、请有关安全专业人员来园作讲座等多种方式，丰富教职工安全知识，提升其安全意识和能力。

保教人员应有较高的安全意识和对潜在事故的预见性，提高警惕，关注学前儿童生活的每一细小环节，及早发现危险苗头，及时正确处理，防患于未然。

【直通幼儿园】

在一次中班美术课上，教师将幼儿分成两人一组，共用一套颜料和画笔。活动中有两个幼儿因颜料发生争执，教师制止后又去辅导别的幼儿绘画。这两个幼儿中有一个孩子心中不满，想趁另一个幼儿扭头看别处时，用画笔在其脸上涂颜料。被涂颜料的幼儿感觉有东西靠近脸部，猛一回头，画笔刚好戳进眼睛，致使该幼儿眼睛受伤。

危险无处不在，保教人员应有较高的安全意识和对潜在事故的预见性，在设计幼儿活动时，首先就应考虑幼儿安全。教师在平时的安全教育中，应培养幼儿互相帮助、互相尊重、友好相处的行为习惯和态度。

（二）托幼机构安全教育的方法

成人应该通过优化保育环境，对学前儿童进行初步的、最基本的安全指导和教育，提高他们预见危险、排除危险、保护自己的能力，以下做法可供参考使用。

第一，情景模拟。告诉学前儿童什么样的情况会出现危险，如何避免危险的发生，出现危险后如何沉着应对。比如不能随便跟陌生人走，迷失方向寻找警察，彩色豆豆不能随便当糖吃等。

第二，创设环境。著名教育家布罗菲、古德和内德勒为幼儿园环境设计提出了11个目标，"能关注幼儿的健康和安全"是其中非常重要的一个目标。具体做法：定期检查班上物品，发现不安全因素及时处理，如尖利器、钉子等；在幼儿园的楼梯口、转弯角贴上安全标志，时刻提醒学前儿童注意安全。

第三，重视开展户外活动。多让学前儿童进行走、跑、跳等基本动作的练习，增强他们的活动能力，提高他们的自我保护能力。如教学前儿童在走路、跑步的时候，眼要朝前看，重心要放在下半身，身体不要往前冲等。

第四，教会学前儿童正确使用器具、器材，具备意外灾害的应变常识。如手湿时不触摸电器，不拿着剪刀到处跑，滑滑梯时头不向后仰，烫伤时马上用冷水冲洗等。

第五，培养学前儿童的自理能力和良好的生活习惯，促进自我保护能力的发展。自理能力、良好的生活习惯与自我保护教育是紧密结合、相辅相成的。例如，提醒儿童吃鱼时把鱼刺挑干净，吃饭时不嬉笑打闹，饭前便后自己洗手等。如果平时注意对学前儿童的这些生活细节进行训练，能做的事就让他们自己做，绝不包办代替，这样，他们在劳动实践中就会建立起良好的生活习惯，从而提高自我保护能力。

保证学前儿童的健康和安全是全社会的职责。然而，健康与安全不能被动地等待给予，而应该让学前儿童主动地获得。这种获得要从良好的环境中来，从各种教育实践活动中来，从丰富多彩的游戏中来。

幼儿园还可以利用家园栏、家长学校、家长资源等向家长进行安全知识的宣传教育，家园合作，共同做好安全防范工作。

【复习巩固】

拓展阅读

幼儿园自救知识
小儿歌

1. 幼儿园安全教育的目标是什么？

2. 幼儿园安全教育的内容有哪些？

3. 幼儿园应讲解和宣传科学常识，有针对性地对学前儿童进行安全知识与技能方面的教育，主要包括哪些方面的内容？

4. 如何创设安全的园内环境？

5. 如何培养学前儿童的自理能力和良好的生活习惯？

【学以致用】

1. 在中班幼儿的一次手工活动中，某老师为了教育幼儿注意用剪刀的安全，就着重强调："大家剪时要小心，今天这些剪刀都是新的，很锋利的，不能剪到小手，小手会被剪破流血。也不能剪到衣服，衣服也会被剪破的。"结果，一名幼儿真的悄悄剪了小手指上的表皮，虽不至于流血，但也很危险了；另一名幼儿则把同桌一女孩子的羽绒服剪了一个小口。结合案例分析，幼儿园应该采取哪些对幼儿进行安全教育的措施呢？

2. 晚上，3岁的子仪一个人在客厅玩耍，父母都在厨房忙乎。子仪跑过来，将一个空药瓶交给妈妈："妈妈，把它扔到垃圾桶好吗？"妈妈吃惊地问："宝宝，里面的药片呢？"子仪得意地笑了，指指嘴巴："妈妈，我都吃下去了。"这下可不得了，惊慌失措的父母赶紧带着孩子去医院检查、洗胃。结合案例分析，学前儿童应该接受哪些安全知识与技能的教育？

3. 喝豆浆时，由于豆浆太烫，佳佳手一抖把豆浆弄洒了，手指被豆浆烫红了。刚刚参加工作的李老师很紧张，带着佳佳去找校医，却没找到。看着佳佳红红的手指，只好又带着佳佳去医院。正巧佳佳的妈妈是一位护士，她看到佳佳的小手因为没能及时处理而烫起一个水疱，就赶快帮助孩子处理，一边委婉地对小李老师说："其实孩子当时只要用自来水多冲一下就没事了。"结合案例分析，学前儿童应该掌握哪些自救的粗浅知识和技能？

【模拟练习】

1.培养学前儿童的自理能力和良好的生活习惯，促进其自我保护能力的发展，下列做法正确的是（　　　）。

A.吃鱼时提醒儿童把鱼刺挑干净能免受咽部刺伤之痛

B.吃饭时不嬉笑打闹可避免气管进异物

C.能做的事就让他们自己做，绝不包办代替

D.以上都对

2.幼儿教师应引导幼儿了解消防栓、灭火器的用途，知道幼儿园的安全通道出口；知道各种报警电话，懂得如何报警（火警119，匪警110，急救120），养成到公共场所注意观察消防标志和疏散通道的（　　　）。

A.习惯　　　　　　　B.知识　　　　　　　C.能力　　　　　　　D.特点

3.发现火情后，幼儿教师应首先组织幼儿有序（　　　）。

A.灭火　　　　　　　　　　　　B.拨打急救电话

C.紧急撤离现场　　　　　　　　D.原地排队，清点人数

4.托幼机构不应购买外部现成食品，所有饭菜留样并做好详细记录。留样保持时间为（　　　）。

A.24小时　　　　　B.48小时　　　　　C.36小时　　　　　D.72小时

5.幼儿园发生意外事故时，作为幼儿教师，要首先保证（　　　）。

A.家长的生命安全　　　　　　　B.幼儿的生命安全

C.老师自己的生命安全　　　　　D.托幼机构工作人员的生命安全

6.幼儿进餐完毕后，不得立即进行剧烈活动，具体时间为（　　　）。

A.30分钟之内　　　　　　　　　B.20分钟之内

C.10分钟之内　　　　　　　　　D.15分钟之内

第四讲

托幼机构的安全制度

托幼机构必须要建立健全各项规章制度，明确岗位职责，加强检查督促，杜绝意外

伤害的发生，具体有以下做法。

一、建立健全幼儿安全管理网络 ●●●

托幼机构要成立安全管理领导小组，下设工作小组，明确各小组的职责。实行分工合作、责任到人，并把安全工作要求列入各岗位职责中。

二、加强对门卫的严格管理 ●●●

托幼机构应选择做事仔细、有责任心的门卫负责管理园所的大门。园所的大门应只在接送时间对外开放，其余时间一律关上，防止幼儿溜出园所外。非接送时间接幼儿的家长，应出示证件，进行登记。到托幼机构办事的外来人员应先登记，在传达室等候，不得随便入内。

三、建立班级的交接班制度 ●●●

各班应建立严格的交接班制度。

教师要严格执行托幼机构制定的幼儿作息时间，有目的、有计划地组织各项活动，并按《幼儿园一日生活常规》去要求幼儿。

教师在带领幼儿进行室外活动前以及活动之后均应清点幼儿人数，防止幼儿独自离开集体。教师带班时间一般不接待亲友，不接电话，在工作时间内决不能离开幼儿，班级发生的事故应由当班教师负责处理，并及时向领导汇报。

教师下班时一定要做好交接班工作才可离开，交接班时必须交代清楚下列情况：第一，幼儿健康情况（打针、吃药、精神状况及特殊问题）；第二，幼儿出勤情况；第三，个别幼儿情况及家长联系情况。

四、建立并严格执行接送制度 ●●●

为了幼儿的安全，托幼机构应建立严格的接送制度，要求幼儿的接送者必须是幼儿的父母、（外）祖父母或固定的接送人。如果临时改变接送人，应提前与教师打招呼，并带接送人来园与教师相认。除此之外的一切人，都不得接走幼儿。

家长送幼儿入园时，必须亲自把幼儿交到教师手中，不能只把幼儿送到大门口，防止幼儿走失。教师接待幼儿入园时，对家长提出的要求，反映的情况，所带的物品、药品要认真记在交接本上，防止遗忘。幼儿离园时，教师要帮助幼儿做好准备，开大门后，由值班教师亲自把幼儿交给家长。幼儿在园期间发生的事情要如实向家长反馈。

五、建立并严格执行安全检查防范制度 ●●●

案例：某幼儿园小班的班主任杨某在寝室内的过道上点了3盘蚊香，担任当天总值班的保教主任倪某未对放置在过道上的蚊香做出处理。之后，杨某离开了寝室，约45分钟未到寝室查看。在此期间，床上的棉被掉落在点燃的蚊香上，烧着后，火势迅速蔓延，造成13名3至4岁的幼儿在火灾中丧生。

托幼机构应每月组织一次全园性安全检查，并及时做好记录，确保不留任何安全隐患。安全工作领导小组应认真分析本园的安全工作情况，分析预测可能发生的安全隐患，做到及时排查，对已发现的安全隐患必须在第一时间内整改。

值日行政人员做好日常安全检查工作，认真检查食堂、教室、功能室、消防设施、供电设施、运动设施、幼儿活动场地及幼儿活动的安全。

教师必须每天对本班幼儿的活动场地、活动器械及幼儿活动的安全进行检查，特别注重检查幼儿的身体状况，是否携带不安全物品，有无不安全行为，检查用电安全，如发现问题应及时处理或报告，并做好详细的记录，确保幼儿的安全。

厨房工作人员应每天检查炉火、柴油、用电以及食品的安全，如发现问题应及时处理或报告。

此外，托幼机构要组织全体工作人员进行卫生保健知识的业务学习。每学年都开展有针对性的安全培训工作，加强托幼机构突发事件应急救助培训及演练（如消防演练等）。

【对接资格证】

命题分析：托幼机构的安全制度及安全教育的开展是考查重点，一般以单选题或简答题形式考查，五大领域活动设计题也会涉及相关内容。

典型例题：请简述托幼机构主要的安全制度有哪些。

【答案】幼儿安全管理网络、门卫的严格管理、班级的交接班制度、接送制度、安全检查防范制度等。

【复习巩固】

1. 怎样建立健全幼儿安全管理网络？

2. 幼儿的接送者必须是幼儿的父母、（外）祖父母或固定的接送人。如果临时改变接送人应如何处理？

3. 教师交接班时必须交代清楚哪些情况?

4. 到幼儿园办事的外来人员进入幼儿园有什么注意事项?

5. 厨房工作人员每天应检查哪些方面的安全?

【学以致用】

1. 2021 年 5 月 24 日下午 5 时许,晶晶的父亲唐某去幼儿园接女儿,却扑了个空。唐某找到值班老师询问,老师也一脸茫然。经老师仔细回忆和在幼儿园四处查询,才回忆起晶晶尚未放学时,就被一名自称"叔叔"的男子接走。结合案例分析,托幼机构如何建立并严格执行接送制度?

2. 某幼儿园大班中午午睡前,教师在活动室督促幼儿收拾整理游戏材料,先进去的几名幼儿在过道玩,一名幼儿不小心摔倒在地,其他幼儿赶紧告诉当班教师,教师立即检查,发现其没有外伤,两只胳膊也能动,幼儿自己也没有异常反应,便安抚其入睡。交接班时,由于教师疏忽,未曾将情况交接给下午班的教师。幼儿起床后,下午班的教师发现该幼儿穿衣服时抬不起胳膊,教师翻开衣服发现右肩处红肿,随即将幼儿送医务室。保健医生检查后,建议马上到附近医院拍片检查,经检查,该幼儿锁骨骨折。之后,通知其父母,父母将幼儿领回,于第二日向幼儿园告知幼儿住院的情况。结合案例分析,托幼机构如何建立班级的交接班制度?

【模拟练习】

1. 幼儿的接送者不可以是(　　　　)。

A. 固定的接送人 　　　　　　　B. 幼儿的祖父母

C. 幼儿的父母 　　　　　　　　D. 自称幼儿的亲戚

2. 幼儿带药来园时,家长必须在服药登记表上认真填写所带药品名称、服用时间、服用剂量、服用方法及服药注意事项,签署家长姓名,向当班教师交代清楚,还必须在服药登记表上认真填写幼儿的(　　　　)。

A. 年龄 　　　　　　　　　　　B. 标记

C. 姓名 　　　　　　　　　　　D. 性别

【单元小结】

《幼儿园教育指导纲要(试行)》明确指出:"幼儿园必须把保护幼儿的生命和促进幼儿的健康放在工作的首位。"本单元知识对应幼儿教师资格证考试标准中学前儿童意外事故处理与安全教育，主要介绍学前儿童的意外事故预防、处理和安全教育知识，帮助学生全面了解学前儿童常见意外事故的正确处理措施和预防方法，使学生具备在托幼机构实施安全管理和安全教育的能力。

【课外拓展】

1. 王军、程秀兰、李少梅等编著：《幼儿园安全风险预控管理》，西安，陕西师范大学出版社，2015。

2. 王军、叶子兰编著：《幼儿安全防护81例》，西安，陕西师范大学出版社，2015。

3. 陈娟娟：《新手老师上路啰！——幼儿教师入门必读》，南京，南京师范大学出版社，2003。

4. 贾大成：《救护车到来前，你能做什么？》，南京，江苏凤凰文艺出版社，2016。

· 第六单元过关检测题 ·

▶ 第七单元

▶ 学前儿童常用护理技术和急救术

▶ 思维导图

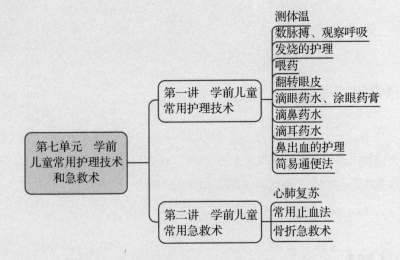

▶ 学习目标

1. 以人为本，关爱生命，巩固职业素养，提升质量意识。

2. 掌握学前儿童常用的护理技术。

3. 掌握学前儿童常用的急救术。

　　不论是意外事故的受害者，还是各种疾病患者，在康复的过程中，都需要精心护理。好的护理可以减轻病情，促进痊愈。学前儿童更需如此。因此，掌握常用护理技术，是做好护理工作的前提和必要条件，也是学前教育工作者的职责所在。有些严重的疾病和意外事故，常会危及学前儿童的生命，需要紧急救护。所以，掌握各种急救术的操作要领，可挽救生命，为医院的治疗奠定基础。学前儿童的身体状况存在个体差异，有的学前儿童身体强健，而有的学前儿童则体质较弱，需要进行特殊照顾。所以，学习体弱儿的护理方法，有助于体弱儿的健康。

第一讲
学前儿童常用护理技术

　　常用护理技术对护理生病和发生意外事故的学前儿童必不可少。幼儿教师不仅要具备基本的保教素质和知识，而且要掌握基本的保健技能，这样才能全方位维护学前儿童的身心健康，保证学前儿童一日生活活动的顺利进行。

一、测体温 ●●●

（一）测量体温的用具

　　测量体温的用具包括标准口表、肛表、电子体温计、耳式体温计等。准备酒精棉球，如果采用肛表测量体温，还需要准备一盒凡士林，用于润滑肛表。

（二）体温测量的方法

1. 学前儿童正常体温

　　体温的高低与许多因素有关，如哭闹、进食活动、室温过高、衣着过多等都会使体温升高，通常不超过37.3℃。

2. 测体温的部位

　　常用测量体温的部位有腋窝、口腔和肛门。根据不同的年龄和部位，选择不同的温度计。3岁以下的学前儿童不宜使用口腔体温测量法。口表可在口腔和腋下使用，与肛表不能混用。

3. 测量体温的方法

　　腋下体温的测量方法（见图7-1）：将温度计的读数甩到35℃以下，擦干腋下汗液，将温度计的水银端放于腋窝处，使体温计紧贴皮肤，曲臂过胸夹紧，测 5～10 分钟，取出体温计正确读数。

口腔体温的测量方法（见图 7-2）：先将口表杀菌消毒，将温度计的读数甩到 35℃以下，然后将水银端斜放在被测者舌下，测 3 分钟，取出体温计正确读数，后消毒备用。

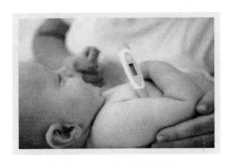

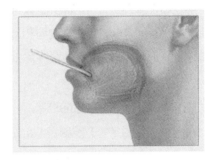

图 7-1 腋下体温测量　　　　　　图 7-2 口腔体温测量

肛门体温的测量方法（见图 7-3）：让学前儿童俯卧，取肛表，检查表是否完好，并将温度计上的水银柱甩到 35℃以下。用润滑剂涂于肛表头部，轻轻插入肛门，水银端插入肛门 3～4 厘米，测量 2～3 分钟。取出肛表，拭去粪汁，正确读数，后消毒备用。

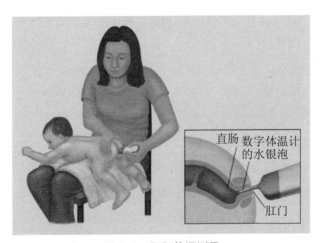

图 7-3 肛门体温测量

测量时间及正常体温：一般腋下测 5 分钟，正常体温为 36.5℃～37.3℃；肛门测 2～3 分钟，正常体温为 36.5℃～37.5℃；口腔（舌下）测 2～3 分钟，正常体温为 36.2℃～37.3℃。高于正常体温，则为发热。

4. 测量体温的注意事项

测量前要将温度计上的水银柱甩到 35℃以下。由于正常情况下每日体温有波动，一般早晨最低，傍晚最高，哭闹、活动和进食都可以使体温升高，所以在学前儿童吃饭、喝水、运动出汗等情况下要休息半小时后再测量体温。

二、数脉搏、观察呼吸 ●●●

（一）数脉搏

脉搏是心脏收缩时，由输出血液冲击引起的动脉跳动。随着心脏节律性地收缩和舒张，动脉管壁相应地出现扩张和回缩，在表浅动脉上可触到搏动，简称脉搏。

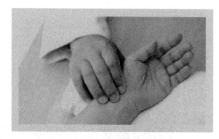

图 7-4　测量脉搏

测量脉搏常选用较表浅的动脉，一般选用腕部的桡动脉。（见图 7-4）被测者取舒适卧位，检查者用食指、中指、无名指的指端按于被测者手腕内侧桡动脉处，手指压力以清楚触到脉搏为宜。一般正常脉搏测半分钟，再乘 2 为每分钟脉搏的次数。异常脉搏至少要测一分钟。如脉搏细弱触不清时，可用听诊器听心率计数。

脉搏受体力活动和情绪的影响较大，为减少误差，测量脉搏需在学前儿童安静状态下、情绪稳定时进行。可连测三个十秒钟的脉搏数，其中两次相同并与另一次相差不超过一次时，可认为学前儿童已处于安静状态。

学前儿童年龄越小，脉搏越快，成年人正常状态下为每分钟 70 ～ 80 次，平均为 72 次左右。学龄期儿童每分钟 80 ～ 90 次，学前儿童每分钟 90 ～ 100 次，婴儿每分钟 120 ～ 140 次。

（二）观察呼吸

由于学前儿童的呼吸以腹式呼吸为主，所以学前儿童在呼吸时腹部的起伏较胸壁的起伏大。观察腹壁的起伏次数即能知道呼吸的次数。一般以一呼一吸为一次呼吸。若因种种原因，呼吸微弱，也可用棉线放在鼻孔处观察吹动的次数。

正常成人呼吸频率为 15 ～ 20 次 / 分钟。儿童年龄越小，呼吸频率越快，4 ～ 7 岁儿童呼吸频率为 20 ～ 25 次 / 分钟，1 ～ 3 岁为 25 ～ 30 次 / 分钟。

三、发烧的护理 ●●●

发烧是人体的一种保护性防御反应，当体温略有升高（低热）时，可刺激机体免疫系统，增加机体免疫力。但当体温升至中度以上发热时，则会对机体造成伤害，就应立即采取降温措施，降温措施有药物降温和物理降温两种。对于学前儿童来说，物理降温的方法更安全，尤其是 6 个月以下的婴儿，应多采用物理降温的方法。常用的物理降温法有头部冷敷、温水擦浴、酒精擦浴。

（一）头部冷敷

这种方法适合学前儿童的一般发热。方法是将毛巾折叠成几层，浸在凉水里，拧成半干，敷在前额，也可以敷在颈部两侧、腋窝、肘窝、大腿根等大血管通过的地方。每5～10分钟换一次毛巾。

（二）温水擦浴

这种方法适合高热患儿的降温，方法是用32℃～34℃的温水擦拭患儿的全身皮肤。在腋窝、腹股沟等血管丰富的部位，擦拭时间可稍长一些，以助散热。胸部、腹部等部位对冷刺激敏感，最好不要擦拭。

（三）酒精擦浴

这种方法适合发热较高的患儿。由于酒精容易挥发，能较快地带走体内的热量。取一定量的医用酒精加水一倍稀释，用小毛巾浸泡后擦拭颈部两侧、腋窝、肘部等部位。

进行物理降温要注意避风。另外，在高烧初起的时候，皮肤血管收缩，常常打"寒战"，这时候要保暖。"寒战"过去了，体温迅速上升，就要采取降温的措施，使体温降到38℃左右。同时，要及时把汗擦干。

经过物理降温依然不能降低体温的，要及时进行药物降温或送往医院进行进一步的治疗。

四、喂药 ●●●

喂药前核对药物名称及用药时间。

对还不懂事的学前儿童，就需要喂药。如果是药片，要轧成粉末，放在小勺里，加少许水调成半流体状。固定患儿身体和头部，使头偏向一侧，左手捏住患儿下巴，右手持勺，将勺紧贴患儿的嘴角轻轻灌入，并用勺压住患儿的舌头，等其将药完全咽下去后，取出药勺。

对两三岁以上的学前儿童不宜采用这种方法，要通过教育引导鼓励孩子自己吃药。

【直通幼儿园】

某幼儿园小班小朋友芃芃感冒了，家长将医生开的处方药交给了芃芃的主班老师，请其按时喂芃芃吃药。喂了两天后，老师认为医生给芃芃开的药剂量不够才导致芃芃一直没有痊愈，于是私自给芃芃喂了加倍的药，之后芃芃出现了恶心、呕吐等症状。

药物虽然有防治疾病的作用，但也可对人体产生伤害，甚至导致某些疾病。学前儿童的各器官功能尚未发育成熟，对药物的分解能力和耐受能力均不如成人，因此给学前儿童用药必须严格掌握剂量，否则会影响治疗效果甚至发生严重后果。

五、翻转眼皮 ●●●

异物进入眼睛，常常需要翻转眼皮。

翻下眼皮：嘱小儿向上看，用洗干净的右手拇指向下牵拉下眼皮即可翻转。

翻上眼皮：嘱小儿向下看，将洗干净的右手食指放于上眼皮中部皮肤，拇指放在上眼皮中间的下部边缘，食指向下压的同时，拇指向上卷起，即可将上眼皮翻转。

眼皮翻转后，用干净柔软的毛巾轻轻拭去异物。不可用嘴吹，以免感染。

六、滴眼药水、涂眼药膏 ●●●

很多药水跟眼药水外观很像，但像硫酸、剧毒农药一样具有能够强烈烧伤或危害身体的化学物质。所以用前应认真核对药名，千万不可滴错药。

操作时：

第一，先把手洗干净，把患儿眼部分泌物用干净毛巾拭去；

第二，用左手食指、拇指将患儿上下眼皮轻轻分开，嘱患儿头向后仰，眼睛向上看；

第三，操作者右手持滴药瓶，轻轻将药液滴于下眼皮内，每次1～2滴；

第四，嘱患儿轻轻闭上眼睛，操作者用拇指、食指轻提其上眼皮，嘱患儿转动眼球，使药液均匀涂满眼内。

眼药膏宜在睡前涂用。

第一，操作前先检查玻璃棒是否光滑、有无破碎；

第二，对完好的玻璃棒进行消毒；

第三，用干净的玻璃棒蘸少许软膏；

第四，嘱患儿向上看，分开其眼皮，将玻璃棒上的油膏放在下眼皮内；

第五，嘱患儿合上眼皮，将棒平行由外眼角部抽出；

第六，轻轻按摩眼球，使软膏分布均匀。

七、滴鼻药水 ●●●

小儿患有鼻炎，或感冒引起鼻塞，常常需要局部鼻腔滴药。

滴药时：

第一，嘱患儿平卧，肩下垫上枕头，或坐在椅上，背靠椅背，使头尽量后仰，鼻孔向上；

第二，右手持药瓶，在距鼻孔 2～3 厘米处，将药液沿鼻一侧轻轻滴入鼻内，每侧 2～3 滴；

第三，轻轻按压鼻翼，使药液均匀涂于鼻腔黏膜；

第四，滴药后保持原姿势 3～5 分钟，便于药液吸收，从而发挥其治疗作用。

八、滴耳药水 ●●●

外耳道发炎，或中耳炎引起鼓膜穿孔，常常需要通过外耳道局部滴药进行治疗。

滴药时：

第一，先将外耳道分泌物或脓液擦拭干净；

第二，嘱患儿侧卧，患耳朝上；

第三，操作者左手牵拉患儿耳郭，使外耳道变直，右手持药瓶将药水沿外耳道后壁轻轻滴入 2～3 滴；

第四，轻揉耳郭，使药液充分进入外耳道深处；

第五，滴药后保持原姿势 5～10 分钟，便于药液吸收。

九、鼻出血的护理 ●●●

导致学前儿童鼻出血的原因很多，如鼻部外伤、某些全身性疾病、鼻黏膜干燥、鼻腔异物等都可引起鼻出血，最常见于用手抠挖鼻痂、发热及空气干燥时。鼻出血的程度不同，由短时间流几滴到长时间地大量流血。

处理方法有以下几种。

第一，安慰患儿不要紧张，让患儿安静坐下，取坐位或半坐位，头略向前倾，用口呼吸，以免血液呛入呼吸道。

第二，压迫止血。将患儿衣领、腰带松开，并用拇指和食指捏住患儿的鼻翼，同时用湿毛巾冷敷鼻部或前额，一般压迫 5～10 分钟即可止血。

第三，若出血较多，用上述方法不能止血，可用 0.5% 麻黄碱或 1/1000 肾上腺素湿棉球填塞出血侧鼻孔，一定要达到出血部位。

第四，若患儿有频繁的吞咽动作，一定要让他把"口水"吐出来，若吐出的是鲜血，说明仍继续出血，应尽快送医院处理。

第五，止血后，2～3 小时内不能剧烈活动，以避免再次出血。

第六，若学前儿童常发生鼻出血，应去医院做全面检查，确定是否有血液病或其他疾病。

十、简易通便法 ●●●

　　如果学前儿童长时间不能排便，大量的粪便会堆积在直肠内，因水分被吸收而变得干硬，更不易排出，此时，应用简易通便法帮助学前儿童排便。常用的简易通便法有三种。

（一）肥皂通便法

　　将普通肥皂削成底部直径1厘米，长3～4厘米的圆锥形，蘸少量温水，慢慢塞入肛门，利用肥皂的机械刺激引起排便。

（二）开塞露通便法

　　将开塞露管端封口处剪开，挤出少许液体润滑管口，插入肛门，插入时动作应轻柔，尽量减少对学前儿童的刺激，用力挤压塑料管后端，使药液射入肛门内。让学前儿童尽量多憋一会儿再排便，以利于干硬大便软化，使其尽可能彻底排出。

（三）手抠大便法

　　如果用上述两种方法都不起作用，可采用手抠大便法。具体步骤为：首先，操作者戴上橡皮手套，然后用塑料薄膜裹上食指，用润滑油润滑后，将手纸叠成方形并于中间穿一小孔，盖在肛门处，使圆孔正对肛门口，将润滑后的手指轻轻插入肛门，抠出积存于肛门中的硬粪块。此时动作一定要轻，以防肛门撑裂。注意应根据学前儿童年龄选用不同的手指，防止手指过粗而损伤肛门。

【对接资格证】

　　命题分析：学前儿童的安全教育是教师资格证考试的考查重点，一般以单选题的形式考查。

典型例题：学前儿童鼻中隔是易出血区，该处出血后，正确的处理方法是（　　）。

A.鼻根部涂抹紫药水，然后安静休息　　　B.让学前儿童头略低，冷敷前额、鼻部

C.将纸卷或棉花塞入鼻中止血　　　　　　D.让学前儿童仰卧休息

【答案】B

【解析】当孩子鼻出血时，首先家长不要慌，要镇静，否则孩子以为出了大事，虽然鼻出血不痛不痒，但孩子见到出血有时也会吓得哭闹不止，又会使鼻出血加重。因此应立即让孩子取坐位或站位，头略向前倾，千万不要躺下或仰头，并告知孩子口中有血一定要吐出，而不要咽下，以免刺激胃部，引起恶心呕吐；同时立即用食指和拇指从鼻翼上外方的凹陷处捏住两侧鼻翼，利用鼻翼压迫鼻中隔易出血区，一般 3 分钟后多能经压迫止血。在指压期间也可同时做前额部及鼻部冷敷，如用冰袋或湿冷毛巾，这样可使末梢血管遇冷收缩达到止血的目的。

拓展阅读

穿、脱衣服的方法

【复习巩固】

1. 如何正确处理学前儿童鼻出血？

2. 简述物理降温法的操作要领。

3. 学前儿童发烧应该怎样护理？

【学以致用】

1. 小朋友欢欢在幼儿园中发高烧，出现抽风、晕厥等症状，老师给欢欢测量体温，一看达到 39.2℃。为避免欢欢发高烧造成严重的后果，老师就要采取降温措施。假如教师采用物理降温法应如何进行？应注意什么问题？

2. 小班学前儿童年龄小，生活自理能力较弱，平时生活中大人包办的又太多，在幼儿园里集中表现为部分学前儿童中午起床后不会穿衣穿鞋，或者常常把鞋子左右穿反，把袜子里外穿反或者把毛衣、裤子前后穿反。那么我们应该如何帮助学前儿童学会穿脱衣服和鞋袜呢？

【模拟练习】

1. 给儿童测体温前要让体温计的水银线处于（　　）。

A.37℃以下　　　　B.36℃以下　　　　C.35℃以下　　　　D.34℃以下

2.给婴幼儿测量体温的合适情境是（　　　）。

A.哭闹中　　　　　　　B.饭后　　　　　　　C.运动后　　　　　　D.安静后

3.用腋下表给婴幼儿测体温，表示发烧的度数是（　　　）。

A.35℃　　　　　　　　B.36℃　　　　　　　C.37℃　　　　　　　D.38℃

4.冷敷法是将小毛巾折叠数层，放在(　　　)中浸泡，拧成半干，敷在前额或腋下等处，一般5～10分钟换一次。

A.开水　　　　　　　　B.常温水　　　　　　C.药水　　　　　　　D.冷水

5.正确擦屁股的方法是（　　　）。

A.从前向后　　　　　　B.从后向前　　　　　C.只擦后部　　　　　D.只擦前部

6.护理高烧病人应（　　　）。

A.让其多运动　　　　　　　　　　　B.让其少喝水，多休息

C.补充营养，让其多吃鱼、肉　　　　D.采用物理降温和药物降温

7.学前儿童每分钟的呼吸次数一般为（　　　）。

A.30次左右　　　　　　B.35次左右　　　　　C.40次左右　　　　　D.25次左右

8.符合婴幼儿心率特点的是（　　　）。

A.年龄越小，心率越快　　　　　　　B.年龄越小，心率越慢

C.时常忽快、忽慢　　　　　　　　　D.时常停止

9.新生儿每分钟心跳次数为（　　　）。

A.120～140次　　　B.100～120次　　　C.90～100次　　　D.80～90次

10.6个月以下婴儿降温最为安全的方法是（　　　）。

A.药物降温　　　　　　B.物理降温　　　　　C.降低室温　　　　　D.热敷

第二讲

学前儿童常用急救术

　　学前儿童好动、好奇，动作又欠协调、灵敏，加之生活经验缺乏，因此很容易发生意外事故。幼儿园工作人员必须有高度的责任心，积极做好安全措施和安全教育，预防意外事故的发生。万一发生意外，则要冷静地进行急救。在进行急救的过程中要遵循挽

救生命、预防伤残、减少痛苦三大基本原则。常见的急救措施有心肺复苏、止血、骨折急救术等。

一、心肺复苏 ●●●

心肺复苏（Cardiopulmonary Resuscitation，CPR）是指在心跳呼吸骤停的情况下所采取的一系列急救措施，包括开放气道（Airway，A）、建立呼吸（Breathing，B）、胸外按压（Chest compressions/ Circulation，C）等。其目的是使心脏、肺脏恢复正常功能，使生命得以维持。

心跳呼吸骤停一般在患儿突然昏迷和大血管搏动消失时即可诊断，而不必反复触摸脉搏或听心音，以免延误抢救时机。

《心肺复苏指南》推荐的学前儿童的 CPR 程序：C—A—B，即胸外按压（C）—开放气道（A）—建立呼吸（B）。

（一）胸外按压（C）

当发现患儿无自主反应、没有自主呼吸或只有无效的喘息样呼吸时，应立即实施胸外按压，建立人工循环。

方法有以下几种。

1.将患儿仰卧位放置于硬板上，松解衣领和裤带，注意保护颈椎。

2.对于新生儿和小婴儿，可用双指按压法（两指位于乳头连线中点下方按压胸骨）（见图7-5左）或双手环抱拇指按压法（两手掌、四指托于两侧背部，双手大拇指按压胸骨下1/3处）（见图7-5右）。

3.对于较大儿童，可用单手或双手按压胸骨下半部。单手胸外按压时，可用一只手固定患儿头部，以便通气，另一只手的手掌根部置于胸骨下半段，手掌根的长轴与胸骨的长轴一致（见图7-6）。双手胸外按压时，将一手掌根部重叠放在另一手背上，十指相扣，下面手的手指抬起，手掌根部垂直按压胸骨下半部（见图7-7）。

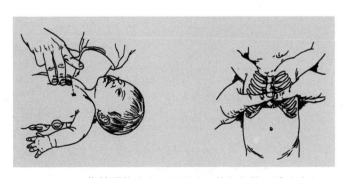

图7-5 双指按压法（左）和双手环抱拇指按压法（右）

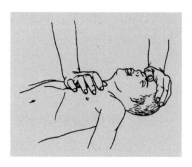

图 7-6   单手胸外按压

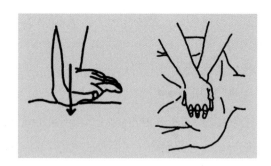

图 7-7   双手胸外按压

胸外按压有以下注意事项。

第一，按压深度至少为胸部前后径的 1/3（婴儿大约为 4 厘米，儿童大约为 5 厘米）。按压频率为 100～120 次 / 分。每一次按压后让胸廓充分回弹以保障心脏血流的充盈。应保持胸外按压的连续性，尽量减少胸外按压的中断（＜10 秒）。有条件时在每 5 个循环后，即 2 分钟后换人按压，以保证按压效果。

第二，胸外按压时，一定要使胸骨下陷。胸骨下陷则挤压心脏，相当于心脏收缩将血液注入动脉。救护者手放开时，相当于心脏舒张，静脉血回流入心脏。

第三，进行胸外按压时，要垂直向下用力，挤压面积不可过大，以免伤及肋骨，造成肋骨骨折，刺伤肺脏，加重病情。

（二）开放气道（A）

首先去除患儿气道内的分泌物、异物或呕吐物。

开放气道（A）具体有两种操作方法。

1. 仰头抬颌法

即将一只手的小鱼际（手掌外侧缘）部位置于患儿前额，另一只手的食指、中指置于下颌，将下颌骨上提，使下颌角与耳垂的连线和地面垂直，开通气道（见图 7-8）。

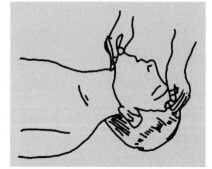

图 7-8   仰头抬颌法

2. 托颌法

当患儿颈椎不能运动或怀疑有颈椎损伤时可采用托颌法，将双手放置在患儿头部两侧，握住下颌角向上托下颌，使头部后仰程度为下颌角与耳垂连线和地面成 60°（儿童）或 30°（婴儿）（见图 7-9）。操作过程中需注意手指不可压颌下软组织，以免阻

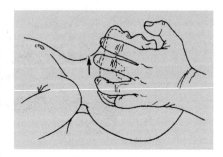

图 7-9   托颌法

塞气道。

（三）建立呼吸（B）

1.口对口人工呼吸

这种方法适用于现场急救。操作者先深吸一口气，如患儿是1岁以下婴儿，将嘴覆盖婴儿的鼻和嘴；如果是较大的幼儿或儿童，用口对口封住，拇指和食指紧捏住患儿的鼻子，保持其头后倾；将气吹入，同时可见患儿的胸廓抬起。停止吹气后，放开鼻孔，使患儿自然呼气，排出肺内气体，避免过度通气。口对口呼吸即使操作正确，吸入氧浓度也较低（＜18%），操作时间过长，施救者极易疲劳，故应尽快获取其他辅助呼吸的方法替代。

2.球囊—面罩通气

如需短期通气，条件许可时可采用球囊—面罩通气。氧气流量为10L/min时，递送的氧浓度为30%～80%。配有贮氧装置的气囊可以提供60%～95%的高浓度氧气，氧气流量应维持在10～15L/min。

发现学前儿童心跳呼吸骤停，应争分夺秒保持呼吸道通畅、建立呼吸及人工循环，以保证心、脑等重要脏器的血液灌流及氧供应。操作过程中，还应注意胸外心脏按压与呼吸的配合。若单人进行复苏操作，胸外按压次数与人工呼吸次数之比为30∶2，双人操作时，则比例调整为15∶2。高质量操作5个周期后需判断复苏是否有效，以触及大动脉搏动、瞳孔逐渐缩小、面色口唇转红、恢复自主呼吸等为评价指标。

> **温馨提示：** 光说不练假把式！婴儿心腔骤停，如何紧急心肺复苏？点击学习强国平台中国健康科普知识库，搜索"婴儿心脏骤停急救法"，跟着专家操作。

二、常用止血法 ●●●

创伤后常发生出血并发症，一次大量出血若达到全身血量的1/3时，生命就有危险，因此，出血时应该采取措施及时止血。要止血就要准确判别出血部位。

创伤出血分为外出血和内出血两种。外出血是血液从伤口流向体外的一种出血现象，内出血是皮肤没有伤口，血液由破裂的血管流到组织、脏器或体内的一种出血现象。

在托幼机构，学前儿童发生外出血的现象比较常见。

（一）出血类型

根据损伤血管不同，可分为毛细血管出血、静脉出血、动脉出血三种。

1.毛细血管出血

血液从创伤面慢慢渗出，出血量少，没有危险或危险性极小，多能自动止血，只需用自来水或温水冲洗伤口，然后涂上红药水或者用消毒纱布或干净手帕将伤口扎紧即可。

2. 静脉出血

血色暗红，血液缓慢均匀流出，其后由于局部血管收缩，流血逐渐减慢，较动脉出血危险性小。此时只要抬高出血肢体就可以减少流血，然后再在出血部位盖上几层纱布并扎紧即可。

3. 动脉出血

血色鲜红，血液随着心跳呈节律喷射状，出血速度快且量多，危险性大，须迅速止血。

少量外伤出血不会有很大危险，但若遇到动脉损伤，就会引起大出血。发生大出血要立即采取止血措施。

（二）止血方法

常用的止血方法有加压包扎止血法、指压止血法和止血带止血法。

1. 加压包扎止血法

这种方法用于动脉或大静脉破裂出血止血。具体操作：用无菌纱布或干净毛巾等折叠成比伤口稍大的垫子盖住伤口，再用绷带或三角巾加压包扎，将受伤部位抬高。这是最常见的止血方法（见图7-10）。

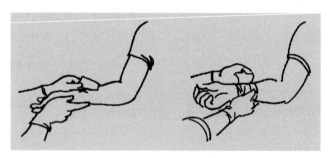

图7-10　加压包扎止血法

> **温馨提示：** 外伤出血，你会使用三角巾吗？点击学习强国平台国家应急广播栏目，搜索"使用三角巾包扎伤口的正确方法"，专家手把手来教你。

2. 指压止血法

这种方法用于紧急抢救时的动静脉出血，不宜长时间使用。具体操作：救护者用手指或手掌将出血的血管上端（近心端）用力压向相邻的骨骼，以阻断血流，达到暂时止血的目的。此法较难持久，只能作为应急措施，需在短时间内改换其他止血方法（见图7-11）。

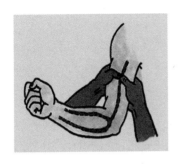

图 7-11　指压止血法

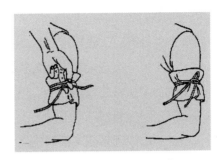

图 7-12　止血带止血法

3.止血带止血法

这种方法适用于加压包扎法无效时，是四肢中等动脉损伤常用的止血方法，止血带为橡皮管。使用注意事项：安放部位不应距出血点太远；松紧度要适宜；注明安放时间；每隔 15 ～ 30 分钟放松 1 次；放松时，要用指压法暂时止血（见图 7-12）。

> **温馨提示：** 外伤出血，如何紧急止血？你会操作吗？点击学习强国平台，搜索"外伤出血的应急处理方法"，专家教你操作。

三、骨折急救术 ●●●

学前儿童在意外事故中容易发生骨折，且以四肢骨折较常见。骨折分为闭合性骨折和开放性骨折。折断的骨不穿破皮肤而外露的骨折，称为闭合性骨折（又称单纯骨折）；折断的骨刺伤局部的肌肉，骨的断端外露，神经受到伤害的骨折，称为开放性骨折（又称复杂骨折）。学前儿童骨骼中有机物多，无机盐少，外层骨膜较厚，在外力作用下可发生"折而不断"的现象，称为"青枝骨折"。不同类型骨折的紧急处理方法不同，骨折处理的正确与否，直接影响到骨折的愈合。

学前儿童的骨折常伴有剧烈的疼痛，骨折的肢体失去功能，骨折处肿胀、畸形，常伴有软组织损伤，复杂骨折除以上症状外，还可合并血管、神经、肌肉损伤的表现，如出血、骨折远端以下肢体麻痹等。学前儿童发生"青枝骨折"后，疼痛不明显，肢体仍可活动，易被忽视，骨折自愈后会形成畸形。

学前儿童发生骨折后，急救的重点应是及时止痛、止血，防止休克，不要盲目地搬动学前儿童，特别是在可能伤及学前儿童的脊柱和颈部时更应注意，以免加重伤势，或引起严重的并发症甚至危及生命。若有大出血，要先止血、止痛，防止休克，然后再处理骨折。处理骨折的基本原则是，限制受伤肢体的活动，防止断骨刺伤周围组织，以减轻疼痛，这种处理叫"固定骨折"。

（一）四肢骨折

当四肢发生骨折后，要观察骨折处是否有皮肉破损及断骨暴露，若没有，则立即用夹板固定。夹板一般选用薄木板为宜，也可就地取材，选用木棒、竹片、硬纸板等代替。夹板的长度应将断骨处的上、下两个关节都固定住，如前臂骨折，应将腕关节和肘关节都固定，使断骨不再活动。上夹板前，应将夹板与四肢接触处垫上一层棉花或布料，用三角巾或绷带把夹板固定在伤肢上。上肢要屈肘弯曲捆绑，下肢要直着捆绑。要露出手指或脚趾，以便观察肢体的血液循环。若指趾苍白、发凉、麻木、青紫，表示绷带捆得太紧，应松开绷带，重新固定。如果有皮肉破损，断骨露在外面，不要把断骨强行按回去。应用消毒液把伤口洗干净，盖上干净纱布，然后做简单固定，送往医院进一步治疗。（见图7-13、图7-14、图7-15）

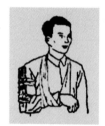

图7-13 上臂骨折固定

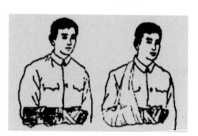

图7-14 前臂骨折固定

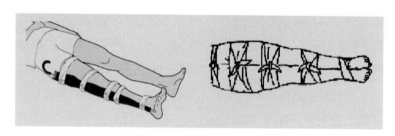

图7-15 下肢骨折固定

（二）肋骨骨折

肋骨骨折往往是多发性的，伤处有明显的伤痛。肋骨骨折有下列两种情况：一是仅肋骨骨折，未伤及肺，伤者不觉呼吸困难，则应在伤者深呼气结束、胸骨缩小时，用宽布带绕肋骨断处的胸部，以减少呼吸运动的幅度，将断骨固定；二是骨折刺伤了胸膜、肺脏，使伤者呼吸困难、咯血等，此时不能处理断骨，而应速送医院治疗。（见图7-16）

（三）脊椎骨骨折

脊柱是人体的"大梁"，如果从高处跳下摔伤，则容易造

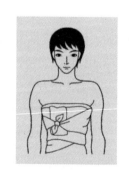

图7-16 肋骨骨折固定

成脊椎骨骨折，最易发生骨折的是活动范围较大的第五、第六颈椎骨，第十二胸椎骨和第一腰椎骨。

脊椎骨骨折后，若现场处理不当，如抱患者或搀扶患者走动或让患者躺在软担架上，都有可能使折断的脊椎骨刺伤脊髓，造成终身不幸。因此，如果发生或怀疑脊椎骨骨折时，首先应保持患者安静，不准其活动，也不准其他人背、抱患者；然后数人动作一致地将患者轻轻抬到木板担架上，也可数人动作一致地托住患者的肩胛、腰和臀部，将患者"滚"到木板担架上，患者平卧，最后用宽布带将患者身体固定在木板担架上送往医院。运送的过程中一定要保持平稳。（见图7-17、图7-18、图7-19）

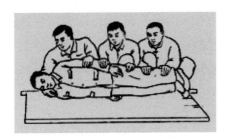
图 7-17 滚动法

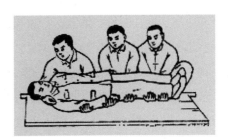
图 7-18 平托法

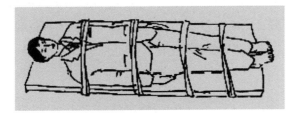
图 7-19 脊椎骨骨折固定

【对接资格证】

命题分析：常用急救技术（心肺复苏、止血方法、骨折的急救）是考查重点，一般以单项选择题、简答题、材料分析题、活动设计题的形式进行考查。

典型例题：《心肺复苏指南》推荐的学前儿童的CPR程序是（　　）。

A.C-A-B　　　　B.C-B-A　　　　C.B-A-C　　　　D.A-B-C

【答案】A

【解析】《心肺复苏指南》推荐的学前儿童的CPR程序是C-A-B，即胸外按压（C）-开放气道（A）-建立呼吸（B）。

急救时如何进行意识和瞳孔观察？

【复习巩固】

1. 心肺复苏法应该怎么操作？

2. 儿童骨折有何特点？对四肢骨折的儿童应如何进行现场处理？

3. 什么叫"青枝骨折"？对腰部受伤的儿童如何进行现场急救？

4. 实施急救应遵循的原则是什么？重要的急救方法有哪些？

【学以致用】

1. 2019年4月，全国多地接连发生溺亡悲剧，国务院教育督导委员会办公室特发布2019年第1号预警，提醒各地教育行政部门和学校要吸取教训，时刻紧绷安全弦，坚决防范溺水事故的发生，确保学生安全。溺水是造成中小学生意外死亡的第一杀手，每至盛夏，溺水就进入高发季节。遇到儿童溺水应怎么办？

2. 血液是维持人生命的重要物质，当人受外伤，引起大出血，其出血量超过全身血量的1/3时，生命就会有危险。指压止血法是指较大的动脉出血后，用拇指压住出血的血管上方（近心端），使血管被压闭住，中断血液。用手指压迫伤口近心端的动脉，阻断动脉血运，可有效地达到快速止血的目的。指压止血法用于出血多的伤口。操作要求：①指压动脉压迫点准确；②压迫力度适中，以伤口不出血为准；③压迫10～15分钟；④保持伤处肢体抬高。针对不同部位的出血，如何进行指压止血呢？

【模拟练习】

1. 一般情况下，骨折现场急救处理的第一步是（　　）。

A. 固定　　　　　　B. 冷敷　　　　　　C. 止血　　　　　　D. 把伤者移到担架上

2. 动脉出血的临时止血方法是（　　）。

A. 用拇指压住出血血管的上端（近心端）　　B. 用干净纱布紧压出血处

C. 用拇指压迫耳屏前出血血管的搏动处　　D. 用绷带包扎

3. 在急救现场主要是根据伤者呼吸的变化、脉搏的变化和（　　）来判断病情的轻重，从而采取正确而有效的急救方法。

A. 走路是否正常　　　　　　　　　　B. 脸色是否正常

C. 话语的多少　　　　　　　　　　　D. 瞳孔的变化

4. 呼吸和心跳是最重要的生命活动。在常温下，呼吸、心跳若完全停止（　　）以上，生命就有危险；超过10分钟则很难起死回生。

A. 4分钟　　　　　　B. 1分钟　　　　　　C. 2分钟　　　　　　D. 3分钟

体弱儿护理

肥胖儿的护理

5.有些意外事故发生后，必须在现场争分夺秒地进行正确而有效的急救，以防止造成死亡或终身残疾。急救的原则主要是（　　）、预防伤残和减少痛苦。

A.挽救生命　　　　B.防止失明　　　　C.防止失语　　　　D.防止耳聋

【单元小结】

单元小结：本单元知识对应幼儿园教师资格证考试标准中的学前儿童生活指导的基础知识与能力部分，主要介绍学前儿童常用的护理技术及急救术。学前儿童常用的护理技术，主要介绍了测体温、数脉搏、观察呼吸、发烧的护理、喂药、鼻出血的护理、简易通便法、穿脱衣服法等。掌握这些技术是学生未来开展幼儿园保育工作的前提和重要条件。学前儿童常用急救术，主要介绍心肺复苏、常用止血法、骨折急救术等。掌握各种急救技术的操作要领，可救死扶伤，可有效降低意外事故的危害，为医院的治疗奠定基础。体弱儿的护理是学生未来开展幼儿园体弱儿保教工作的基础和依据，能有效促进体弱儿的身心健康。

【课外拓展】

［澳］萨拉·亨斯特德：《学会应急护理，像我这样做妈妈：每个家庭都需要的婴幼儿急救百科》，卢静洁译，天津，天津科学技术出版社，2019。

·第七单元过关检测题·

▶ 第八单元

▶ 托幼机构的保教活动卫生

▶ 思维导图

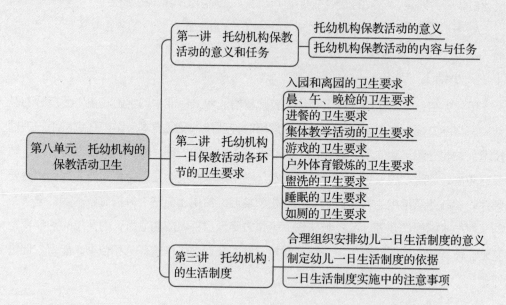

学习目标

1. 了解托幼机构保教活动的意义、任务及内容。

2. 领会托幼机构制定一日生活制度的依据及实施中必须遵循的要求。

3. 掌握托幼机构一日生活各环节的卫生要求。

4. 学会科学组织和照料幼儿的一日生活。

作为学前教育专业的学生，晓霞按计划要到幼儿园进行保育实习。本以为凭借充足的教育理论知识和钢琴、唱歌、舞蹈技能，实习生活应该轻松愉快。

结果呢？第一天实习，晓霞就被结结实实泼了一盆冷水。入园时，幼儿此起彼伏的哭闹声，让晓霞手忙脚乱；进餐过程中，有挑食的，有不讲卫生的，有乱跑的，那叫一个乱；好不容易到了午睡时间，原以为可以休息一下，谁知道打闹的、不睡觉的、骚扰别人的……一天下来，面对幼儿的众多表现和状况，晓霞手足无措。

要想有条不紊地做好幼儿园一日的保教工作，还真不是一件容易的事情。

第一讲
托幼机构保教活动的意义和任务

一、托幼机构保教活动的意义 ●●●

托幼机构是对学前儿童实施保育和教育的重要机构，坚持保育和教育相结合是我国托幼机构工作的基本原则。

保育和教育构成了我国托幼机构的全部工作内容。保育主要为学前儿童的生存、发展创设有利的物质环境，给予学前儿童精心的照顾和养育，帮助其身体和机能良好地发育，促进其身心健康发展；教育则重在培养学前儿童良好的行为习惯、态度，发展学前儿童的认知、情感、能力，引导学前儿童学习必要的知识技能等。托幼机构只有认真贯彻保育和教育相结合的原则，将保育和教育有机结合，相互渗透，相互促进，才能最大限度地促进学前儿童身心和谐、健康发展。

二、托幼机构保教活动的内容与任务 ●●●

（一）托幼机构保教活动的内容

托幼机构的保教活动通常包括日常生活活动、教学活动、游戏活动和户外体育锻炼四个方面。

1. 日常生活活动

它是指学前儿童在托幼机构一日生活的各个环节过程中的保教工作，包括学前儿童在园所的进餐、饮水、睡眠、盥洗、如厕、来园和离园、自由活动、散步等活动。

2. 游戏活动是学前儿童生活中最重要的活动，也是学前儿童主要的学习方式

游戏具有自愿性、虚构性、积极的约束性、创造性等特点。托幼机构的游戏活动能促进学前儿童身体和谐发展、开发智力、发展语言能力、培养良好情感，改善人际交往，积累社会经验。

3. 教学活动

教师在组织教学活动时，应培养学前儿童正确的读、写、画姿势，防止用眼过度和脊柱异常弯曲。歌唱能促进学前儿童声带和肺部的发育，但要注意时间不宜过长，避免大声喊叫等；舞蹈和体操活动可以促进学前儿童骨骼发育，训练动作协调及维持良好的情绪等。

4. 户外体育锻炼

适合学前儿童年龄特点的体育活动，能促进学前儿童脑的发育，提高其神经系统反应的灵敏性和准确性；使肌肉更健壮有力，刺激骨的生长，使学前儿童身体长高；可以促进血液循环，促进胸廓和肺的正常发育，增加肺活量；能提高呼吸系统对疾病的抵抗力，预防呼吸道感染；经常锻炼的人体内新陈代谢较为旺盛。体育活动还可以使学前儿童心情愉快。

（二）托幼机构保教活动的任务

幼儿园教育是学校教育的基础，承担着双重任务。一是对幼儿实施保育和教育，二是为家长工作、学习提供便利。托幼机构保教活动的任务主要体现在以下三个方面。

1. 帮助幼儿获得一日生活常规的基本知识

《幼儿园工作规程》明确指出："幼儿园日常生活组织，应当从实际出发，建立必要、合理的常规，坚持一贯性和灵活性相结合，培养幼儿的良好习惯和初步的生活自理能力。"幼儿园一日生活常规对幼儿在幼儿园每天生活活动的内容、时间、程序等均有明确的规定，保证幼儿的一日生活能在一定的节奏、程序和规律中进行。让幼儿明确知道幼儿园一日生活中自己应该怎么做，不应该怎么做；通过相关教学活动使幼儿获得生活常规的基本知识，知道为什么这么做。

2. 帮助幼儿初步树立健康的生活态度

在一日生活的常规训练中，帮助幼儿逐步学会关心自己的健康，树立健康的生活态度；掌握必要的知识和技能，养成良好的行为习惯，学习照顾自己，成为健康小主人。

3. 帮助幼儿形成良好的行为和习惯

促使幼儿将有关健康的知识转化为健康行为和健康习惯，坚持不懈，幼儿则可受益终身。

【复习巩固】

　　1.托幼机构保教工作的内容包括哪几个方面?

　　2.托幼机构保教活动的任务是什么?

【学以致用】

　　幼儿园应该坚持"保教并重"的原则,你怎么看?

【模拟练习】

　　1.由托幼机构教育的特殊对象所决定的,也是托幼机构集体教养核心的是(　　　)。

A.以保为主,保教并重　　　　　　B.个别教育为主

C.集体教育为主　　　　　　　　　D.家园配合

　　2.以下对保育工作的认识,正确的是(　　　)。

A.保育者的工作是帮助教师做好一些教学辅助工作

B.保育者的工作是搞好卫生

C.保育者的工作是保证在园幼儿吃好、穿好

D."保中有教,教中有保,保教一体化"

第二讲

托幼机构一日保教活动各环节的卫生要求

　　托幼机构的一日生活是指学前儿童从入园到离园的整个过程,包括集体教学活动、游戏活动、生活活动等。托幼机构一日生活的主要环节包括入园、晨检、进餐、集体教学活动、户外活动、睡眠、盥洗、如厕、离园等,一日生活皆保教,对学前儿童的健康维护和身心发展起着重要作用。

一、入园和离园的卫生要求 ●●●

　　（一）入园

　　教师要准确地把握幼儿身心发展的特点与规律,为幼儿营造温馨舒适、丰富多彩的入园环境,吸引幼儿投入活动,让其在心理、身体、能力等方面都得到一定的发展,使

入园环节成为幼儿一日生活的开始。

在幼儿入园之前，教师要事先做好活动室的通风和清洁工作。每个幼儿来园时都要接受晨检，保健医生要掌握全园幼儿的健康状况，发现可疑情况及早诊治，必要时应采取隔离措施。如若家长带了药物需要幼儿服用，一定要交由保健医生代为保管，并负责交给班级教师让幼儿服用。保健医生还要了解幼儿来园是否已经用餐，是否需要饮水和排便，然后安排幼儿到所在班级进行活动。各班当班教师和保育员要热情、亲切地接待幼儿，相互问好，及时向家长了解幼儿的健康情况，让幼儿将所带衣物、日用品等整理好，放置在规定的地方。教师与幼儿亲切交谈，有计划地进行个别教育。

幼儿在入园环节达到的要求和养成的习惯有：愿意上幼儿园，喜欢教师和同伴；能够带齐所需要的生活、学习用品；懂得不带危险物品入园；能感受幼儿园环境的整洁、美观，体会到教师的辛劳，懂得感恩；能够主动与教师、同伴打招呼，并能开心地和家人说再见。

（二）离园

离园是幼儿园一日生活的最后一个环节，是幼儿一天生活的结束。在幼儿等待离园时，教师可组织幼儿进行一些室内较为安静的桌面游戏或户外活动，并经常清点人数，不要让幼儿擅自走出托幼机构的大门，更不可让陌生人将幼儿带走。离园时，教师要求幼儿将玩具收拾好，穿好衣服，把幼儿交给家长，并向家长简要汇报幼儿的健康状况。组织照顾好个别迟接的幼儿。幼儿全部离园后，教师与其他工作人员应将活动室打扫干净，关闭电源，关好门窗。

幼儿在离园环节达到的要求和养成的习惯有：保持稳定、愉悦的情绪等待家长来接；学习管理自己的物品，能有顺序地整理和摆放；乐于自己整理仪表，喜欢干净与整洁；根据自己的意愿选择离园活动，遵守活动规则；离园时，会将玩具、材料、椅子等收放整齐、归位，保持环境的整洁和有序；主动与教师、小朋友道别；跟随家人离园，不独自离开，不跟陌生人走。

二、晨、午、晚检的卫生要求 ●●●

（一）晨间检查

晨间检查（简称晨检）是幼儿园卫生保健工作的一个重要环节。晨检的主要目的是防止幼儿将传染病及危险品（如钉子、玻璃片等可造成创伤的小东西）带到园所内，同时也可以了解幼儿在家庭中的生活情况，有利于教师更好地做好当日的工作以及密切家园联系。对于幼儿园来说，晨检能有效预防和控制常见传染病的传播和蔓延，保障大多数幼儿的健康。

晨检可在日托幼儿每天入园时进行，全托幼儿每天早上起床后进行。应由有经验的保健医生认真执行，不要流于形式。

晨检的步骤包括一摸、二看、三问、四查。"一摸"：触摸幼儿的前额部位，粗略判断幼儿是否发热，对可疑发热者应及时测量体温；摸摸幼儿颈部淋巴结是否肿大等。"二看"：查看幼儿的咽喉部位是否发红，有无流泪、流鼻涕，眼结膜是否充血等；观察幼儿的皮肤是否有皮疹（特别注意面部、耳后、颈部）、观察幼儿的精神状况等有无异常。"三问"：通过询问家长，了解幼儿在家的健康状况，包括精神、食欲、睡眠、大小便情况以及有无咳嗽等疾病症状。"四查"：检查幼儿有无携带不安全的物品到园内来，如发现应及时处理。

晨间检查中若发现幼儿有身体不适或疾病迹象，应劝说家长带幼儿去医院检查，或暂时将该幼儿隔离，请保健医生进一步检查，然后确定是否进班。

（二）全日健康观察

保教人员应结合日常护理，对本班幼儿进行全日健康观察，随时注意幼儿有无异常表现，及时处理健康相关问题，并做好记录。观察的重点是幼儿的精神、食欲、大小便、体温及睡眠情况。尤其在传染病流行期间，更要注意幼儿的健康状况，以便早发现、早隔离、早治疗。

保健医生每日午间、晚间（全托）应巡视全园各班一次，对可疑情况及时处理，并掌握各班幼儿缺勤情况，及时了解缺勤原因，如系传染病，则要对该班幼儿及时采取预防隔离相关措施，对环境进行彻底的消毒处理。

【直通幼儿园】

午睡起床后，童童告诉陈老师自己喉咙有点痛。陈老师仔细检查发现，童童右侧耳下腮腺处红肿、表面发烫，并有怕冷、咽痛等症状。细心的陈老师根据已有经验，初步判断童童可能得了腮腺炎，立即报告保健医生，经保健医生查看确似腮腺炎。陈老师及时通知家长带孩子去医院诊治，保健医生则紧急对班级幼儿进行传染病相关隔离，并对该班活动室进行了通风、消毒。

全日健康观察是每一位幼儿教师的日常工作，是幼儿健康的一道重要防线。

三、进餐的卫生要求 ●●●

（一）进餐活动的卫生要求

幼儿对食物的偏好、摄取食物的方式以及进餐习惯会受到各种因素的影响，幼儿一旦形成某些偏好和不良习惯，便很难改变且对健康不利，甚至影响终身，因此幼儿的进餐需要教师的正确组织和指导。

1. 餐前准备

学前儿童胃排空时间为 3～4 小时，两餐间隔时间不少于 3.5 小时，不超过 5 小时。要保证幼儿进餐时既有食欲，又不过分饥饿。托幼机构要定时、定量给幼儿用餐。进餐前，保育员为幼儿准备饭菜，清洁餐桌；教师组织幼儿进行安静的游戏活动，可对当天的菜肴作简要介绍，以激发幼儿的食欲。餐前不批评幼儿。指导幼儿如厕、洗手。为幼儿创设舒适、安静、愉快的进餐环境。

2. 餐时组织

进餐时间一般为 20～30 分钟。进餐时，教师要仔细观察幼儿进餐时的情绪、进餐速度、进餐量以及对食物的偏好，发现问题及时提醒，不说教、不批评；不催促吃饭、不比赛吃饭；注意培养幼儿良好的进餐习惯和卫生习惯。

3. 餐后整理

教师要求幼儿吃完碗里的饭后才可以离开餐桌，指导幼儿收拾碗筷放到指定的地方，放好椅子；提醒幼儿擦嘴、漱口、洗手；安排幼儿安静活动 15 分钟。

拓展阅读
幼儿吃饭不再难

幼儿在进餐环节达到的要求和养成的习惯有：懂得进餐时情绪愉快对身体健康有益，能安静、愉快地进餐，乐意自己吃饭；知道进餐前要洗干净双手；正确使用餐具，学习掌握吃多种食物的技能，逐步做到独立进餐；初步了解各种食物的营养知识，根据需要适量进食，知道均衡膳食对身体有益；不挑食、不偏食，吃饱吃好；养成良好的进餐习惯，做到细嚼慢咽，吃饭不发出较大声音，不掉饭菜，保持桌面、地面干净；餐后有序整理餐具，收拾食物残渣，做到餐后擦嘴、漱口及洗手。

【对接资格证】

命题分析：幼儿良好进餐习惯的培养是考查重点，一般以单项选择题、案例分析题、论述题形式进行考查，面试中也经常会涉及。

典型例题：在幼儿园里，经常有幼儿偏食、不吃点心。作为幼儿教师，你如何处理？

【参考解析】幼儿期是幼儿生长发育的关键时期，良好的进餐习惯能促进幼儿身心的健康成长。目前超过九成的幼儿存在挑食、偏食等不良进餐习惯。教师要采取不同方法纠正。

（1）餐前及时帮助幼儿调节情绪，了解食物对身体健康的好处。

（2）就餐过程中及时纠正幼儿挑食偏食情况。

（3）良好的进餐习惯的培养需要家园教育的一致性和统一性，才能收到效果。

（二）饮水的卫生要求

水在人体内具有无可替代的重要作用，幼儿机体组织中的水分相对高于成人，年龄越小，体内水分的比例越大。幼儿在园内能否主动喝水，喝水量是否适宜，都会影响到身体的正常发育和健康成长。因此，教师应该根据幼儿的情况，提供足够的饮水量，培养幼儿主动喝水、科学喝水的习惯，这是托幼机构极具价值的生活教育课题。

> **温馨提示**：水，你喝对了吗？点击学习强国平台健康栏目，搜索"等渴了再喝水就晚了，教你科学喝水"，专家教你健康饮水。

幼儿在喝水环节应达到的要求和养成的习惯有：懂得喝水对身体健康的好处；喜欢喝白开水，逐步做到主动喝水、按时喝水、独立喝水、安静有序喝水；在取放杯子、接水、喝水的过程中能正确使用口杯；懂得在剧烈运动后不能马上大量喝水和进餐时不喝水的道理。

【直通幼儿园】

小朋友大都喜欢户外活动。由于活动时间较长，活动量大，苗苗老师发现许多孩子经常要在老师的提醒下才去喝水，主动喝水的意识不强。苗苗老师设计并和孩子们一起做了一个小实验：请小朋友在如厕时观察自己小便的颜色。有的孩子发现自己的小便是无色的，有的孩子发现自己的小便是黄色的，孩子们之间就因为小便的颜色展开了讨论：为什么小便的颜色不一样呢？苗苗老师又请小朋友去多喝水，再次观察自己的小便的颜色，当第二次观察时，许多小朋友都惊奇地发现自己的小便颜色变淡了。

苗苗老师结合健康教育活动，让孩子了解自己身体的器官，让小朋友知道自己的身体缺水的时候就会生病，小便还会变黄。只有多喝水、主动喝水，才能保护好自己的身体、不生病。

开始，小朋友觉得很新鲜，每次如厕总能听见他们在讨论小便的颜色。"呀，我的小便变黄了，我要去多喝水"，"我的小水库缺水了，我要去喝水"。小朋友之间还能互相督促提醒，小便黄了一定要多喝水。渐渐地，孩子们有了自我保护的意识，并养成了勤喝水、多喝水的良好生活卫生习惯。许多家长在家中也配合老师共同引导孩子，收到了比较好的教育效果。

四、集体教学活动的卫生要求 ●●●

（一）阅读活动的卫生要求

阅读时，由于眼球向下倾斜和睫状肌肉的高强度收缩，影响眼内液体的循环，容易引起眼球充血，使眼内压增高，压迫眼球后壁，造成眼轴前后伸长，长期近距离用眼，易造成近视。因此，教师在阅读中保护幼儿视力极为重要。

1. 指导正确的阅读姿势

阅读时正确的坐姿应是：脊柱伸直，头不过于前倾，不歪头，不耸肩，前胸距桌子边缘约一拳；将大腿放平，足着地，使身体的重心稳妥地落在桌和椅靠背的支撑点范围内，以减轻维持坐姿的肌肉疲劳；书与眼距1尺左右，最好使视线与书本的夹角接近直角，避免颈部肌肉疲劳。

2. 提供良好的采光

幼儿活动室窗户大小适中，使自然光充足。室内墙壁、桌椅等宜采用浅色，反光较好。要求光线分布均匀，不炫目。自然光不足时，宜用白炽灯照明，光线最好从左前上方来。

3. 阅读时间不宜太长

每次10～20分钟为宜，看书后养成到户外活动和远眺的习惯。

4. 教会儿童正确的阅读方法和习惯

例如，不用手沾口水翻阅图书；不随意弄坏书本，保护书籍等。

（二）绘画活动的卫生要求

学前儿童在绘画时，除了有大脑皮层、视觉分析器官和维持姿势的肌肉群参加活动外，还有腕关节和指掌关节的肌肉活动，以及前臂和肩部的活动。

绘画是较细致的工作，需要手指和细小肌肉参加。学前儿童的小肌肉发育较晚，腕骨骨化尚未完成，所以每次绘画、写字的时间不宜太长，每次以5～10分钟为宜，以免造成过度疲劳。教育学前儿童不要将胸部压在桌缘，以免胸腔受到压迫。要让学前儿童在光照足够的环境中绘画、写字。光线应来自左前上方，眼与纸之间应保持35～40cm的距离。笔杆和纸成60°角，食指比大拇指低些，距笔尖约1寸，握紧笔杆，靠腕关节活动。初学绘画以铅笔为宜，笔芯软硬适度。

学前儿童绘画所用的铅笔、蜡笔或其他用具应无毒、安全。铅笔以圆形笔杆为宜，笔杆不宜过细，以免造成绘画困难。

（三）唱歌的卫生要求

1. 唱歌的地点要求空气新鲜、无尘，温度适宜，18℃～20℃

唱歌是声带和肺部的活动。唱歌时吸气快，张口呼吸，空气通过鼻腔的时间缩短，在鼻腔中的除尘、加温、加湿过程不完全，如果空气过冷或污浊，则易引起呼吸系统的疾病。

2. 保持正确的姿势

唱歌以立姿为宜，昂首挺胸，以保证胸腔和横膈膜的充分活动。

正确的唱歌姿势是：身体重量均匀地分配在两腿上，重心稍放前一点，挺胸，两肩稍向后，双手自然下垂在身体的两侧，头部保持正直。

3. 保护学前儿童的嗓子

学前儿童声带的弹性纤维、喉部肌肉尚未发育完善，声门肌肉容易疲劳，发炎时易发生充血水肿、声门狭窄而声音嘶哑、呼吸困难等。另外学前儿童控制音量的能力较差，唱歌时容易喊叫，损伤嗓子。因此要加强保护学前儿童的嗓子。

选曲要符合学前儿童的音域特点，小班音域一般为 cl—al，中班音域为 cl—bl，大班音域一般为 cl—c2。音调适中，过高过低都会造成声带紧张，影响发育。教师要以身作则，不大声喊叫。唱歌时间不宜过长，一般 4～5 分钟为宜，特别要避免长时间排练节目的现象。当学前儿童的咽喉部疲劳或有炎症时，应禁止唱歌，直至生理机能恢复为止。

五、游戏的卫生要求 ●●●

游戏是儿童最喜爱的活动，是儿童生活的主要内容，也是儿童学习的主要方式。托幼机构的游戏活动最主要的卫生学问题，是真正认识到学前儿童游戏的本质和特征，充分实现游戏活动的保健价值，并考察游戏的时间、场地、玩具材料、服饰以及游戏时的安全问题。

在组织和安排游戏时，教师要注意做到以下几点。

一是游戏的选择应符合学前儿童的年龄特点，能促进学前儿童的社会性、智力、情绪和身体技能的发展。

二是游戏应尽量在户外进行。学前儿童新陈代谢旺盛，特别需要阳光和新鲜空气。根据规定，全日制幼儿园的学前儿童户外活动和游戏时间每日不得少于 2 小时，寄宿制的不得少于 3 小时。游戏前，教师可根据天气给学前儿童增减衣服，以免感冒。

三是避免学前儿童负担过重。游戏前教师应将笨重玩具搬出，以免学前儿童搬运劳累；游戏内容应生动多样，以免单一的刺激造成学前儿童疲劳；游戏时间不要过长，以防学前儿童过度兴奋。

四是注意游戏安全。游戏前应检查器械、场地是否牢固、干净；游戏时应向学前儿童交代清楚游戏规则；对学前儿童应加强照顾、观察，以防意外。

五是保持学前儿童愉快的情绪。通过游戏使学前儿童能根据自己的爱好和兴趣玩耍，教师在分配角色材料时应考虑到学前儿童的不同需要，使每个学前儿童都能在游戏中玩得开心，有所收获。

六、户外体育锻炼的卫生要求 ●●●

组织学前儿童体育活动的卫生原则有以下几项。

（一）经常锻炼

一个动作从不会到会，再到技巧熟练，必须经过多次重复才能实现，只有通过反复练习，才能使大脑皮层建立巩固的条件反射，形成动力定型。体育锻炼增强机体的防御机能，也是通过不断形成暂时性的神经联系而逐渐适应经常变化的外界环境来实现的，所以体育锻炼必须经常进行。学前儿童正是长身体的时候，每天都应该有 2 小时的户外体育锻炼或游戏活动。

（二）全面锻炼

必须选择对学前儿童有益的多种项目进行科学的锻炼，只有这样，才能达到全面促进学前儿童身体发展的目的。

（三）循序渐进

对于学前儿童来说，高难动作的训练，容易导致过度疲劳，或因神经系统及某些器官的高度紧张而发生运动创伤。在体育活动中要有计划、有步骤地增加体育活动的运动量和运动的复杂程度，由易到难，由小量到大量，循序渐进地逐步提高，使学前儿童的机体有一个逐渐适应的过程。

（四）注意准备活动和整理活动的组织

组织学前儿童每天的体育锻炼，在运动前要做好准备活动，使运动量逐渐增加，逐步提高人体心血管系统的活动水平、消除肌肉及关节的僵硬状态，减少外伤的发生；运动结束时要做好整理活动。为使躯体和内脏比较一致地恢复安静状态，需要进行一些逐步减少运动量的整理活动，如慢跑、散步、放松操等。在比较剧烈的运动后不宜立即停止。因为运动时，心脏向骨骼肌输送大量血液，如果立即停止，血液仍留在肌肉中，静脉回流减少，使心输出量减少，血压降低，会造成脑暂时缺血，引起恶心、呕吐、面色苍白、心慌甚至晕倒等后果。

（五）注意运动和休息的适当交替

在体育锻炼过程中，教师必须要安排学前儿童适当休息，避免因为运动时间过长而导致身体机能不能及时恢复或者因为生理负荷过重引起运动创伤。

（六）注意活动过程中对学前儿童的安全保护

学前儿童的运动机能不完善，认识水平较低，缺乏对外界事物的理解和判断，更不会推理事物间的因果关系，经常由于茫然无知的行为引来意外伤害事故；同时学前儿童的自我保护意识和自我保护能力较差，具有好奇、好动、活泼、易冲动的特点；这些都要求在体育锻炼时，教师一定要做好安全教育并提供规范有效的保护措施。

（七）注意个体差异

每个学前儿童的健康状况、体质条件、家庭生活环境和教育、营养状况、运动能力等各不相同，在实施体育教学时，不能相同对待，而要区别对待。例如，对于体质虚弱的学前儿童，要给予适当的照顾，减轻运动量和运动的复杂程度。对有慢性疾病的学前儿童，应降低教学要求，或停止体育活动。

学前儿童在户外体育锻炼环节应达到的要求有：懂得户外体育锻炼有利于身体健康，喜欢参加并积极投入各种户外体育锻炼活动；知道体育锻炼活动前要做好自身、器材及场地的充分准备，初步具有关注周围环境安全的意识；知道大小型器械的正确玩法，爱护器械，不争抢；注意倾听教师的提醒和要求，能按要求锻炼和活动；遵守活动规则，逐步养成良好的活动习惯；注意掌握多种运动技能，提高动作的协调性、灵活性；了解运动健康的基本常识，活动中能根据身体感受，调节和控制自己的运动量和情绪；活动中能运用协商、合作、求助等方式，学习化解矛盾和冲突；发现自己和同伴有特殊情况及时告诉成人，学习掌握简单的应对危险的技巧和方法；初步具有坚强、勇敢、不怕困难的意志品质；知道活动结束后要进行身体放松和器械整理；感受活动带来的收获，愿意与同伴分享等。

【对接资格证】

命题分析：托幼机构户外活动的开展是主要考点，一般以单选题或简答题形式考查。五大领域活动设计题也会涉及相关内容。

典型例题：教师在户外体育活动中如何保障幼儿的安全？

【参考解析】

（1）建立活动前的器械检查和幼儿安全教育制度，结合生活实际对幼儿进行安全教育，教给幼儿简单的自救和求救的方法。

（2）加强活动过程中的安全保护措施，避免各类伤害事故的发生。

（3）外出活动排队时，队伍前后均有老师或保育员。

（4）活动时保教人员必须随时留意每一位幼儿，不得自顾聊天；注意强化幼儿户外体育活动常规意识。

（5）活动结束后，要及时清点好幼儿人数。

七、盥洗的卫生要求 ●●●

（一）盥洗的重要性

盥洗是幼儿一日生活的重要环节。盥洗可使幼儿毛发、皮肤保持清洁，提高皮肤的各种功能，减少皮肤被汗液、皮脂、灰尘污染的机会，提高皮肤的抵抗力，维护身体的健康。同时，盥洗还可以培养幼儿爱清洁、讲卫生的好习惯，提高幼儿的生活自理能力。

（二）日常盥洗的分类和内容

良好的盥洗习惯是保障幼儿身体健康的第一道防线，也是幼儿园一日生活的重要内容。日常盥洗包括洗手、洗脸、刷牙、漱口及饭后漱口、梳头等。

1. 洗手

洗手是进行最频繁的盥洗活动，如饭前饭后、便前便后、体育活动前后，使用蜡笔、油泥或进行玩沙等活动后；传染病高发期应适当增加洗手次数。幼儿集中洗手时，盥洗室一定要有教师，教师应做到：帮助幼儿卷起衣袖；督促幼儿正确湿手、涂肥皂、洗手、擦手，正确使用毛巾；防止幼儿意外事故的发生，如幼儿把水弄到衣袖里，在盥洗室里摔倒等。在盥洗室的教师必须等最后一位幼儿洗完手后方可离开。

幼儿在洗手环节达到的要求和养成的习惯有：知道洗手的好处，饭前便后、活动前后能及时洗手；学习用"七步洗手法"洗干净双手；洗手时不弄湿衣袖、不玩水，节约用水；养成认真有序洗手的良好习惯。冬天在洗手后涂护手霜保护双手。

> **温馨提示**：你知道如何洗手吗？点击学习强国平台，搜索"幼儿七步洗手法"，稚嫩的"幼儿洗手七步歌"会让你印象深刻哦！

2. 洗脸

幼儿在洗脸环节达到的要求和养成的习惯有：学习用正确的方法洗脸；洗脸时不湿衣袖、衣襟，不玩水；知道起床后、晚上睡觉前、外出游玩到家后、脸脏时要及时洗脸；洗完脸后涂护肤品保护皮肤。

3. 刷牙

幼儿在刷牙环节达到的要求和养成的习惯有：知道正确的刷牙方法；养成早晚刷牙的习惯；每次刷牙时间至少3分钟；刷完牙后将牙刷清洗干净、甩干，刷头向上放在干燥的地方；每3个月左右更换牙刷。

4. 漱口及饭后漱口

漱口和饭后漱口虽是生活小事，但它关系到幼儿今后良好生活习惯的确立。因此，指导幼儿学习漱口和饭后漱口，养成习惯十分重要。幼儿养成这个习惯可不是件容易的事，尽管在日常生活中，教师会不厌其烦地提醒幼儿，但总是有个别幼儿跟你"捉迷藏"，能逃则逃，逃不脱则敷衍了事。让幼儿在学习《漱口歌》中掌握漱口的方法并形成习惯："手拿花花杯，喝口清清水，抬起头，闭着嘴，咕噜咕噜吐出水。"

幼儿在漱口环节应达到的要求和养成的习惯有：知道漱口能清洁口腔，喜欢漱口；会用鼓漱的方法漱口；餐后能坚持用正确的方法漱口。

5. 梳头

幼儿在梳头环节应达到的要求和养成的习惯有：学习梳头发的基本方法；梳头结束后，学习清理梳子和地面；知道梳理头发前后要洗净双手；知道起床后、头发凌乱时要及时梳头。

（三）托幼机构盥洗活动的指导和照料

1. 全面照顾、及时督促、仔细检查

盥洗环节较易出问题，例如地面有水，幼儿可能会滑倒，幼儿玩水将衣服弄湿，刷牙敷衍了事等。教师要重视这一环节，注意全面照顾、及时督促、仔细检查，使此环节既能达到清洁的目的，又能起到教育的作用。

盥洗前应向幼儿强调盥洗的纪律要求、卫生要求以及注意事项，并应分组进行盥洗，避免盥洗室人多拥挤。教师要对个别衣袖卷不上、不会洗手漱口的幼儿给予帮助。幼儿盥洗完成后，教师要做好检查并及时反馈。

2. 培养幼儿良好的盥洗习惯

幼儿良好的盥洗习惯有：勤洗手；每天洗脸、洗脚、洗屁股；饭后漱口，早晚刷牙；经常洗头、洗澡、换衣服；每天梳头，勤剪指甲，男孩勤剪头发等。

八、睡眠的卫生要求 ●●●

睡眠对幼儿的健康十分重要。它能消除幼儿疲劳，使身体各系统得到休息；睡眠有助于促进幼儿身高的增长和大脑皮层的发育。因此，必须保证幼儿有充足的睡眠。保证幼儿睡眠，一方面要保证幼儿睡眠的时间，另一方面要保证幼儿睡眠的质量。

睡眠持续的时间与脑的发育程度有关，一般来说，幼儿年龄越小，神经细胞就越脆弱，容易使疲劳程度加深，所需睡眠的时间就越长（见表8-1）。

表 8-1　婴幼儿日睡眠时间（单位：小时）[1]

年龄	夜间	白天	合计
新生儿	睡～醒	睡～醒	18～20
2～6月	9～10	4～5	13～15
7～12月	9～10	3～4	12～14
1～3岁	9～10	2.5～3	11.5～13
3～6岁	9～10	2～2.5	11～12.5

（一）睡眠的准备

1. 睡眠环境的准备

寝室内空气清新流通，但不要有过堂风；温度、湿度适宜；拉上窗帘，无亮光刺眼；保持安静。如活动室兼做卧室，对活动室也要有此要求。准备安全舒适的寝具：幼儿适宜硬板床，床铺无杂物，特别是一些有可能伤害幼儿的物品如别针、发夹等；被褥厚薄适宜、干净松软；枕头长宽高低合适。

2. 睡眠前的身体准备

睡前不宜让幼儿吃得过多，以免妨碍横膈肌的运动，加重心脏的负担，也不要空腹睡眠；不宜让幼儿大量喝水，以免小便增多影响睡眠；睡前不做剧烈运动，可组织幼儿进行一些安静的活动，如户外散步、晒太阳、桌面游戏、听听轻松的音乐、唱唱儿歌等；提醒幼儿如厕；检查衣袋，防止幼儿将小物品带到床上玩。

3. 睡眠前的心理准备

睡前，教师应令幼儿保持愉快轻松的情绪状态。避免给幼儿看或听惊险刺激的视频或故事，不批评或恐吓幼儿，不让幼儿喝茶或咖啡等刺激性饮料等。

4. 给予儿童准备睡眠的信号

在睡眠前，托幼机构可以播放一段优美的催眠曲之类的音乐，给幼儿一种睡眠的信号，长久以后可以让幼儿形成条件反射，到时就会自然地安静入睡。

（二）睡眠过程中的卫生

照顾好幼儿睡眠的三个基本要求：一是按时睡，睡得好，按时醒，醒后精神饱满愉快；二是睡够应睡的时间，要以幼儿为主，不任意减少或增加睡眠时间；三是保持良好的睡眠姿势和习惯。因此，托幼机构要在幼儿睡眠时做好各项管理和保育工作，以保证幼儿的睡眠质量和安全。

---

[1]　万钫主编：《幼儿卫生保育教程》，86 页，北京，北京师范大学出版社，2002。

1. 培养幼儿良好的睡眠习惯

（1）独自入睡的习惯

对于初入托幼机构独自入睡困难的幼儿，保教人员要有耐心，可以坐下来，轻拍幼儿，陪伴他们入睡，使他们对新环境产生安全感。以后老师和保育员可以逐渐减少陪伴的次数，让他们学会独自入睡。

（2）按时入睡，按时起床

托幼机构应严格执行一日生活作息制度，使幼儿逐渐养成按时睡眠、按时起床的习惯。同时也要争取家园配合，在家中，幼儿也能逐渐养成按时入睡、按时起床的习惯。

（3）睡眠姿势正确

幼儿睡眠的正确姿势是向右侧睡，双腿稍稍弯曲，这样的睡姿会使较多的血液流向身体的右侧，从而相应减轻心脏负担，有利于心脏休息，有益于肝脏功能的发挥，有利于胃中食物向小肠、大肠移动。睡眠姿势也不能一成不变，这样不利于消除疲劳，而且年龄越小的幼儿，越不应固定一种姿势。幼儿骨骼的骨化尚未完成，固定一种姿势会造成颅骨、胸廓、脊柱等变形。如发现幼儿趴着睡、跪着睡、蒙头睡等不良睡眠姿势都要及时纠正。

2. 掌握幼儿的排尿规律，及时提醒

教师要了解每一个幼儿的排尿规律，特别要注意有尿床习惯的幼儿，掌握其尿床的具体时间，以便及时叫醒排尿。教师也应灵活掌握提醒全体和个别幼儿排尿的时间和次数。

3. 仔细观察，及时发现和处理异常情况

在幼儿的睡眠过程中，教师要注意观察每一个幼儿的睡眠情况。如被子是否盖好，睡姿是否正确，是否有幼儿在被子下玩玩具或玩弄生殖器等；还要注意及时发现突发疾病，幼儿的脸色是否正常、呼吸是否正常、体温是否正常，有无拉稀、流鼻血等现象。

在幼儿睡眠过程中，教师还要密切关注睡眠环境中气温、湿度、通风、噪声强度等动态变化，发现异常及时给予解决。要特别注意可能发生的意外灾害，一旦发生火灾、地震等，要使幼儿以最快的速度从睡眠状态进入疏散、避灾状态。

4. 照顾个体差异

由于个体差异，即使是同龄儿童，对睡眠的时间长短需要也存在着很大的区别。在制定生活制度时，安排幼儿集体上床睡觉，同时起床，这对于集体机构生活的管理是必需和必要的。但是，在具体的执行过程中，还应估计幼儿对睡眠时间需要的差异性，允许部分早醒而不愿意继续睡的幼儿适当提前起床，将他们安排到其他地方进行安静的活动。

【直通幼儿园】

小六班的琦琦老师，在睡眠环节对每个幼儿都能进行细致周到的关心和照顾。对月龄相对小的、穿脱衣服不够熟练的小强，琦琦老师会帮助他并有意识地训练其穿脱衣服的技能；毛豆体弱多病，琦琦老师给予细心关怀，安排她先入睡；乐乐精力充沛，不喜欢午睡，入睡比较困难，琦琦老师会随时调整策略，或陪伴入睡或晚睡或早起等；亮亮身体多汗，午睡前琦琦老师会在其背部垫上干毛巾，醒来后及时拿掉；亲亲最近生病咳嗽，琦琦老师会提醒她喝点水缓解咳嗽的不适，并及时提醒小便；团团在睡眠中要起身小便，琦琦老师就陪她去厕所。

每个幼儿的身体状况、睡眠习惯、睡眠时间都是有差异的，做好睡眠的个别照料是重要和必须的。

5. 教会儿童自己穿脱衣服

幼儿在睡眠环节应达到的要求和养成的习惯有：懂得午睡对身体有益，喜欢在幼儿园午睡，能独立入睡；养成按时午睡的习惯；做好情绪、如厕、物品等方面的睡前准备；知道脱衣入睡舒服，能正确穿脱衣服、鞋袜；入睡时盖好被子，避免着凉，保持安静，尽快入睡；知道正确的睡姿有益健康，入睡时能保持睡姿正确；睡醒后不打扰同伴；有便意、身体不适或发现同伴有异常情况时及时告诉老师；按时起床，不拖拉，不等待，学习整理床铺。

【对接资格证】

命题分析：盥洗和睡眠的卫生要求是考查重点，一般以案例分析题的形式进行考查，该知识点在面试中也常有涉及。

典型例题：冬冬午睡时不肯睡觉，一直弄手、咬被子，你怎么办？

【参考解析】

1. 从主客观因素分析原因：如幼儿的气质类型，是否存在安全感缺失和生活规律不同，幼儿身体原因，睡眠环境不良，睡眠习惯不好等。

2. 应对策略：创设良好的睡眠环境；培养良好的睡眠习惯；制定有规律的作息时间表；帮助幼儿建立安全感；做好睡眠前的情绪调控工作；必要时给予安抚和情感支持；灵活采取不同策略等。

九、如厕的卫生要求 ●●●

大小便是机体的生理需要。幼儿的神经系统发育尚不完善，其对排便的控制能力较差，再加上幼儿园的如厕方式与器具可能与家里不同，所以对大多数幼儿来说，在幼儿园如厕是一种挑战。因此，托幼机构保教人员应照顾好幼儿如厕，并有意识地培养幼儿良好的如厕习惯。

第一，增强幼儿对如厕的正确认识。

教师可以利用主题教育活动，正确引导幼儿认识到如厕是一种正常的生理需要和行为，不要害怕上厕所，不要憋尿或憋尿，要主动上厕所，如果不小心把屎拉在了裤子上或者尿湿了裤子，要大胆告诉老师，否则时间长了很容易感冒，而且这样也不卫生。

第二，引导幼儿及时排便，逐渐养成定时如厕的习惯。

在幼儿的一日活动中，我们要求幼儿自主如厕，游戏活动前后、午睡前一定要如厕。在活动中有尿意或拉屎需要的幼儿要及时举手告诉老师上厕所，以免膀胱过度充盈，失去收缩能力，发生排尿困难或感染。

第三，培养幼儿如厕的卫生习惯。

厕所里人多时应排队等候，做到不推挤，以防滑倒；专心排便；将大小便排入便池内；引导孩子不要在厕所里（公共地方）随地大小便，也不要把尿尿到别人的身上，尿到别人身上、随地大小便都是不文明、不礼貌的行为；便后会用手纸擦拭；便后洗手、冲厕。特别是户外活动、体育游戏活动之后，手比较脏，教师要加强督促幼儿先洗手后如厕。

第四，厕所和便盆要每天清洗消毒。

第五，仔细观察幼儿排尿排便情况，发现问题及时处理。

幼儿排尿的次数、数量与当日的饮食量、天气等有着密切的关系。若幼儿喝水不多却多次排尿，同时伴有血尿、尿痛的现象，应怀疑是泌尿系统感染，需及时请医务人员进行检查。

【直通幼儿园】

妞妞进小班没几天就尿床了。当老师温和地问她："你尿床了？"她惊恐地看着老师哭了。

老师帮她换掉了裤子。第二天午睡前，老师特意提醒妞妞睡前排尿，但是妞妞还是尿床了。接连几天，妞妞都尿床了，为此，妞妞一到午睡就特别紧张，生怕自己尿床。老师建议家长带妞妞去看医生，医生检查的结果是：妞妞的生理年龄比实际年龄小，所以不能控制自主排尿。医生为妞妞进行中药调理。幼儿园老师对妞妞也特别照顾，把妞妞的床铺换到了离盥洗室最近的地方，每次午睡前提醒排尿，在妞妞午睡一小时后就唤醒排尿。慢慢地，妞妞发现自己不再尿床，脸上开始有了笑容。妞妞进入中班后，已能安稳午睡，再也不需要老师提醒排尿了。

孩子偶尔尿床是正常现象，尿床以后，孩子一般都会精神紧张，此时成人如果给予指责和取笑羞辱，则会导致孩子更加紧张和害怕，越紧张和害怕，越会继续尿床。

幼儿在如厕环节应达到的要求和养成的习惯有：懂得在幼儿园如厕是一件很正常的事，不紧张、不拒绝如厕；了解大小便与身体健康的关系，懂得及时排便对身体健康有好处；及时排便，不憋屎或憋尿；逐渐养成定时排便的习惯；排便时自己脱裤子、提裤子，大小便入池，便后冲水及洗净双手；能专心、安静、有序如厕，不在厕所逗留和玩耍。

【复习巩固】

1. 幼儿园入园晨检包括哪些步骤？

2. 教师如何帮助幼儿做好睡眠准备？

3. 幼儿教师如何做好进餐活动的组织工作？

【学以致用】

1. 4岁的小明午睡前总是忘记上厕所，常常一躺下就吵着要去小便。作为老师你怎么办？

2. 刚入园的小明，每天都要李老师抱他，李老师要是抱了其他小朋友，他就不高兴。对于小明的这些行为，你怎么看？

3. 结合实际，针对幼儿挑食偏食，提出一些有效的操作建议。

4. 分析幼儿在幼儿园不愿意上厕所的原因以及可以采取的对策。

【模拟练习】

1. 3～7岁幼儿所需要的睡眠时间是（　　　）。

A. 16小时左右　　　　　　　　　B. 20小时左右

C. 8小时左右　　　　　　　　　　D. 11小时左右

2. 幼儿入园前体检只在一周内有效。离园（　　　）以上又重新入园的幼儿必须重新进行体格检查，合格后方可再入园。

A.6 个月　　　　　　　　　　B.1 个月

C.3 个月　　　　　　　　　　D.2 个月

3.对幼儿定期进行体格检查,(　　　)以上每年检查一次,7岁时作一次总的健康评价。

A. 1 岁　　　　　B. 3 岁　　　　　C. 6 岁　　　　　D. 2 岁

4.《幼儿园工作规程》指出,幼儿园应当制定合理的幼儿一日生活作息制度,正餐间隔时间不少于(　　　)。

A. 2.5 小时　　　B. 3 小时　　　C. 2 小时　　　D. 3.5 小时

5.下列关于睡眠的说法错误的是(　　　)。

A.教师不能干预幼儿睡觉的姿势

B. 3～6 岁幼儿白天平均 2～2.5 小时睡眠较为合理

C.教师在睡觉前不能给幼儿讲激烈、引发悬念的故事

D.睡眠时生长激素的分泌有助于幼儿大脑皮层的发育

6.幼儿教师晨间接待幼儿入园的重点是(　　　)。

A.检查孩子的身心状况　　　　　B.提醒幼儿尽早进入学习状态

C.与家长交流,沟通情感　　　　　D.督促孩子完成家庭作业

7.建立生活常规的意义不包括(　　　)。

A.保障幼儿的安全　　　　　　　B.方便教师保教工作的需要

C.保障集体生活及幼儿交往的需要　　D.促进幼儿身体各系统的生长发育

8.下列关于制定幼儿一日生活日程的叙述,错误的是(　　　)。

A.幼儿年龄越小,安排的睡眠时间应越短,次数应越多

B.游戏是幼儿的基本活动,应保证他们的游戏时间

C.安排幼儿的一日生活作息制度,要考虑到家长的配合

D.制定作息制度要考虑到不同地区的差异,如南北方差异

9.下列关于幼儿进餐的描述,不正确的是(　　　)。

A.进餐时间 20～30 分钟

B.对于进餐慢的幼儿,可适当多次提醒,催促其吃快点

C.饭前洗手,情绪安稳愉快

D.饭后安静活动 15 分钟左右

■
第三讲
■
托幼机构的生活制度

　　托幼机构的生活制度，是把幼儿在托幼机构一日生活的主要活动如入园、早操、进餐、盥洗、睡眠、游戏、户外活动、教育活动、离园等每个环节在时间、顺序、次数和间隔上给予合理的安排并固定下来，形成的一种制度。托幼机构的生活制度，以制度的形式，促使幼儿形成良好的生活和行为习惯，有效促进幼儿健康和正常的生长发育，也为保教人员顺利有效开展保育和教育工作提供制度保障。

一、合理组织安排幼儿一日生活制度的意义 ●●●

　　托幼机构制定并实施合理科学的一日生活制度，不仅能促进幼儿的生长发育和健康，而且有助于培养幼儿规律的生活习惯，也为保教人员顺利有效地做好保育和教育工作提供制度条件。

（一）促进生长发育

　　托幼机构制定并实施合理的生活制度，可以使幼儿在园内的生活既丰富多彩又有规律，劳逸结合，动静交替，有利于幼儿的生长发育和健康。例如，充足的睡眠可以使幼儿脑垂体分泌更多的生长激素，促进幼儿骨骼的生长。

（二）形成动力定型

　　合理的作息时间安排，每天重复进行，就会在学前儿童大脑皮层上形成一系列的条件反射，这就是形成动力定型的过程。建立动力定型后，可使幼儿的各种生理活动形成一定的规律，到什么时间就知道干什么。吃饭时食欲好，就寝时入睡快，游戏时精力充沛，学习时思想集中，从而节省神经细胞的功能消耗，起到"事半功倍"的效果。

（三）实现劳逸结合

　　合理安排和组织幼儿的一日生活，可使幼儿生理上和生活上的各种需要得到满足。随着活动内容的变换，大脑皮层工作区和休息区也相应变换，从而预防过度疲劳。遵守合理的生活制度，使幼儿的脑力活动和体力活动交替进行，不同性质的活动穿插安排，可保证劳逸结合。

（四）保证教育活动质量

　　组织好幼儿的一日生活，不仅能使幼儿身体健康、精神愉快、精力充沛，而且能保证保教人员有更多的时间通过教育活动、游戏和其他活动，帮助幼儿养成良好的生活、卫生、学习和行为习惯，是进行学前教育活动的重要保证。

二、制定幼儿一日生活制度的依据 ●●●

（一）国家相关法律法规等指导性文件的要求

托幼机构在制定一日生活制度时，必须符合国家颁发的有关法律法规文件要求。

《幼儿园教育指导纲要（试行）》总则中强调："幼儿园应为幼儿提供健康、丰富的生活和活动环境，满足他们多方面发展的需要，使他们在快乐的童年生活中获得有益于身心发展的经验。"

《3-6岁儿童学习与发展指南》关于健康领域教育建议中强调"保证幼儿每天睡11～12小时，其中午睡一般应达到2小时左右。午睡时间可根据幼儿的年龄、季节的变化和个体差异适当减少"，"幼儿每天的户外活动时间一般不少于2小时，其中体育活动时间不少于1小时，季节交替时要坚持"等。

《托儿所幼儿园卫生保健工作规范》规定"保证儿童每日充足的户外活动时间。全日制儿童每日不少于2小时，寄宿制儿童不少于3小时，寒冷、炎热季节可酌情调整"，"根据儿童年龄特点和托幼机构服务形式合理安排每日进餐和睡眠时间。制订餐、点数，儿童正餐间隔时间3.5～4小时，进餐时间20～30分钟/餐，餐后安静活动或散步时间10～15分钟。3～6岁儿童午睡时间根据季节以2～2.5小时/日为宜，3岁以下儿童日间睡眠时间可适当延长"。

（二）幼儿身体发育特点

婴幼儿期是生长发育十分迅速的时期，托幼机构的生活制度必须首先满足幼儿生长发育的需要。因此，在制定生活制度时，应合理地安排幼儿的进餐时间，保证幼儿有充足的睡眠以及户外活动的时间。不同年龄阶段幼儿生长发育情况、身体各器官系统机能成熟的程度有所不同，需要照顾的程度也不同，因此，各年龄班生活制度的安排应有所区别。年龄越小的幼儿，身体和神经系统的耐力越弱，有意注意的时间也越短，容易疲劳，不能长时间地坚持一种活动。在组织幼儿进行各种活动时，持续时间应随年龄增长而增加。例如教学活动，小班15分钟，中班20～25分钟，大班30～40分钟。在睡眠方面，同样要注意幼儿的年龄特点。幼儿年龄越小，每天所需的睡眠时间越长。

（三）大脑皮层机能活动特点

神经系统是人体生理功能的主要调节机构，大脑皮层的活动有其自身的规律。适应大脑皮层活动规律制定的生活制度，才能更有效地利用和发挥其功能，促进幼儿身体的健康发育和成长及进入良好的学习状态。

1. 优势法则

人们学习和工作的效率与相关的大脑皮质区域是否处于"优势兴奋"状态有关。当外界事物如游戏、看电视引起幼儿兴趣时，大脑皮层相应的区域就会产生兴奋灶，表现为注意力集中，理解力、创造力也会大大增强，思维非常活跃，从而提高学习和合作的效率。

幼儿期的优势兴奋灶较容易消失，表现为年龄越小，有意注意的时间越短，因此在制定生活制度时，各年龄段的幼儿教育活动时间安排应有所不同。

2. 动力定型

条件反射的形成过程，是大脑皮层形成暂时神经联系的过程。当身体内外部的条件刺激按照一定顺序多次重复不变时，大脑皮层的兴奋和抑制过程在时间、空间上的关系就固定下来了（神经联系的牢固建立），前一种活动成为后一种活动的条件刺激，条件反射的出现越来越恒定和精确，这就是动力定型，也就是我们常说的"习惯"。

幼儿一切技能和习惯的训练和培养，都是动力定型的形成过程。年龄越小，可塑性越大，动力定型越容易建立。幼儿园定时作息即可形成幼儿良好的生活习惯，使幼儿起床、睡眠、学习、进餐等生活有规律地进行。该吃饭时食欲正盛，该睡时睡意来临，该醒时自动醒来，学习时注意力集中，这样既节省时间又符合卫生要求，可以在神经细胞能量消耗最少的情况下完成大量的工作。

3. 镶嵌式活动特点

当人在从事某一活动时，只有相应区域的大脑皮层的神经元处在工作状态（兴奋过程），与此项活动无关的其他区域则处于休息状态（抑制过程），而且在工作区也存在着部分神经元处于兴奋过程、部分神经元处于抑制过程的现象。大脑皮层经常呈现兴奋区与抑制区、工作区与休息区相互镶嵌的活动方式，并且随着活动性质的不断转换，工作区和休息区不断轮换，新的镶嵌形式不断形成。这种"镶嵌式活动"方式，使大脑皮层的神经细胞能有劳有逸，以逸待劳，维持高效率。

根据大脑皮层镶嵌式活动的原理，在制定幼儿一日生活制度方面，要注意到游戏、进餐、睡眠、不同课程的轮换，脑力和体力活动的交替进行，动静交替，使大脑皮层保持较长时间的工作能力，减少疲劳的发生。

4. 始动调节

人在学习工作开始时，大脑皮质的功能活动性较低，然后逐步提高，这种现象被称为始动调节。这是因为神经细胞本身的功能启动及神经系统对其他器官、系统的调节，需要一定的时间；在活动开始后的一段时间内，由于工作而增加了的功能损耗会引起恢复过程加强，所以工作能力逐渐上升。

这种始动调节在一节课、一天、一周、一年的开始都能见到。因此，在安排幼儿教育内容、一日活动以至周活动、年计划时，应遵循这一特点。

5. 保护性抑制

长时间的紧张学习会导致机体的疲劳，表现为注意力不集中、精神涣散、兴趣降低、反应迟钝、记忆力减退、运动时动作欠灵巧等。幼儿年龄越小，大脑皮层越容易进入抑制状态，越容易产生疲劳。因为幼儿兴奋占优势，所以常无疲倦感觉。如果大脑皮层疲劳后缺乏必要的休息，则疲劳常常会变为"过劳"，幼儿可能会出现头痛、失眠等症状。

防止幼儿疲劳以至过度劳累是保护大脑的必要措施，充分的休息和足够的睡眠是最好的方法。因此，在制定幼儿一日生活制度方面，要保证幼儿的休息和睡眠时间。

（四）季节气候等环境因素

我国地域辽阔，具有较大的南北气候以及东西时间差异。因此，不同的地区和季节，幼儿园一日生活制度应有不同的安排和调整。如秋冬季节日照时间短暂，早晚气温偏低，中午较为暖和，应安排幼儿早上迟一点起床，缩短午睡时间，可适当减少户外活动时间，晚上早一点上床，延长睡眠时间；春夏季节日照时间较长，早晚较为凉爽，中午气温较高，昼长夜短，天气炎热而易疲倦，应提早起床入园并增加午睡时间。进餐和其他活动的时间也应做相应的调整。春天可以做早操，冬天可以做课间操。

（五）家长需要

幼儿的年龄特点和身心发育特点决定了幼儿入园和离园都必须由家长亲自接送，因此，托幼机构在制定生活制度时，还应该考虑到家长的实际情况和需要，以便更好地为家长服务，也使幼儿的家庭生活和托幼机构的生活相衔接。例如，幼儿入园的时间，可以根据家长的需求适当地提前，而幼儿离园的时间则可以适当推迟，或者开办放心班等。另外，农忙与农闲、城市与乡村的差异也是应考虑的因素。

三、一日生活制度实施中的注意事项 ●●●

（一）严格执行，持之以恒

幼儿一日生活制度（见表 8-2）一旦建立，就必须严格加以执行，以保证幼儿在园内生活的规律性，持之以恒，才能产生预期的效果。但是幼儿在园内的活动不是一成不变的，有时会有一些时事性和常规性活动的介入，例如幼儿运动会、组织幼儿春游秋游、进行健康检查等。因此，在安排幼儿一日生活时，在保证一定的稳定性和规律性的前提下，也可以有相对的灵活性。

表8-2   全日制幼儿园儿童生活制度（5月1—30日）[1]

	小班	中班	大班	备注
入园晨检、早操	7:00—8:00	7:00—8:00	7:00—8:00	
早饭、游戏	8:00—9:00	8:00-8:45	8:00-8:45	饭前10分钟做餐前准备
教育活动（一）	9:00—9:15	8:45—9:10（休息10分钟）	8:45—9:10（休息10分钟）	
教育活动（二）	9:15—9:35（喝水、如厕）	9:20—9:40（喝水、如厕15分钟）	9:20—9:50（喝水、如厕10分钟）	
游戏、户外活动	9:35—11:10	9:55—11:15	10:00—11:15	
准备吃饭	11:10—11:30	11:15—11:30	11:15—11:30	
午饭	11:30—12:00	11:30—12:00	11:30—12:00	
午后散步	12:00—12:15	12:00—12:15	12:00—12:15	
午睡	12:15—15:00	12:15—14:30	12:15—14:30	
起床、盥洗、午点	15:00—15:45	14:30—15:00	14:30—15:00	
游戏、户外活动	15:45—17:15	15:00—17:15	15:00—17:15	
准备吃饭	17:15—17:30	17:15—17:30	17:15—17:30	
晚饭	17:30—18:00	17:30—18:00	17:30—18:00	
离园回家	18:00	18:00	18:00	

（二）保教结合，培养习惯

托幼机构的教师在实际工作中，既要在保育的过程中对幼儿进行必要的教育，又要在教育的过程中实施一定的保育，做到保中有教，教中有保，保教结合。例如，在进餐过程中使幼儿养成良好的进餐习惯和文明的进餐行为，在音乐活动中要保护幼儿的嗓子，在绘画活动中要培养幼儿良好的坐姿和握笔姿势等。

（三）个别照顾，因人制宜

幼儿之间存在着较大的差异，在生活制度的具体实施过程中，还要兼顾幼儿的个别差异，适当加以区别对待，满足幼儿的不同需要。对个别体弱或病后的幼儿要给予照顾，如延长睡眠的时间，减少活动的时间。每周的第一天，要考虑全班幼儿的精神状态，可以适当地延长午睡时间，使他们得到充分的休息，保持旺盛的精力。

---

[1]   麦少美、高秀欣主编：《学前卫生学》，60、61页，上海，复旦大学出版社，2019。

（四）家园结合，同步实施

托幼机构生活制度与幼儿家庭生活有着密切的联系，托幼机构应与幼儿家庭保持接触，加强联系，尽可能在生活安排上保持一致，这样才能使幼儿家庭生活符合卫生要求，又能保证托幼机构生活制度的正常执行。有许多幼儿因节假日贪食、贪玩，到周一时发烧、消化不良、感冒等，健康受到影响。因此，幼儿园要督促家长在节假日安排好幼儿的一日生活，保持良好的卫生习惯，饮食、起居要有规律。

幼儿入园后，托幼机构可定期或不定期地召开家长会，或用"告家长书"的形式，宣传托幼机构的作息制度，宣传合理、科学、健康的幼儿教养方法，使家长配合托幼机构建立合理的家庭作息时间计划。指导家庭，在任何情况下，都要保证幼儿定时睡眠、定时起床、每天有足够的睡眠时间，并使睡眠有足够的深度，这是托幼机构生活制度能顺利执行的基本保证。

【对接资格证】

命题分析：幼儿园一日生活的安排与常规培养是主要考点，一般以单项选择题或案例分析题的形式考查，面试中也常有涉及。

典型例题：活动区活动该结束了，可晨晨的"游乐园"还没搭完。他跑到老师面前说："老师，我还差一点儿就完成了，再给我 5 分钟，行吗？"老师说："行，我等你。"老师一边说一边指导其他幼儿收拾、整理……该教师的做法体现了幼儿园一日生活安排应该（　　）。

A. 与幼儿积极互动　　　　　　B. 根据幼儿活动的需要灵活调整

C. 按作息时间表按部就班地进行　　D. 随时关注幼儿的活动

【答案】B

【解析】幼儿园一日生活安排应该根据幼儿活动的需要灵活调整。

【复习巩固】

1. 大脑皮层机能活动特点有哪些？

2. 制定幼儿一日生活制度的依据是什么？

【学以致用】

举例说明如何在幼儿一日活动中贯彻动静交替的原则。

【模拟练习】

1.《托儿所幼儿园卫生保健工作规范》规定托幼园所工作人员接受健康检查的频率

是（   ）。

A.每月一次   B.半年一次   C.每年一次   D.三年一次

2.3～6岁儿童进餐时间以20～30分钟/餐为宜，餐后应该安排安静活动或散步，时间以（   ）为宜。

A.10～15分钟   B.20～25分钟   C.30分钟   D.20～30分钟

3.什么是幼儿园一日生活制度？试述培养幼儿一日生活制度的意义和方法。

4.怎样才能更好地发挥幼儿园一日生活的整体功能？

【单元小结】

本单元知识对应幼儿教师资格证考试标准中的生活指导部分。托幼机构保教活动的意义和任务，帮助教师了解托幼机构保教活动的意义、内容和任务，明确坚持保育和教育相结合是我国托幼机构教育工作的基本原则。托幼机构一日保教活动各环节的卫生要求，详细阐述了教师应该如何正确、合理地组织和安排好幼儿一日生活、游戏、学习、体育锻炼等活动，明确了在每一个环节中幼儿要达到的要求和养成的习惯。托幼机构的生活制度则说明了合理组织安排幼儿一日生活制度的意义，制定幼儿一日生活制度的依据以及一日生活制度实施中的注意事项。

【课外拓展】

1.宋文霞、王翠霞主编：《幼儿园一日生活环节的组织策略》，北京，中国轻工业出版社，2012。

2.王翠霞等：《接手幼儿园小班——帮助孩子快乐入园》，北京，中国轻工业出版社，2017。

·第八单元过关检测题·

▶ 第九单元

▶ 托幼机构的物质环境卫生

▶ 思维导图

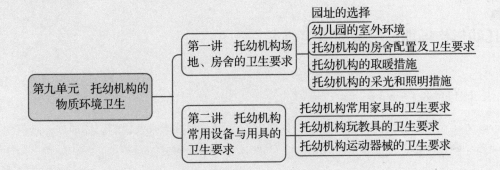

```
                                            园址的选择
                                            幼儿园的室外环境
                            第一讲  托幼机构场      托幼机构的房舍配置及卫生要求
                            地、房舍的卫生要求      托幼机构的取暖措施
第九单元  托幼机构的                                 托幼机构的采光和照明措施
物质环境卫生
                                            托幼机构常用家具的卫生要求
                            第二讲  托幼机构       托幼机构玩教具的卫生要求
                            常用设备与用具的       托幼机构运动器械的卫生要求
                            卫生要求
```

▶ 学习目标

1. 明确环境育人的重要性，根植环保意识。

2. 了解托幼机构物质环境的组成及意义。

3. 掌握托幼机构场地、房舍的卫生要求。

4. 掌握托幼机构常用设备与用具的卫生要求。

幼儿园的环境是指幼儿园内幼儿身心发展所必须具备的一切物质条件和精神条件的总和。环境是支持幼儿活动的一切条件的总和，幼儿园的房舍、场地和各项设备是幼儿生活的重要环境。适宜的园址，空气新鲜和阳光充足的活动室，适合幼儿身材的课桌椅，足够的活动场地及必要的游戏和体育活动设施，不仅能促进幼儿的生长发育和健康，而且是保证幼儿园各项教育、教学活动顺利进行的必要条件。

第一讲
托幼机构场地、房舍的卫生要求

一、园址的选择 ●●●

幼儿园作为社会公共设施之一，其规划设计应纳入城市或农村的总体规划，既有利于幼儿健康成长，又能更好地服务家长。要考虑各种环境因素对幼儿健康的影响，包括大自然在内的周围环境，分析周围人们的工作情况及社会活动与幼儿园的关联。园址的选择既要满足教学、活动、生活等的需要，又要符合卫生要求。适宜的园址选择应考虑以下几个方面的条件。

第一，距离适中。幼儿园应设置在离居民区距离适中的地方，尽可能接近公用设施，使幼儿入园方便，途中安全，也能便于家长接送。

第二，环境安静、安全。幼儿园选址时应考虑选择环境清洁、安静、空气新鲜的地区，尽量避开空气污染严重的地段，幼儿园周围不应有屠宰场、垃圾场、化粪池等不利于幼儿身心健康的设施。为减少交通事故和尘埃污染，保证幼儿园的相对安静，幼儿园离闹市稍远为好，如在厂区建园，应位于该区的上风地带，以防粉尘、有害气体和噪声的危害。

第三，阳光充足，排水良好。幼儿园园址要选择地势平坦、地基干燥、排水容易、阳光充足的地段。如果幼儿园地势低

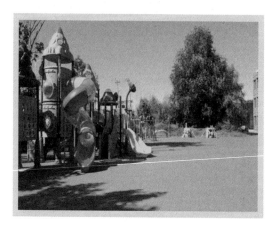

图9-1 幼儿园户外活动场地

洼，则每遇雨天，排泄不畅，既给幼儿园活动的开展带来不便，久而久之，又会影响幼儿的健康。

第四，大小适宜，面积充足。幼儿园的大小要适宜。在选择园址时，要考虑修建房舍及其附属建筑物所需的场地、幼儿户外活动所需的场地及充分的绿化面积（见图9-1），保证有足够的面积。按教育部暂定标准，每名全日制幼儿所占面积平均为15～20平方米，每名寄宿制幼儿至少应占20平方米。幼儿园的面积应符合《幼儿园、托儿所建筑设计规范》中的规定，建筑占地面积不超过总占地面积的30%，以保证幼儿园有必需的建筑场地及绿化面积，为幼儿园各种户外设施的设置提供条件，为幼儿的户外活动提供足够的空地。

【直通幼儿园】

新星幼儿园坐落在城市郊区，面积很大，硬件一流，绿化也非常好，但周围居民很少。在幼儿园招生宣传时，很多幼儿家长慕名前来实地考察，但招生的时候，效果并不理想，孩子数量远远少于预期，家长表示接送很不方便，让园长很头疼。

幼儿园除了要具备完善的硬、软件设施设备，选址的时候还要考虑家长接送孩子的具体情况，幼儿园宜建在离居民区距离适中的地方。

二、幼儿园的室外环境 ●●●

各班应有单独的活动场地，为幼儿创造户外活动条件。幼儿园应设有大型玩具及体育用具，如滑梯、攀登架、沙箱等，有条件的可设小型游泳池或戏水池，用于锻炼身体。要有一定范围的草地和种植树木花草的园地，布置小亭、花架、鱼池、动物角等，陶冶幼儿情操。由于幼儿年龄偏小，好奇心较强，活泼好动，但缺乏有关的科学知识，且抵抗力较弱，为安全起见，要避免采用如下植物：有刺激性、有异味或易引起过敏反应的植物；有刺植物，这种植物易刺伤幼儿皮肤或刺破幼儿衣服；有过多飞絮的植物；易生病虫害及结浆果的植物。

（一）主体建筑

幼儿园内建筑物的主体是幼儿的直接用房，如活动室、卧室、盥洗室、更衣室、厕所等。主体建筑物最好南北朝向。每班应有一套基本用房，以活动室为主，相互连接，并有自己的出入口，这样既有利于管理，又便于在传染病流行时隔离患者、控制传染源，以及意外情况下的及时疏散。幼儿园建筑的设计应处处考虑到幼儿的安全问题，幼儿园不宜建高层建筑，建筑一般不超过4层。幼儿园的建筑宜用圆角，尽量避免有凸起的结构，以防意外伤害事故的发生。如花圃的周围应将角磨圆，走廊的柱子也不应有棱角。幼儿园的窗门、阳台应有保护网。楼梯的设计也要符合幼儿的生理特点，一定要有保护栏杆及扶手，楼梯除设成人扶手外，应在梯段两侧设幼儿扶手，其高度宜为 0.60m；供幼儿使用的楼梯踏步高度宜为 0.13m，宽度宜为 0.26m；严寒地区不应设置室外楼梯；幼儿使用的楼梯不应采用扇形、螺旋形踏步。

（二）附属建筑

幼儿园的附属建筑包括教师办公室、隔离室、医务室、厨房、贮藏室等，最好与主体建筑分开。要注意排除各种不安全因素，如房门不要做成落地玻璃门，这样可以避免意外事故的发生。

（三）活动场地

幼儿园每班都应有单独的、靠近活动室的户外活动场地，最好靠近本班的活动室，有自己的出入口和通道，场地上可设沙坑及各种游戏设备（见图 9-2）。园内最好设有公用的活动场地，以便全园组织活动时使用。个别幼儿园，在场地不足的情况下，活动场地可有计划地轮流使用，充分提高使用率。幼儿园的户外活动场地边缘，最好能设置凉棚、亭子和长凳，以供幼儿避雨、遮阴和休息之用。由于幼儿对阳光、空气的特殊需要，要求每天不少于 2 小时的户外活动时间，因而保证有足够的户外活动场地便显得尤为重要（见图 9-3）。

（四）绿化带

绿化、美化应是幼儿园室外环境的突出特色。2019 年版《托儿所、幼儿园建筑设计规范》中规定："托儿所、幼儿园场地内绿地率不应小于 30%，宜设置集中绿化用地。"有条件的幼儿园要结合活动场地铺设草坪，尽量扩大绿化面积。真正从幼儿发展的角度去考虑，草地比水泥地更安全，更能让幼儿心情愉悦，更具有环保作用。幼儿园应有充分的绿化面积，在幼儿园建筑物周围、道路两旁、场地周围都应栽培花卉、树木，如有可能还应有一定面积的草坪。最好做到春季有花、夏季有荫、秋季有果、冬季有青，把

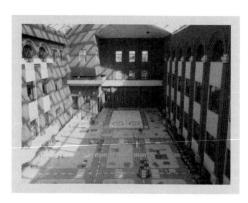

图 9-2　幼儿园室内游戏活动场地

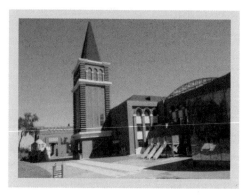

图 9-3　幼儿园环境

幼儿园建成环境优美的儿童乐园。绿色植物不仅可以美化环境，而且有净化空气、制造氧气、吸尘、杀灭病菌、降低噪声的作用，有利于幼儿的身体健康。因此，幼儿园的活动场地应尽量进行绿化，如在建筑物前面及园地周围，特别是靠近马路或街道的地方，可用灌木和乔木配植成绿化林带。幼儿园还应尽量为幼儿设置植物园，供幼儿劳动和认识植物。

三、托幼机构的房舍配置及卫生要求 ●●●

托幼机构各房舍的配置，应能保证幼儿的生活和卫生制度的顺利执行，便于控制传染病的流行。

（一）幼儿园各室配置的原则

第一，以幼儿为中心，符合幼儿特点，确保为幼儿一日生活的正常进行提供便利条件，便于幼儿的睡眠、进餐，以及户外活动、教学活动、游戏等各项活动的顺利开展。

第二，应能有效控制传染病，控制传染病在机构内蔓延或流行。各班应有一套单独使用的房间，组成独立的单元，主要包括活动室、寝室、卫生间及储藏室。

第三，应有安全防范措施。注意防火，生活用房在一二级耐火等级的建筑中，不应设在四层及四层以上，在三级耐火等级的建筑中，不应设在三层及三层以上，在四级耐火等级的建筑中不应超过一层。注意用电安全，插座应采用安全型，安装高度不低于1.8m。注意防止外伤，室内避免明显突出的物件，墙角、窗台、暖气罩、窗口、竖边等棱角部位，必须做成小圆角，1.3m以下的墙面以及地面不应粗糙，而应采用光滑且易清洁的材料。平屋顶可作为室外游戏场地，但要有防护措施，阳台及屋顶平台的护栏净高不低于1.2m。经常出入的门，应在距地面0.6m处加设儿童专用拉手，门的双面均应平滑、无棱角；门下不应设门槛；平开门距离楼地面1.2m以下部分应设防止夹手设施；不应设置旋转门、弹簧门、推拉门，不宜设金属门；活动用房开向疏散走道的门均应向人员疏散方向开启，开启的门扇不应妨碍走道疏散通行；门上应设观察窗，观察窗应安装安全玻璃。

（二）幼儿园各室的卫生要求

1.活动室

活动室是幼儿直接用房中的主体部分，是幼儿园幼儿活动的中心。卧室、盥洗室、厕所、更衣室都应围绕活动室安排。为保证幼儿上课、游戏和进餐等活动的进行，活动室应有足够的空间，平均每名幼儿所占面积为2.5m²，活动室层高不低于3.2m，使每个幼儿至少得到8m³的空气。窗台距地面高度不宜大于0.6m，窗台不低于2.8m，以保证足够的采光。窗的开启方式，尤其应给予足够的重视，因为活动室窗台较低，窗扇开启方式稍不注意，就易使幼儿碰头，造成危险。因此，在距地1.3m以内，不得设有平升窗扇，最好采用推拉式窗扇，开启方便，安全可靠。每间活动室要有两个出口，其宽度不应小于1.2m，门扇要向外开，并经常保持通畅无阻，不要有门槛，以避免意外事件的发生。材料应采用较为坚固的木质门，双面均宜平滑无棱角。活动室室内装修，应考虑幼儿的使用特点，富有童趣，保证安全，易于清洁。活动室应注意色彩设计，主色调不能过于杂乱，如果活动室的色彩太多、太杂，色度过于强烈，幼儿就会感到疲劳，如果只用白色，那么又显得太单调，因此，在总体设计上宜考虑到光照和环境的协调，活动室的天棚、墙壁和课桌椅宜采用反射率高的浅色调，尤其是天花板和内墙壁，应该采用反射率最高的色调，如白色、浅米黄色等（见图9-4），而室内的装饰则以有助于缓解情绪和集中注意力的冷色调为主，尽量采用贴近自然的颜色，如蓝色和绿色等。地面要保暖，富有弹性，最好是木地板，不宜采用水泥和水磨石地面。那样触感太硬，缺少弹性，易使幼儿摔伤，冬季对幼儿腿部保暖也不利。墙面可用丙烯材料、可洗性墙纸、油漆涂料，活动室内的噪声级不应大于50分贝。

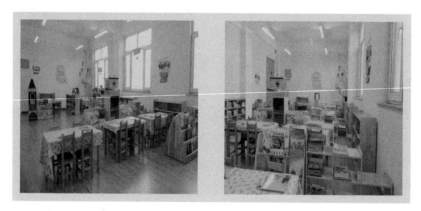

图9-4　幼儿园活动室

2. 寝室

寄宿制幼儿园或全日制幼儿园应设专门的幼儿寝室，为了避免幼儿卧床时的紧密接触，并考虑方便教师在幼儿的床间行走，床与床之间要有一定的距离，床头间距应为0.5m左右，两行床间距离为0.9m左右，幼儿卧室的面积，平均每人3～4m²，空气容量为12～16m³。寝室墙面的色调应用淡色，应配质地较厚且颜色较深的窗帘，使幼儿午睡时能较好遮光，寝室地面最好铺设木地板。寝室内要注意防潮和通风，为幼儿创设适宜的睡眠环境，做到"三开三关"。幼儿睡觉前提前开窗通风。幼儿进入寝室，入睡前关好窗。幼儿睡觉时适当开窗，有利于空气保持新鲜。幼儿起床前关好窗，以免幼儿起床时受凉。幼儿起床结束后开窗一段时间，再关好窗。被褥应经常清洗暴晒，根据气候及时更换。寝室内应安装紫外线灭菌灯，以便于经常进行室内的空气消毒。

3. 卫生间

卫生间每班一间，使用面积为 15m² 左右。为了方便幼儿的生活，卫生间应临近活动室和寝室。厕所和盥洗池应分间并有直接的自然通风。无论采用蹲便还是坐便，都应有 1.2m 高的架空隔板，并加设儿童扶手，每个厕位的平面尺寸为 0.8m×0.7m，坐式便器高度为 0.25～0.3m。室内设盥洗台和 5～6 个水龙头，盥洗台最好设在室中央，避免洗涤时的拥挤和保持墙壁的清洁。设置的高度要便于幼儿站立时洗手，以洗手时水不倒流入幼儿衣袖为宜。盥洗池距地面的高度宜为 0.50～0.55m，宽度宜为 0.40～0.45m，水龙头的间距宜为 0.55～0.60m。每个人的盥洗用具应分开使用，挂毛巾的架子要注意使每两条毛巾之间有一定的距离，避免互相接触。炎热地区各班的卫生间应设独立的冲凉浴室。热水洗浴设施应集中设置，集中浴室的使用面积一般为 20～40m²。卫生间应有独立的、专门的污水池，用于冲洗抹布或倒污水。

【直通幼儿园】

童童小朋友在幼儿园如厕时摔倒了，造成了左上肢骨折，家长要求幼儿园进行赔偿，理由是幼儿园地面太过湿滑，坐便器的旁边也没有加设扶手。确实，为幼儿安全考虑，幼儿园无论采用蹲便还是坐便，都应有 1.2m 高的架空隔板，并加设儿童扶手，盥洗室、卫生间、活动室地面应该保持干燥，避免儿童摔倒碰伤。

4. 厨房

厨房是幼儿园进行主副食加工的主要场所，不可避免会产生油烟气味和噪声。所以厨房与幼儿活动的空间应该保持一定的距离。厨房要设生菜选洗间、烹调间、熟食间及贮藏室。设备安排要便于从生到熟到流水操作，盛器、食具、水池等均有生熟两套，使生、熟食物严格分开，避免交叉污染。熟食间应有纱门纱窗，有向外的单独出口，便于分发饭菜及点心。贮藏室内应设有贮藏粮食、油、糖等的容器，一律要加盖。

5. 保健室、医务室、隔离室

保健室内应设有药品柜，存放常用药品及医疗器械、敷料等。还应备有体重计、身高（长）测量器、观察床、保健资料柜等。室内应设有保健医务人员洗手池、医疗器械清洗池，盛消毒液的盆及盆架、污物桶以及桌、椅等设备。医务室是为幼儿诊病、防疫、注射、体检等用的，室内应设必要的医药器械、水龙头、盥洗用具等。同时，幼儿园必须设隔离室，以便对传染病患儿或可疑患者进行隔离、观察。地点应与班级有一定的距离，不在各班幼儿路过的途中，应有 2～3 间房屋，设 2～3 张观察床，以供临时隔离观察病儿用。

四、托幼机构的取暖措施 ●●●

冬季的幼儿活动室要保持适合幼儿活动的温度，又要考虑到通风换气，保持室内空气清新，因此，幼儿园必须采用合理的取暖方式。托幼机构一般采用的取暖方式有两种：集中式采暖和局部式采暖。

（一）集中式采暖

集中式采暖包括热水式采暖和蒸汽式采暖。幼儿园活动室采用热水式采暖为好，因为在停用供热时散热片中的热水逐渐冷却，室内温度波动较小。采用蒸汽式采暖时散热片表面温度较高，容易烫伤儿童，须采用防护措施。而且，当停止供热时，散热片很快冷却，室温波动较大。

（二）局部式采暖

在不具备集中采暖条件的幼儿园，可以考虑采用局部式采暖的方式，局部式采暖可以选择使用火炉、壁炉等明火取暖或运用电热取暖器的电热取暖，电热取暖比较卫生。在使用明火局部取暖设备时一定要注意安全，防止一氧化碳中毒、火灾和烟尘飞扬、烫伤等事故，并注意室内空气的湿度，以免室内空气过于干燥而影响幼儿健康。应采取适当措施，如摆放盆栽、洒水、使用加湿器等加以克服。

五、托幼机构的采光和照明措施 ●●●

（一）自然采光

自然采光的光源为太阳光线，活动室窗户的面积是影响自然采光的最主要因素。幼儿园在构建时最好设计双面采光，并尽可能使室内各区域的光照度均匀，最好采用自然光，所以一般东南、西北朝向或东北、西南朝向的窗户，可避免日光的直接照射和减少过度光照。在朝阳一面的窗户上需挂上薄且半透明的窗帘，以减弱日光的直接照射。为了使室内有充足的光线，窗户应向南，窗高（由地面至窗上缘）低于2.8m。窗的透光面积（窗框除外）与室内地面面积之比（称为采光系数）应不低于1∶6。单侧采光时，室深系数（指窗上缘距地面高与室深之比）应不小于1∶2；双侧采光时，室深系数应不小于1∶4。为便于幼儿在室内向外眺望，窗台距地面的高度可为50～60cm，托儿所、幼儿园的活动室及寝室，应满足冬至日不少于3小时日照的标准，活动场地应有不少于1/2的活动面积在标准的建筑日照阴影线之外。幼儿园环境创设应合理利用好光源，因为充足的光照度和良好的照明方式有利于幼儿精神放松，并饶有兴趣地开展各种活动。光照过强将会使幼儿感到紧张，容易引起烦躁不安与视力疲劳；光线过暗，容易使幼儿产生惊恐、疲劳和压抑等情绪和心理感受，导致视力下降，阻碍幼儿的健康成长。除了太阳光的强弱与室内自然采光有关以外，还有以下因素会影响自然采光。

1. 玻地面积比

窗的透光面积与地面面积之比称为玻地面积比，主要儿童用房的玻地面积比值不应低于1∶6。为了提高室内自然采光的效果，采光窗应适当加大，窗的上缘应尽可能高些，在室内环境布置上应避免装饰物盖住窗户玻璃或挡住从窗口射进的光线。

2. 室深系数

窗上缘距地面高与室深之比称为室深系数。单侧采光时，室深系数不应小于1∶2，或投射角（室内桌面一点到窗侧所引的水平线与该点到窗上缘所引水平线之间的夹角）不小于20°。

3. 室外遮挡物

室外的建筑物、围墙或高大树木等遮挡物对室内的采光影响很大。一般来说，对面建筑物（遮挡物）至活动室之间的距离最好不小于该建筑物高的 2 倍。活动室附近不宜种植高大树木或放置大型运动器械。

4. 窗玻璃的清洁度

普通玻璃的遮光率为 10% 左右，而被尘埃污染的玻璃的遮光率可达 20% ～ 30%。

5. 墙壁、家具及天花板的色调

墙壁宜刷成白色，家具及天花板宜为淡色，因颜色越深，光反射率越小。

（二）人工照明

人工照明是指利用人工光源获得光线的方法。人工照明可以弥补自然采光的不足。采光条件较好的活动室，白天一般不需要人工照明；但在冬天、阴雨天或室外有遮挡物时，白天也需开照明灯。人工照明的卫生要求有以下几点。

第一，工作面照度的大小对幼儿的视觉功能以及作业效率有直接影响，照明的大小决定于灯的数量、功率及种类。如果暂时无法改变室内照度不足的情况，就应缩短幼儿作业时间，增加休息次数，以防眼睛过度疲劳。

第二，为形成良好的视觉环境，室内照度应均匀，照度的均匀度与灯的数量、悬挂高度、布置方式有关。

第三，幼儿园应该采用柔和的光源，减少或消除室内眩光，眩光会形成视觉范围内的不舒适，极易造成眼部疲劳。

降低光源亮度或降低视野范围内的亮度对比，以及在视野范围内尽量减少形成眩光的光源面积或光源尽量避开视野，要减少或消除室内眩光。

幼儿园的活动室、功能活动室、医务保健室、隔离室和办公室等宜采用日光色光源的灯具照明。

【对接资格证】

命题分析：幼儿园环境卫生是考查重点，一般以单选题、简答题、材料分析题的形式进行考查。

典型例题1：理想的幼儿园房舍配置应该每班有一套配套用房，包括（　　）。

A.办公室、盥洗室、卧室

B.活动室、卧室、盥洗室（兼厕所）、储藏室

C.活动室、卧室、隔离室、储藏室

D.办公室、活动室、医务室、厕所

【答案】B

【解析】幼儿园内建筑物的主体是幼儿的直接用房，如活动室、卧室、盥洗室、更衣室、厕所等。主体建筑物最好是南北朝向。每班应有一套基本用房，以活动室为主，相互连接，并有自己的出入口，这样既有利于管理，又便于在传染病流行时隔离患者，控制传染源以及意外情况下的及时疏散。

典型例题2：按国家规定，幼儿园中每班容纳（　　）为宜，活动室面积不小于（　　）m²。

A.10～15人，40　　　B.15～20人，50　　　C.20～25人，60　　　D.25～30人，70

【答案】C

【解析】活动室是幼儿直接用房中的主体部分，是幼儿园幼儿活动的中心。为保证幼儿上课、游戏和进餐等活动的进行，活动室应有足够的空间。

【复习巩固】

1.幼儿园各室的配置应符合哪些卫生原则？

2.幼儿园的选址有哪些卫生要求？

3.托幼机构人工照明的卫生要求是什么？

【学以致用】

结合幼儿园保育实习，在所实习的园所，对该幼儿园的场地房舍及设备用具的配置情况进行调研，并结合自己所学知识进行评价分析，提出改进建议。

【模拟练习】

幼儿园每班卫生间的使用面积不低于（　　）平方米。

A.12   B.13   C.14   D.15

■
第二讲
■
托幼机构常用设备与用具的卫生要求

托幼机构的设备及用具是组织开展幼儿一日生活和教育教学活动的基本物质保障，托幼机构的设备及用具既要符合幼儿生长发育的特点，又要符合一定的卫生要求。

一、托幼机构常用家具的卫生要求 ●●●

（一）桌椅的卫生要求

托幼机构活动使用的桌椅在材料性质、款式、大小等方面都应适合幼儿的生理特点，以便幼儿使用时感觉舒适，杜绝导致外伤的各种安全隐患。合适的桌椅有助于幼儿保持良好的坐姿，防止脊柱弯曲，保护视力，有利于幼儿的生长发育。正确的坐姿应不使眼部紧张，不使胸腔和腔内器官受压制，呼吸自如，身体各器官的血液循环通畅，骨骼肌肉的负担应尽量减轻。幼儿正确的坐姿是：脊柱正直，头不歪；大腿水平，两足着地（脚掌平放于地面上）。在写字、画画时，身体可微前倾；在听讲或手持书本阅读时，身体可微微后倾。

1. 桌子

幼儿用的桌子必须与椅子相配套，桌椅间的高度差、距离都相适宜。注意桌子本身的结构和大小。

合适的桌椅高度差（桌面与椅面间的垂直距离）约等于就座人体的1/3坐高。一般以坐高的1/3来确定高度差。当幼儿坐在桌旁，以两臂自然地放在桌面上，两肩齐平，背部挺直为宜，过大或过小的高度差都会造成幼儿脊柱弯曲。

桌椅间的合适距离（是指椅背到桌边的距离），应是幼儿胸廓厚度再加3～5cm，这个距离能使幼儿很好地利用椅背，双手在桌面上自由活动。如果桌椅间距离过宽，幼儿看书、绘画时，上体前倾，完全不能利用椅背，容易疲劳；如桌椅间的距离太窄，胸部会受到挤压，上体活动也不方便。

桌子宜用平面桌，最好选用双人桌，避免几个幼儿同用一张桌子，相互干扰。用双人桌，使幼儿都能得到来自左上方的光线。因幼儿桌面较低，不要设抽屉，以免影响幼儿下肢的活动。桌面宽度不小于书写时两肘之间的距离，前后尺寸约等于前臂加手长。

活动室的桌子分为双人桌、四人桌及六人桌几种。四人桌和六人桌可以节省面积，但不能使每个幼儿都得到来自左上方的采光，且彼此之间也易受影响。双人桌则避免了这些缺点，一般中班、大班幼儿都可使用。桌子不应设抽屉和横木，以免妨碍下肢活动。

2. 椅子

各年龄幼儿应根据其身高，用不同尺寸的靠背椅。椅子的高度应等于幼儿膝部到小腿和脚跟的长度。幼儿坐定后，两脚应自然平放地面，大、小腿成90°角为宜。椅背高度平肩胛下角处。桌椅高差为1/3坐高加1.5～2.5cm。椅子是否适合幼儿的身材要看椅高、椅深、椅宽和椅背是否合适。

椅高指椅面前缘的最高点距离地面的高度。合适的椅高应与小腿高相适应，或略低于小腿高1cm（在穿鞋的情况下）。坐着时，腿大部分平放在椅面上，脚掌平放在地板上，大小腿成直角。若椅面太低，坐着时大腿的前部就会抬起，身体的支撑被减弱，容易造成疲劳。椅面过高，两脚会悬吊，身体不但失去了足部的支撑，而且会使下肢的血管、神经受到压迫。

椅深指椅面前后的深度。适宜的椅深应使大腿长的2/3～3/4置于椅面上。

椅宽指椅面左右的宽度。适宜的椅宽应是幼儿臀部的宽度再加5～6cm。

椅背高应至幼儿肩胛骨下缘，在腰部设有横挡，横挡以上应向后侧倾斜7°为宜，这样的椅背使幼儿腰背部有两个支点，坐时可使腰背部肌肉得到休息。

幼儿坐的椅子不宜太重，以便于幼儿搬动。

幼儿在幼儿园里，绝大部分时间是在课桌椅上度过的。合适的桌椅有助于培养幼儿良好的姿势，防止脊柱弯曲，保护视力，防止疲劳，有利于幼儿的生长发育。桌椅的颜色应选用浅色，但不宜使用白色，因白色反射率太高，易伤眼睛，同时极易被污染，不易清洁。桌面、椅面要每天擦抹，其余部分要定期擦抹，以保证清洁、卫生。

（二）床具的卫生要求

幼儿用床必须坚固、稳定，以木板床为宜，要注意床的透气性和软硬度。幼儿不宜用弹簧床、沙发床、柔软的席梦思床，因为这类床不利于幼儿保持正确的睡姿。卧室面积能容纳20～35名幼儿为宜。每名幼儿配备一张小床，幼儿床的大小、长短以及结构等一定要适合幼儿的身材。具体地说，床的长度应为幼儿的身高再加上15～25cm，宽应是幼儿肩宽的2～2.5倍，床高一般为30～40cm，床的周围应设有栏杆，并在床的一侧留出上下床的空隙，应有单独的床上用品。为了便于保教人员行走及护理，床前距离应为 0.8～0.9m，床头距离为 0.5m。如是条件较差、旧房改建的园所，幼儿卧室人均占地面积也不应小于 1.5m²。为了方便幼儿就寝，保证幼儿的安全，要尽量避免使用双层床，尤其是小班不宜采用。若卧室较小，或将幼儿的睡眠安排在活动室内，可以使用双层床或折叠床，其尺寸大小以及结构等方面的设计，应适合于幼儿的身体并有利于幼儿的健康。两岁以下幼儿用高栏床，开关部分应在侧面的栏杆下面，以免幼儿自己开关发生危险。侧栏的高度以站在床内的幼儿乳头水平线为准，以防止幼儿翻下来。

【直通幼儿园】

小蜜蜂幼儿园是一所民办幼儿园，受到园所面积及办园资金的限制，幼儿园负责人给幼儿选择了价格低廉的移动床，床板是塑料材质，床和床之间距离非常近。对幼儿园来说，儿童用床首先要保证安全，其次要有益于幼儿的健康、有助于睡眠，可有效预防传染病的传播流行，所以必须坚固、稳定，以木板床为宜，还要注意床的透气性和软硬度，床和床之间保持有效距离。

（三）橱柜的卫生要求

活动室和卧室内可适当设置橱柜，但不宜设置过多的家具，以免影响幼儿活动的空间与安全。橱柜不应有尖锐的棱角，橱柜的表面应光滑，避免有木刺或钉子露出。橱柜最好与墙壁固定，防止幼儿不慎将其推倒而出现伤害性事故。各种橱柜的高度要与幼儿身高相适应，深度约相当于幼儿的手臂长。橱柜要经常擦洗消毒，所以尽量选择防水和便于消毒的浅色油漆。

（四）食具的卫生要求

幼儿食具主要有碗、筷、匙、碟及饮水杯等。幼儿食具应易消毒洗涤，长期使用不起化学变化，清洁美观，大小、轻重适宜。食具的类型有瓷器、搪瓷器、铝器、塑料、钢化玻璃、不锈钢等。这些食具各有优缺点，如搪瓷器易剥落瓷釉，不易洗净；铝器易发黑，烫手、烫嘴，易伤皮肤；塑料特别是劣质塑料制品易变形，易起化学反应；陶瓷食具和钢化玻璃食具易打碎，影响进食安全；双层不锈钢食具抗摔打，隔热，容易清洗和消毒，是幼儿园餐具的首选。幼儿到了中班可学习使用筷子，这不仅仅是中国饮食的传统习惯，通过使用筷子，还可训练幼儿手部肌肉和手脑协调。给幼儿使用的筷子尽量无棱角，最好是竹木制的，不涂漆。水杯是幼儿不可缺少的食具之一。水杯的种类也繁多，同样地，钢化玻璃杯或瓷杯较符合卫生要求。需要注意的是，水杯的存放也应注意卫生，各班应设专门放水杯的柜子，每人一格，带有标志，柜子可用纱门，杯子放置应杯口朝上，以免污染。

（五）盥洗用具的卫生要求

托幼机构应根据幼儿年龄特点，设置使用安全方便的盥洗设备。幼儿常用的盥洗用具有肥皂、毛巾、牙刷、牙膏、盆、浴巾、护肤剂、手纸等，除香皂、手纸外，其余盥洗设备都应专人专用。香皂应选择使用刺激性小的儿童专用产品。毛巾不宜太厚，纯棉质地最佳。幼儿每次盥洗后的毛巾要清洗消毒。幼儿应该使用儿童专用的牙刷和牙膏，牙刷需要保持干燥。牙刷杯应定期清洗消毒。幼儿使用的盆要根据功能进行区分，如洗脸、洗脚、洗屁股的盆都要分开。托幼机构选择手纸要注意卫生、柔软，便于幼儿取放使用，同时教师要教导幼儿正确使用手纸的方法。

二、托幼机构玩教具的卫生要求 ●●●

（一）玩具的卫生要求

玩具是幼儿开展游戏的物质基础，伴随着幼儿成长。一般说来，玩具可以分为自然玩具、自制玩具（包括民间传统玩具）和现代幼儿玩具（指利用现代工业生产手段大批量生产的各种各样的幼儿玩具）。玩具是幼儿认识世界的重要途径，是游戏的重要工具，它可以丰富幼儿的生活。幼儿和玩具说话，有利于语言的学习；搬动玩具，有利于幼儿大肌肉动作的发展；捏拉玩具，有利于小肌肉动作和精细动作的发展；在玩玩具的过程中有利于发展幼儿的社会交往技能。总之，玩具能促进幼儿身体动作和语言的发展，增强他们的注意力、观察力及认知能力，发展想象力和思维能力，培养幼儿之间相互友爱、爱护物品的良好品质，保持愉快的情绪，提高对美的感受力，增强求知欲和好奇心，促进幼儿全面发展。在幼儿园里，玩具为集体所有，不符合卫生条件的玩具或对玩具管理不当，都可能成为传播疾病的途径或对幼儿造成伤害，因此，必须加强对玩具的卫生管理。我国于2014年10月1日起实施新的《国家玩具安全技术规范》，其技术内容等同采用了国际标准化组织批准发布的三项国际标准并增加了标准实施的具体要求。幼儿玩具的基本卫生要求是无毒、安全、牢固、耐玩、易于保洁与消毒。托幼机构在选购玩具时，首先，要考虑到玩具的材料应便于洗涤和消毒。通常以塑料玩具为好，其表面光滑，不易污染，又容易消毒。布玩具、毛皮制的玩具易污染，又不易消毒，幼儿园不宜购置。其次，注意玩具上的涂料不能含有铅、砷、汞等有毒物质。最后，还要注意玩具的表面必须无锐利的尖角，以免刺伤幼儿。口琴类的玩具不卫生，极易传播疾病，就不宜在幼儿园里使用。玩具的大小、重量要适合幼儿的体力。玩具应经常保洁和定期消毒。

在托幼机构中，不同班级之间往往要交换玩具，或者几个幼儿共用某些玩具（如建筑积木等），这就有机会传播疾病，因此，对玩具必须有严格的管理制度。各班玩具要限于本班使用，要交换玩具，一定要先彻底消毒。在平时也要进行经常性定期消毒。玩具消毒可用肥皂洗刷或用 0.2% 漂白粉液浸泡、开水蒸煮、阳光晒等消毒方法，最有效而不损伤玩具的消毒方法是紫外线照射。为幼儿新购买的玩具必须洗净消毒后才能使用。玩具要收放在玩具架上或玩具柜里，教师要注意培养幼儿爱护玩具和保持玩具清洁的习惯。幼儿玩耍的沙子应装在特设的带盖的箱里，放在远离垃圾桶的地方，要经常洒一点水使它保持潮湿，并定期换新（约两星期换一次）。如没有条件时常换新，必须经常用水洗净，晒干后再用，这是防止肠道寄生虫病和其他传染病传播的重要措施。管理部门应进一步建立健全玩具准入制度、上报制度、危险玩具的管理制度。而作为家长和教师，应加强维护消费者利益的意识，在为幼儿选购玩具时，可从"看、试、闻、摸、比"五方面挑选，看清厂名、厂址、适用年龄范围、安全警示等相关标志，试拉小零件是否结实等，闻有无异味和刺激性气味，摸玩具上有无可能刺伤、划伤皮肤的危险锐利尖端和边缘，以此判断质量是否信得过。比就是货比三家，准确评估玩具质量。

（二）教具、文具的卫生要求

托幼机构的教具、文具包括幼儿使用的各种笔、绘画颜料、墨水、橡皮泥、黑板、教学使用的直观教具等。

教学使用的直观教具应尽量大些，使全体幼儿都能看得清楚，颜色对比应该比较鲜明。

幼儿应选用不含有毒色素或有毒物质的铅笔、蜡笔。铅笔上所涂颜色应有不脱落、不溶于水的透明漆膜。铅笔芯不宜太硬，否则字迹太浅，易造成幼儿眼部疲劳。指导幼儿正确握笔，培养不咬铅笔和蜡笔、使用彩色画笔要及时盖好等习惯。

托幼机构的黑板最好使用磁性的，表面要平整、无裂缝、不反光，使用方便卫生，书写的字要使幼儿能看清楚，尽量使用无尘粉笔。

幼儿使用的纸张要致密，纸质应比较结实。

幼儿劳动用的园艺工具要坚固，无棱角，大小轻重适合幼儿的体力，对幼儿无伤害。为培养幼儿整洁和爱劳动的习惯及独立的工作能力，应要求幼儿自己收拾工具，擦抹、整理工具和工具柜。

（三）书籍的卫生要求

幼儿图书的内容应符合他们的年龄特点，能被他们领会和接受。儿童读物的文字、插图、符号要大而清晰，年龄越小，字应越大；文字与纸张色之间要有鲜明的对比；已脏破的书籍应停止使用；图书应经常曝晒消毒。图书的封面装饰应美观，最好用硬皮，以保护书页。纸张要耐用，不易破损，纸面要平坦、光滑而又不反光，有一定的厚度，避免印刷的字体透过纸的背面。书籍及重量适于幼儿使用。教师应教会幼儿看书的正确方法，如正确的坐姿，不在阴暗和阳光直射的地方看书，不把手指放在嘴内蘸唾液后翻书等。

三、托幼机构运动器械的卫生要求 ●●●

托幼机构的体育设备应能适合幼儿身心发展的特点，可促进身体发育，促进幼儿动作的平衡性、协调性及灵敏性，各种体育器械应具备坚固、耐用、光滑、安全、简单轻巧、美观等特点。每次户外运动前，要仔细检查运动器械的关键部位是否安全。一旦发现有破损、脱落、变锈等现象，应立即停止使用该器械，并及时处理。托幼机构应指定专人定期检查维修设备。大型体育器械的使用应有专门的保护措施，如设有沙坑或软垫，以确保幼儿安全。

【复习巩固】

1. 幼儿园选择课桌椅应符合哪些卫生要求？

2. 为幼儿选择玩具应考虑哪些方面的问题？

3. 托幼机构的图书选择需要注意什么？

4. 桌椅高度差会对幼儿的身体发育产生怎样的影响？

【学以致用】

1. 某幼儿园为了方便幼儿摆放物品，在幼儿使用的桌子下安装了抽屉。这样的做法对幼儿是否有利？

2. 在幼儿园里，为了使玩具的利用率更高，避免不必要的浪费，幼儿在班级之间是可以交换玩具进行游戏的。请分析幼儿交换玩具时应该怎样做。

【模拟练习】

1. 下列说法中，错误的是（　　　）。

A. 幼儿图书要形象生动、色彩柔和　　B. 蜡笔、橡皮泥等不能含有毒物质

C. 笔杆宜为棱柱形　　　　　　　　　D. 纸张要求不反光

2. 关于盥洗用具，下列说法错误的是（　　　）。

A. 应选用碱性大的肥皂　　　　　　　B. 毛巾要分开晾晒

C. 牙刷要专用　　　　　　　　　　　D. 可采用照片、数字等做标记

3. 关于餐饮用具，下列说法错误的是（　　　）。

A. 应便于幼儿操作使用　　　　　　　B. 材料一般选用无毒塑料或不锈钢

C. 筷子宜为棱形，方便抓握　　　　　D. 碗最好是双层隔热的，防止烫手

【单元小结】

　　本单元主要介绍托幼机构环境的选择、室内外环境及托幼机构常用设备与用具的卫生要求等知识内容。这些知识是幼儿园环境育人的主要依据,对幼儿的健康成长和安全起着不可替代的作用,该部分知识也是幼儿教师资格证考试的重要知识来源和组成部分。通过本单元内容的学习,学生可以学会为幼儿创设一个符合幼儿身心发展水平和特点,又能让幼儿觉得安全、愉悦地进行生活学习、游戏的理想环境。真正地了解幼儿的需要,促进幼儿身心健康的成长,为未来从事托幼机构的保教工作打下坚实的理论和实践基础。

【课外拓展】

　　课外阅读学习《托儿所、幼儿园建筑设计规范》(JGJ 39—2016,2019年版)《国家玩具安全技术规范》(GB 6675—2014),了解规范中的具体要求。

·第九单元过关检测题·

参考答案

·课后练习参考答案·

·单元检测题参考答案·

参考文献

[1] 郦燕君，贺永琴.幼儿卫生保健［M］.北京：北京师范大学出版社，2012.

[2] 万钫.学前卫生学［M］.3版.北京：北京师范大学出版社，2012.

[3] 朱家雄，汪乃铭，戈柔.学前儿童卫生学［M］.上海：华东师范大学出版社，
1999.

[4] 麦少美，高秀欣.学前卫生学［M］.上海：复旦大学出版社，2009.

[5] 张兰香，潘秀萍.学前儿童卫生与保健［M］.北京：北京师范大学出版社，2011.

[6] 郦燕君，方卫飞.学前儿童卫生保健［M］.3版.北京：高等教育出版社，2019.

[7] 黎海芪.实用儿童保健学［M］.2版.北京：人民卫生出版社，2016.

[8] 诸福棠，吴瑞萍，胡亚美.实用儿科学（上、下册）［M］.北京：人民卫生出版社，
1991.

[9] 金扣干.学前保健学［M］.上海：复旦大学出版社，2011.

[10] 季成叶.儿童少年卫生学［M］.7版.北京：人民卫生出版社，2012.

[11] 沈晓明，王卫平.儿科学［M］.7版.北京：人民卫生出版社，2008.

[12] 王光超.皮肤科学［M］.2版.北京：人民卫生出版社，1996.

[13] 赵苏立，谢培豪.儿童龋齿发病率与防治的研究现状［J］.广东医学院学报，
2011（6）.

[14] 金星明，沈晓明.儿童保健研究内容与发展方向［J］.实用儿科临床杂志，
2006（23）.

■ 后记

　　为适应学前教师教育发展的需要，我们从 2011 年开始研究和编写了这套学前教师教育系列教材。2012 年陆续完成第一轮编写和出版，2016 年基本出齐。随之根据教育部印发的《教师教育课程标准（试行）》和《中小学和幼儿园教师资格考试标准及大纲（试行）》，分析教材使用情况、调研毕业生参加幼儿园教师资格证考试和就业之后的情况，从 2018 年开始进行修订，到 2021 年基本完成。本套教材包括本科、三年制和五年制高专 3 个系列。每个系列又包括综合素质类课程（不含思政课）、教育类课程、艺术类课程。作者来自 40 余所开设有学前教师教育类专业的高中专骨干院校，共计 473 人；主审专家来自26 所本科院校和科研院所，共计 42 人。全套教材设立编委会，总编为彭世华，副总编为皮军功、郭亦勤，成员为开设有学前教师教育专业的高中专骨干院校领导和专业负责人。特别感谢庞丽娟教授对本套教材编写和审定工作的精心指导与专业引领。

　　教材修订过程是与对学前教师教育的系统研究结合进行的。全体编写人员认真学习了教育部颁布的《3-6 岁儿童学习与发展指南》《教师教育课程标准（试行）》《幼儿园教师专业标准（试行）》《中小学和幼儿园教师资格考试标准（试行）》《普通高等学校师范类专业认证实施办法（暂行）》等文件精神，充分吸纳学前教师教育学科的新成果，改革课程设置、调整教学内容，进一步提高教材的科学性、时代性和丰富性，以适应学前教师教育发展的迫切需要。

　　为确保教材的编写（修订）的质量，全体编者严格按照"研制人才培养方案→确定册本→研制大纲→讨论修订内容→确定体例和样章→撰写初稿→主编审核反馈→修改二稿、三稿→主编统稿→主审审稿"的程序进行，完善了综合素养类、教育类以及艺术类课程的课程设置，梳理确定了各课程知识点，对课程学时进行了科学安排。

　　北京师范大学出版社出版教育类教材。包括：本、专科共用的《学前儿童发展心理学》《学前教育概论》《学前儿童卫生保健》《幼儿游戏与玩具》《幼儿园课程》《幼儿健康教育与活动指导》《幼儿语言教育与活动指导》《幼儿社会教育与活动指导》《幼儿科学教育与活动指导》《幼儿数学教育与活动指导》《幼儿音乐教育与活动指导》《幼儿美术教育与活动指导》《幼儿园班级管理》《学前教育研究基础》《幼儿园教师道德修养与专业发展》《幼儿园教育技术》。

高等教育出版社出版综合素养类教材。包括：三年制五年制专科共用《信息技术》《幼儿教师口语》《幼儿美术赏析与创作》；三年制高专《大学体育》《美术基础》；五年制高专《美术》《历史》《地理》《数学》《物理》《化学》《生物》《体育》；五年制高专《英语（一、二、三、四）》；三、五年制高专共用《英语（五、六）》。

语文出版社出版语文课教材。包括：三、五年制高专共用《大学语文（上、下）》《幼儿文学（上、下）》；五年制高专《语文（一、二、三、四）》。

上海音乐学院出版社出版艺术类教材。包括：三、五年制高专共用《基本乐理》《视唱练耳（上、下）》《音乐赏析》《儿童歌曲钢琴即兴伴奏》《幼儿歌曲弹唱》《幼儿歌曲赏析与创编》《幼儿舞蹈创编与赏析》；三年制高专《钢琴基础（上、下）》《声乐基础》《舞蹈基础》；五年制高专《钢琴（一、二、三）》《声乐（上、下）》《舞蹈》。

为支持教师使用本套教材，各出版社建设了相应的教学资源。编委会认真开展教学研究，并不断征求教材使用意见，定期开展教材修订。为服务教师教学与学生学习，编委会组织研发了《学前教师教育课程试题库》《幼儿园教师资格证考试复习试题库》和在线课程，详见＂幼学汇＂网站（www.06yxh.com）学前教师教育栏目。

本套书在编写和修订过程中得到许多专家的帮助和指导。编者参阅了有关幼儿教师培养方面的资料，因各种原因无法联系到原文作者。未能一一注明。在此，谨向原著作者表示诚挚的谢意。

由于时间紧张加上编者能力水平有限，书中可能存在疏漏不当之处，恳请各位读者批评指正。

学前教师教育系列教材编写委员会